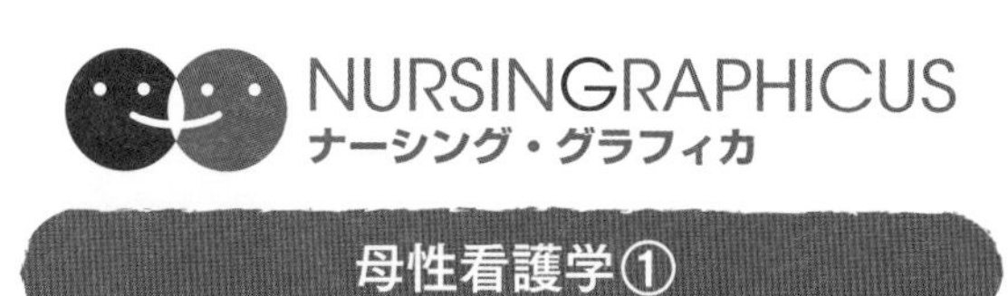

概論・
リプロダクティブヘルスと看護

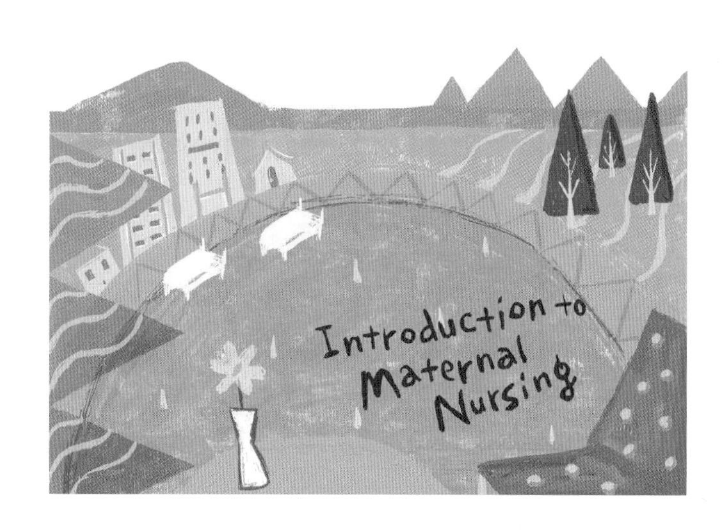

MC メディカ出版

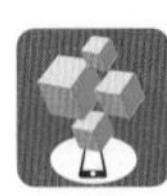

「メディカAR」の使い方

「メディカ AR」アプリを起動し，マークのある図をスマートフォンやタブレット端末で映すと，飛び出す画像や動画，アニメーションを見ることができます．

アプリのインストール方法

メディカ AR で検索

お手元のスマートフォンやタブレットで，App Store（iOS）もしくは Google Play（Android）から，「メディカ AR」を検索し，インストールしてください（アプリは無料です）．

アプリの使い方

①「メディカAR」アプリを起動する

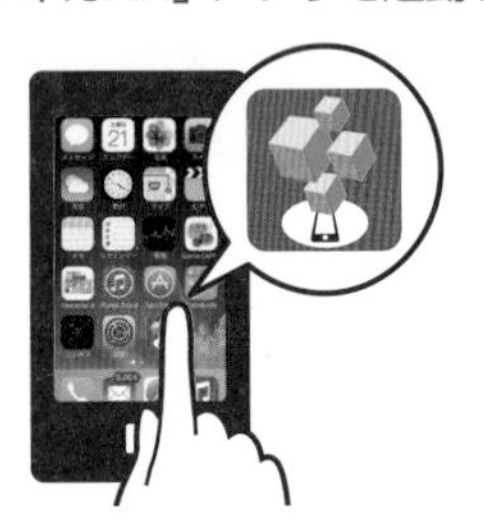

※カメラへのアクセスを求められたら，「許可」または「OK」を選択してください．

②カメラモードで，マークがついている **図全体** を映す

コンテンツが表示される

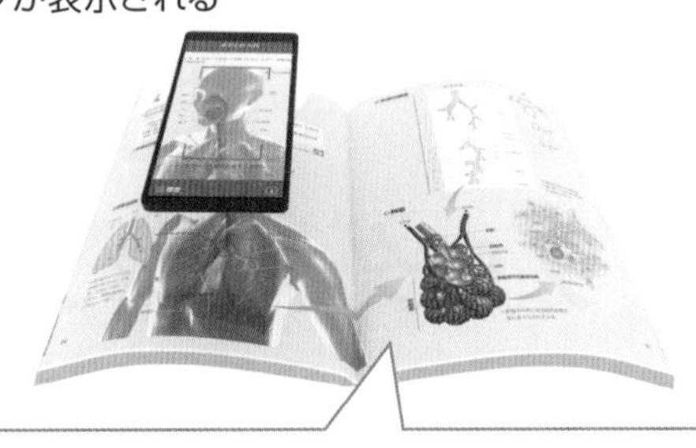

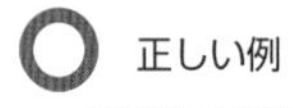

正しい例　誤った例

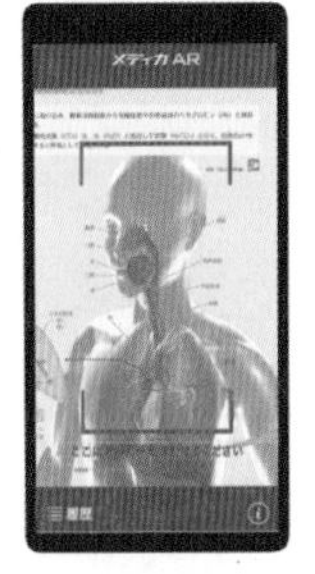

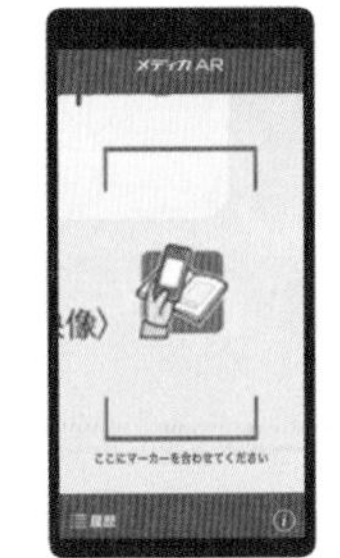

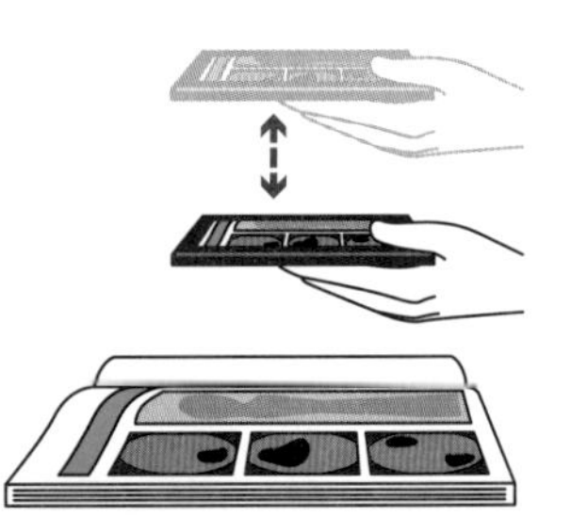

ページが平らになるように本を置き，マークのついた図とカメラが平行になるようにしてください．

マークのついた図全体を画面に収めてください．マークだけを映しても正しく再生されません．

読み取りにくいときは，カメラをマークのついた図に近づけてからゆっくり遠ざけてください．

正しく再生されないときは

- 連続してARコンテンツを再生しようとすると，正常に読み取れないことがあります．
- 不具合が生じた場合は，一旦アプリを終了してください．
- アプリを終了しても不具合が解消されない場合は，端末を再起動してください．

※アプリを使用する際は，Wi-Fi等，通信環境の整った場所でご利用ください．
※iOS，Android の機種が対象です．動作確認済みのバージョンについては，下記サイトでご確認ください．
※AR コンテンツの提供期間は，奥付にある最新の発行年月日から４年間です．

関連情報やお問い合わせ先等は，以下のサイトをご覧ください．
https://www.medica.co.jp/topcontents/ng_ar/

●AR コンテンツおよび動画の視聴は無料ですが，通信料金はご利用される方のご負担となります．パケット定額サービスに加入されていない方は，高額になる可能性がありますのでご注意ください．●アプリケーションダウンロードに際して，万一お客様に損害が生じたとしても，当社は何ら責任を負うものではありません．●当アプリケーションのコンテンツ等を予告なく変更もしくは削除することがあります．●通信状況，機種，OS のバージョンなどによっては正常に作動しない場合があります．ご了承ください．

はじめに

ナーシング・グラフィカ母性看護学①『概論・リプロダクティブヘルスと看護』，②『母性看護の実践』，③『母性看護技術』の3冊は，「いのちの創造」「性のウェルビーイング」そして「親になることを支える」看護を学ぶテキストです．

この3冊として大幅に改訂した2019年の冬，COVID-19が世界各地を襲い，この禍中においてジェンダーに関する社会的，経済的，政治的な影響や意味が問われました．まずエッセンシャルワーカーである医療・介護従事者の多くは女性であることです．また，外出自粛要請やステイホーム政策下で家庭内暴力が増加し，その被害者は女性や子どもでした．女性が性風俗関係の職業に就く事情，非正規労働者やシングルペアレントへの保障が脆弱であることも明るみに出ました．政策決定過程に女性を加えなくてはならないこと，ジェンダー役割を撤廃し，男女平等なケア負担をサポートする政策の重要性が明らかになりました．

第3版では，セクシュアル・リプロダクティブヘルス／ライツ（sexual reproductive health and right：SRHR）の内容を拡大して，SRHRの課題の最前線で活躍されている方々に執筆していただき，SRHRの歴史と新定義，母子や女性のために策定された新しい法律や施策，ガイドラインを追加しています．性的指向や性同一性を理由とするハラスメント防止対策，里親・特別養子縁組を含む多様な家族の形，ジェンダー格差の問題なども取り上げています．さらに，包括的セクシュアリティ教育やプレコンセプションケアを加えました．これは，生殖に関する自律性（reproductive autonomy）に基づく幸福／ウェルビーイングについて考えていただきたいからです．

看護師の責務は，その人の人生の体験としての健康課題に関心をもって関わることです．母性看護では，妊娠・分娩・出産を通して「その人らしさ」，その人が経験する「新しい役割」「他者への愛着」「親と子の相互作用」に関心を寄せます．さらに人格形成に深く関わる「セクシュアリティ」「ジェンダー」の理解を通して，人の本質や奥底にあるものを洞察する力が育つことを願っています．

また，リプロダクティブヘルスの中心概念を理解するには，心身の成長発達，生殖過程，特有の病を理解する必要があります．本書は，性・生殖に関する生理や健康課題，不妊症，加齢による女性特有の健康上の危機について丁寧に解説しています．学生の皆さんには，リプロダクティブヘルスに影響する疾患を理解するのと同時に，予防法，早期診断，治療の選択肢と意思決定支援について学習することを期待しています．

最後に，本書が，学生の皆さんがSRHRをめぐる深刻な問題に気付き，自分にできることは何かを考え続ける看護師へと成長する一助となれば幸いです．

中込 さと子

本書の特徴

読者の自己学習を促す構成とし，必要最低限の知識を簡潔明瞭に記述しました．全ページカラーで図表を多く配置し，視覚的に理解しやすいよう工夫しました．

学習目標

各章のはじめに学習目標を記載．ここで何を学ぶのか，何を理解すればよいのかを明示し，主体的な学習のきっかけをつくります．

用語解説 *

本文に出てくる*のついた用語について解説し，本文の理解を助けます．

plus α

知っておくとよい関連事項についてまとめています．

このマークのある図や写真に，「メディカAR」アプリ（無料）をインストールしたスマートフォンやタブレット端末をかざすと，関連する動画や画像を見ることができます．（詳しくはp.2「メディカAR」の使い方をご覧ください）

重要用語

これだけは覚えておいてほしい用語を記載しました．学内でのテストの前や国家試験にむけて，ポイント学習のキーワードとして役立ててください．

◆ 学習参考文献

本書の内容をさらに詳しく調べたい読者のために，読んでほしい文献や関連ウェブサイトを紹介しました．

看護師国家試験出題基準対照表

看護師国家試験出題基準（令和５年版）と本書の内容の対照表を掲載しました．国家試験に即した学習に活用してください．

Contents

概論・リプロダクティブヘルスと看護

ARコンテンツ

「メディカAR」の使い方はp.2をご覧ください.

8 不妊症

9 加齢とホルモンの変化

10 特殊なニーズをもつ妊産婦と家族への支援

■本書の用字について
「妊娠末期」「妊娠後期」は同義ですが，本書では『産科婦人科用語集・用語解説集．改訂第4版』の表記にのっとり「妊娠末期」を採用しています．

母性看護学② 母性看護の実践／母性看護学③ 母性看護技術　Contents

母性看護学②　母性看護の実践

母性看護学③ 母性看護技術

編集・執筆

編　集

中込さと子　なかごみ さとこ　信州大学医学部保健学科看護学専攻教授

小林　康江　こばやし やすえ　山梨大学大学院総合研究部医学域看護学系教授

荒木　奈緒　あらき なお　札幌市立大学看護学部教授・助産学専攻科長

執　筆（掲載順）

大久保功子　おおくぼ のりこ　東京医科歯科大学大学院非常勤講師 …… 1章1節

小林　康江　こばやし やすえ　山梨大学大学院総合研究部医学域看護学系教授 …… 1章2節

松尾　邦功　まつお くにのり　寛容と連携の日本動機づけ面接学会常任理事 …… 1章コラム

東　優子　ひがし ゆうこ　大阪公立大学現代システム科学域教育福祉学類教授 …… 2章1節

中塚　幹也　なかつか みきや　岡山大学学術研究院保健学域教授 …… 2章2節，3章3節1項，6章4～6節

村井　文江　むらい ふみえ　常磐大学看護学部教授 …… 2章3節

江藤　宏美　えとう ひろみ　長崎大学生命医科学域保健学系教授 …… 3章1節

白井　千晶　しらい ちあき　静岡大学人文社会科学部社会学科教授 …… 3章2節，4章3節4・5項・4節3項，10章3節

中込さと子　なかごみ さとこ　信州大学医学部保健学科看護学専攻教授
…… 3章3節2項，5章1節・3節1～5項，7章1節6項・2節8項・3節11項

生島　嗣　いくしま ゆずる　NPO法人ぷれいす東京代表 …… 3章コラム

徳武　千足　とくたけ ちたる　信州大学医学部保健学科看護学専攻講師 …… 4章1節・3節1～3項・4節1・2項

齋藤有紀子　さいとう ゆきこ　北里大学医学部附属医学教育研究開発センター医学原論研究部門准教授 …… 4章2節

片岡弥恵子　かたおか やえこ　聖路加国際大学大学院看護学研究科ウィメンズヘルス・助産学教授 …… 4章5節

芳賀亜紀子　はが あきこ　信州大学医学部保健学科看護学専攻講師 …… 5章2節1～5項

荒木　奈緒　あらき なお　札幌市立大学看護学部教授・助産学専攻科長 …… 5章2節6項・3節6項

上澤　悦子　かみさわ えつこ　日本生殖看護学会理事長 …… 5章4節1～5項

野澤美江子　のざわ みえこ　東京工科大学医療保健学部看護学科教授 …… 5章4節6項，8章，10章2節

蝦名　康彦　えびな やすひこ　北海道大学大学院保健科学研究院創成看護学分野教授 …… 6章1～3節

岡垣　竜吾　おかがき りゅうご　練馬光が丘病院産婦人科
…… 6章7・8節，7章1節1～5項・2節1～7項・3節1～10項

位田　忍　いだ しのぶ　大阪母子医療センター臨床検査科主任部長 …… 6章9節

神山とき江　かみやま ときえ　山梨県立大学看護学部母子成育看護学領域助教 …… 7章コラム

谷口　珠実　たにぐち たまみ　山梨大学大学院総合研究部医学域看護学系教授 …… 9章

八巻　和子　やまき かずこ　山梨県医療的ケア児支援センター助産師・母性看護専門看護師 …… 10章1節

1 母性看護の基盤となる概念

学習目標

- 母性看護の中心となる概念を理解する．
- 母性看護実践を支える概念を理解する．

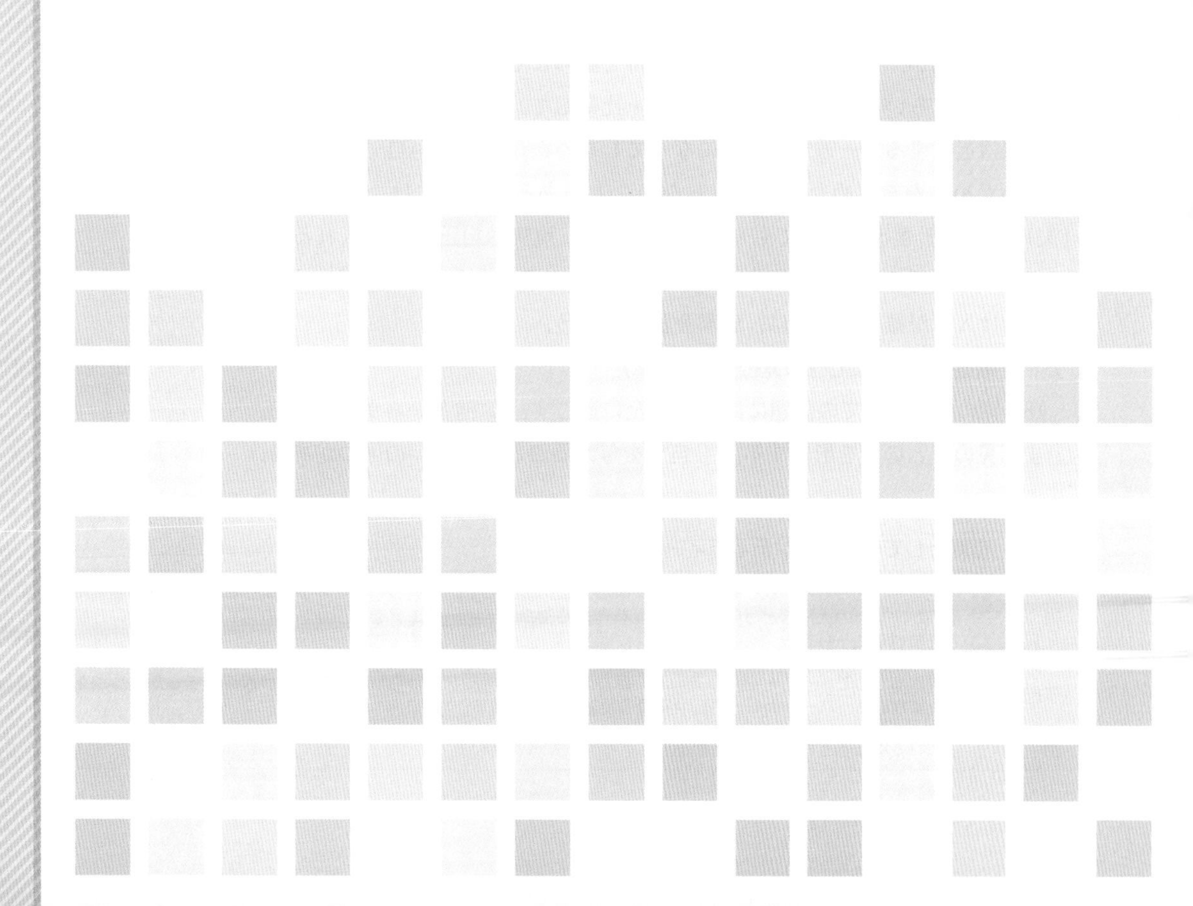

1 母性看護の中心概念

1 親になること

1 母性とは

母性とは，**父性**と対をなす概念である．一人の人間の中には，両方の特性があると考えられている．狭義には，母性とは母，あるいは母になり得る性のことであり，妊娠・出産する生物学的特性を指す．

心理学や社会学の分野では，温かく包み込む特性を母性，社会的人間を育てる特性を父性としている．子育ては，そのほとんどがさまざまな家庭の中で営まれ，次世代育成の再生産性と育成のための資質をもって，**親性**（おやせい）や**養育性**という造語が用いられることもある．

2 母親になること

ルービン（Rubin, R.）は20年にわたる看護実践の中で，6千人に及ぶ妊産婦の観察から，妊娠から産後1カ月までに焦点を当て，母親の経験をまとめた[1]．

|1| 母親としてのアイデンティティー

母親としてのアイデンティティー（maternal identity）は，生育歴だけで決まるものではない．女性は自分と子どもを取り巻く家族や社会との関わりを通して，客我と主我との対話を繰り返しながら，母親としてのアイデンティティーを自分の中に組み入れていく．

妊娠中には，①**模倣**，②**予行演習**，③**空想**を通して（表1-1），良い母親の行動を内面化し，自分自身の役割への期待を膨らませる．

女性は，いろいろな母親の行動を観察・比較して，自分の考えに合うかどうかで取捨選択する．一方で，母親になってしまうと母親でない自分には引き返せないため，あきらめなくてはならないこともある．それには，パートナー（夫）などに聞き手になってもらう必要がある．現実の自己を受け入れることができれば，将来の楽しみへとつながり，家族や子どもとの絆（きずな）が深まる．現実の受け入れが難しい場合は，悲嘆や葛藤を伴う．

|2| 妊娠期の母親としての課題（表1-2）

妊娠期の母親としての課題には，①安全に過ごす，②他者から受容される，③まだ見ぬ子との絆を形成する，④自らを与えることを学ぶ，の四つがある．

plus α ルービンの理論

ルービンの理論には，ミード（Meed,G.H.）の自我形成理論，リンデマン（Lindemann, E.）の悲嘆過程，フェスティンガー（Festinger, L.）の認知不協和理論などが組み入れられている．母親としての経験の記述に身体，時間，空間を取り上げている点は，オランダ現象学の影響がみてとれる．

plus α アイデンティティー

近年，アイデンティティーの構成性や多元性が論じられ，アイデンティティーは社会や他者との関係の中でつくり変えられていくと考えられている[2]．アイデンティティーは，生涯のうちに遭遇するたくさんの選択場面で自分が選んだ結果であり，その後にできる一つの物語なのかもしれない．

表1-1 母親としてのアイデンティティーの獲得過程

模　倣	専門家や周囲の妊婦，親となった人を観察し，モデルにして，母親らしさをみつけようとする．どんな気持ちがするのか，ほかの人にはどう見られるのかを考えてマタニティーウエアを選ぶかもしれない．出産間近の妊婦の歩き方をまねることもある．
予行演習	母親たちがしていることをやってみる．ほかの人の赤ちゃんを抱っこしてみたり，うまくできるかどうかを予行演習で確かめる．パートナー（夫）や実母の反応に敏感になる．
空　想	生まれてくる子どもとの生活を夢みる．

表1-2　妊娠期の母親としての課題

安全に過ごす	自分と子どもの安全を最優先にする．医師や助産師によるケアを探したり，良いとされている食べ物を食べたり，医療者の指示に従ったりする．
他者から受容される	パートナーが妊娠を喜ぶと，パートナーから大切にされていると感じる．したがって，妊娠を告げたときのパートナーの反応は重要である．パートナーに妊娠を受容されることで，母親となることを受け入れ始め，家族として赤ちゃんを迎え入れることに夢中になり，家族との関係性を作り直す．また，実母からの受容やサポートも重要である．サポートされることによってエネルギーをもらい，妊娠に専念することができる．
まだ見ぬ子との絆を形成する	絆の形成のプロセスは，妊娠を受け入れたときから始まる．特に胎動を感じたり，超音波で胎児を見たりすると，実際に子どもの存在を確認できるようになる．妊娠末期になると，胎動から胎児が寝たり起きたりしていることがわかるようになり，子どもの性格をイメージしたり，母親としての姿を思い描く．
自らを与えることを学ぶ	与えることは，母親らしさの理想的な要素である．子どものために栄養を摂るなど，自らを与えることを学ぶようになる．家族からの思いやりのこもった行為をうれしく思い，周囲からの愛情を受け取ることによって，今度は自らを与えることを学ぶ．

表1-3　出産後の移行（transition to motherhood）

①取り込み期（taking-in）	産褥２～３日をいう．出産による身体的な苦痛や疲労などで，子どもの世話どころではないこともある．女性は受け身で依存的になり，自分自身に関心が向いていることが特徴である．この時期は，気力や体力を取り戻す時期である．新しい役割を考えていくために，今回の妊娠・出産を人に話して整理しようとする人もいる．考えが堂々巡りしたり，出産中の記憶を断片的にしか思い出せなくなることもある．
② 定着期（taking-hold）	子どもの世話に関心を向けるようになる．移行段階ははっきりせず，産後数時間で定着期に入る人もいる．自立しようとするが，まだ怖かったり，自分だけでできるという自信をもてないことも多い．自信をもつには，人から褒めてもらったり，認めてもらったりする必要がある．
③解放期（letting-go）	子どもの世話に関心を向けるようになる．空想ではない現実の子どもを受け入れ，モデルに縛られることなく自分で子どもに合わせられるようになる．また，子どものいないかつての自分をあきらめる．妊娠期と同様に，ある程度の悲嘆と，さまざまな関係への再適応が必要になる．

3　出産後の移行（transition to motherhood）

出産後は，①**取り込み期**，②**定着期**，③**解放期**へと移行していく（表1-3）．

3 母親役割獲得から「母親になっていくこと」へ

マーサー（Mercer, R.T.）によれば，かつて母親役割は，産後数カ月以内に獲得されるものと考えられていたが，母親という役割は，生涯にわたり多様な形で遂行されていくものである．したがって，現在では，母親の役割を獲得するというよりも「母親になっていくこと」と考えるほうが妥当であると述べている[4]．

4 父親になること

バルドウィン（Baldwin, S.）らは，子どもの誕生後12カ月未満の父親の経験について，1960～2017年の351件の質的研究を統合し，七つのテーマを導いている（表1-4）[5]．

5 母親役割・父親役割

かつては，親役割は固定したものと考えられていた．1960年代の高度成長期の白人中流階級をモデルにしたパーソン（Parson, T.）の理論では，父親は道具的リーダーであり，目標達成を指向する教育的な役割を果たす．これに対し，母親は表出的リーダーであり，即時的な欲求充足や成員間の緊張の処理に

plus α

母親になって後悔

近年，母親になったことを後悔することがあることを，イスラエルの社会学者であるドーナト（Donath, O.）が明らかにし，各国で紹介されて大きな反響を招いた．その反響の大きさは，逆に言えば母親であることを後悔すべきではないと，いかに社会が女性に強要しているのかがわかる[3]．

表1-4　父親の経験（子の誕生後12カ月まで）

父親という新たなアイデンティティー	父親になることで新しいアイデンティティーがもたらされ，男としての役割を果たしているように感じる．優先順位の変更や責任の変化を伴う．この変化を歓迎する人もいれば，良い父になれるか，正しいことをしているのかと心配する人もいる．
父親にとっての課題の競合	父親になったことで競合する欲求を経験する．自分の子どもと過ごせる時間と仕事とのバランスを取らなければならない．パートナーとの性的な関係での満足度の低下など，パートナーとの関係の悪化を経験する．父親の期待は現実的ではない．母乳栄養は想像を超えた難しさで，子どもが子宮にいるときや生後間もなくのころは，多くの父親が子どもとの絆を深めるのにも苦労している．
マイナス感情と恐怖	パートナーの妊娠中および父親になりたてのころは，さまざまな恐れを経験し，父親になるプロセスで何を期待していいのかわからない．そのため，父親は無力感やのけ者にされたように感じ，役割を見つけるのに苦労する．出産に際して，特別な恐怖を経験する．出産前後を通じて，パートナーと子どもの健康を絶えず心配する．
ストレスと対処	父親という新たな役割は，ライフスタイルに制約や変化をもたらす．その結果，疲れがとれない，イライラする，欲求不満など，ストレスレベルが高まる．対処として喫煙，長時間労働，趣味に没頭するなどのような回避行動をとる．
サポートの欠如	新米の父親には，男性の同僚や友達仲間からのサポートがない．特に父親向けのリソース不足が，適切なサポートにつながりサポートを受けることを妨げている．父親はパートナーと平等とみなされず，扱われもしない．父親へと移行していく期間に，専門家に認識されず関与もされない．
初めて父親になるときに望むこと	父親になることやパートナーとの関係性の変化に備えるために，さらなるガイダンスやサポートを求めている．同じような体験をしている人たちのいる子育てグループ，父親にやさしいリソース，父親を巻き込んだサービスのような，いろいろなサポート機能があれば，家族の心の健康や幸福をサポートする上で役立つ．
父親になることでのプラスの側面	子どもと関わり，じっくりと子どもとの絆を深めた父親は，父親になる経験にやりがいを見いだす．変わる必要性を認識した父親は，特にパートナーと共に取り組むことで，新しい役割にうまく適応する．

表1-5　父親役割・母親役割の変遷

時　期	父親役割・母親役割
江戸時代	父親が子どもの養育をした時代
明治後半～昭和前半	教育する母親像の登場．父親は家長として君臨し，育児から疎外
戦後高度成長期	女性の主婦化，教育やしつけは母親．父親は扶養役割
1970年代	母性強調，母性抑圧の時代，3歳児神話の隆盛期
1980年代	専業母・母性神話への懐疑と抵抗の時代，女性による子どもも仕事も
1990年代	父親の再発見の時代，共同育児の時代，男女による家庭も仕事も
2020年代	共同育児，男女によるワーク・ライフ・バランスの選択の時代？

柏木惠子，高橋惠子編．日本の男性の心理学：もう1つのジェンダー問題．有斐閣，2008．をもとに作成．

当たるとしている[6]．

日本の場合はどうなのだろうか．**表1-5**にあるように，時代の中で**父親役割・母親役割**は変化している．1990年以降は，「男も女も，家庭も仕事も」と変わってきており，性別分業の役割理論ではとらえきれない時代になっているといえる．役割は相互補完的であり，家庭によってさまざまである．また，一人で両方の役割を担うこともある．

6 親になること

生まれたばかりの子どもの親になると，命に対する責任を担っていることに気付く．命への恐れに満ちた世界となり，それまでの日常を失う．自分の子どものわかり方を身をもって知る，子どもに人間らしさや可能性を発見する，子

plus α

父親と子育て

父親の育児関与度と中学生の神経症傾向とは負の相関があることが示されている[7]．また，父母それぞれとのアタッチメントが子どもの問題行動に与える影響の分析から，父親とのアタッチメントが不安定であることが，子どもの社会的不適応に関連していることが示されている[8]．

どもにしてあげられることを探す，子どもをいとおしみ，子どもと関わることを楽しむ，などを通して，子どもにしてあげられることが増えていくと，恐れが自信へと変わっていく．こうして，新たな日常ができていく．

親になることには，ポジティブな側面だけでなく，ネガティブな側面もある．高橋らは，幼稚園の父母325組を対象とした質問紙調査から，親の発達に関係する因子として，視野の広がり，柔軟さ，生きがい・存在感，自己の強さ，過去と未来の展望，自由の喪失の６側面を抽出している[9]．

2 愛着理論

|1| 愛着理論登場の背景

精神分析医のボウルビィ（Bowlby, J.）は，人生のごく初期に，欲求が適切に充足されなかったり不適切な世話(マルトリートメント，maltreatment)を受けたりすると，後に発達の遅れや精神障害を起こす子どもがいることに疑問をもち，非行少年や戦争孤児などの研究から**愛着理論**を生み出した．

この理論の背景には，スピッツ（Spitz, R.A.）のホスピタリズムによる乳児抑うつをはじめ，比較行動学でのさまざまな発見がある．例えば，灰色ガンのひなは，孵化（ふか）して初めて見た動くものを親と思い込んで，ずっと後を追う．これをローレンツ（Lorenz, K.Z.）は**刷り込み**（imprinting）と呼んだ．また，ハーロー（Harlow, H.F.）は，アカゲザルの赤ちゃんは，ミルクの出る冷たい針金の人形よりも，ミルクの出ないフワフワした肌触りの良い毛布の人形に長い間しがみついていることを発見した[11]．それらからヒントを得て，ボウルビィは，人間は生きていく上で必要な「**心の安全基地**（secure base）」を必要とし，それが養育者に対する愛着であり，乳幼児に本能として，もともと備わっていると唱えた（**一次的動因説**）．

|2| 愛着とは

ボウルビィによれば，**愛着**とは，子どもが自分以外の特定の養育者との間に築く，永続的な接近と接触を求める本能的に備わった強い傾向のことである．愛着が人生のごく初期に形成されて内在化されることで，それは，生涯にわたって他者への信頼と自己信頼といった，対人関係能力の基礎（心の安全基盤）になる[12]．

一方，子どもの養育者が経験する感情は，甘い感情だけではなく，恨みや憎しみすら含まれた複合的な感情である．何を考えているのだろうと乳児の瞳をのぞき込むとき，知らず知らずのうちに，その関係の中に自分の親や周囲の人との葛藤が持ち込まれることがあると渡辺は指摘する[13]．養育者の情緒が安定していようといまいと，子どもは養育を受けずに脅威に満ちた世界で生き延びることはできない．したがって，ほとんどの子どもは生き延びるために，どんな養育者との間であっても，いろいろなタイプの愛着を形成する．

1～3歳の乳幼児の愛着のタイプを判定するには，見慣れない状況での乳幼児

plus α
触れること

肌触りによる癒し効果については，モンタギュー(Montagu, A.)のタッチングが参考になる[10]．タッチングは心身の発達を促進するだけでなく親子にさまざまな効果がもたらされることが明らかになってきている．

plus α
世代間伝達

子どもが生まれてうれしいはずなのに，なぜか悲しいなど，理由のわからない不思議な体験が親に生じることがある．これは，親が子どものころにその親から養育されたときの体験が，自分が親となって子育てをする中で無意識によみがえるためである．このような現象を世代間伝達という．フライバーグ（Fraiberg, S.）らは，これを「赤ちゃん部屋のおばけ」と呼んだ[14]．

の反応をみる**ストレンジシチュエーション法**（strange situation procedure：SSP）が用いられる．エインスワース（Ainsworth, M.D.S.）が開発した方法で，養育者との一時的分離から再会までの一連の手続きがあり，実施と判定には訓練が必要である．**愛着のタイプ**は，（A）不安定／回避的愛着，（B）安全型愛着，（C）不安定／抵抗型愛着，（D）無秩序／混乱した関係の四つに分類できる．（D）以外はいずれも正常である[15]．乳幼児の愛着のタイプは，国や文化によって異なることが知られている[16]．

3 愛着理論批判とその後の展開

愛着理論に対して，当初，母性剝奪（maternal deprivation）が子どもの問題行動を引き起こすとされたため，子育てを女性だけの責任としているというフェミニズムからや，わざとらしい母性愛はかえって有害ではないかという精神分析学からなどの批判があった[17]．さらに，児童精神科医であるラター（Rutter, M.）は，ボウルビィによって母性剝奪が原因と考えられた症状は，劣悪な養育環境や不特定多数の人による養育によって引き起こされることを明らかにした[18]．しかし，後にラターらは，人為的な母性剝奪といえるルーマニアのチャウシェスク政権下（1965～1989年）の孤児たちの追跡調査を行い，愛着理論の真価を証明してもいる[19]．

親子関係の機能的側面には，愛着（守られている感じ－探索）／絆（情緒的応答性）ばかりではなく，警戒／保護，生理的調節／適切な世話，情緒の調節と共有／共感的応答，遊びと学び／教え，自我コントロール／しつけの側面もある[20]．

plus α

愛着と母性愛との混同

愛着が母性的養育を必要としたことから，母性愛との混同が起こった．フランスのフェミニストであるバダンテール（Badinter, E.）は，「(愛着は本能かもしれないが）母性愛は本能などではない」と説いた[21]．ルービン（Rubin, R.）も母性は能力であって，周囲からのサポートがあってこそ開花すると述べている．日本では，船橋（社会学），大日向（心理学）などの母性愛に対する批判がある．

plus α

アタッチメントとボンディング

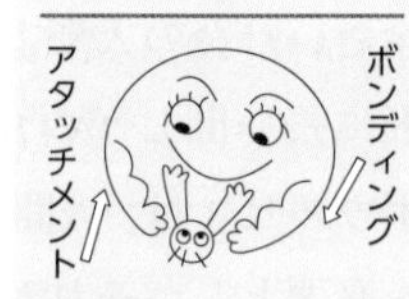

3 ボンディングと親子相互作用

乳幼児と母親ないし父親との親和的結び付きは，子ども側から（子から親へ）は**愛着**（**アタッチメント**，attachment），親側から（親から子へ）は**絆**（**ボンディング**，bonding）という．

1 ボンディング

小児科医であるクラウスとケネル（Klaus, M.H. & Kennell, J.H.）は，絆（ボンディング）とは，二人の間に生まれる特殊な関係で，それは特異的でしかも長い間続く関係であるとした．親の子どもに対する絆は，妊娠中から準備が始まっている．一方，乳児には，相互作用に対する生得的な能力が備わっており，行動の同調現象（エントレインメント）や声・行動・表情の模倣などをする．親子の絆の形成には，出産後，親子が見つめ合ったり，触れ合ったりする相互作用が重要であると説いた[22]．

2 親子相互作用

親と子の関係については，親と子の相互作用に着目し，親子に対する予防的介入や治療的介入につなげていこうという試みがなされてきている．文化や環境の影響や，間主観性の観点からの研究，ならびに脳科学などからも解明され

plus α

ミラーニューロン

1996年に発見された神経細胞で，観察することと行動することとをつなぎ，見てまねることをつかさどる細胞として着目されている．心や言葉の解明にも役立つのではないかといわれている．

plus α

人間は生理的早産

馬や牛などの離巣性の動物は，生まれるとすぐに自分の足で歩くことができる．しかし，人間は1歳近くまで歩けず，人の世話を必要とする．このことから，スイスの生物学者のポルトマン（Portman, A.）は「人間は生理的早産である」と言った．

つつある．

a バーナードモデル

養育者と乳幼児との日常生活の中で，親子の相互作用が頻繁に繰り返されている，食べること（授乳すること）や遊ぶこと（教えること）に着目して，理論を開発した看護学者がバーナード(Barnard, K.)である．

バーナードモデルでは，親子の相互作用において，親と子がお互いに役割を果たしているとする点に特徴がある．子どもはわかりやすいキュー（Cue）を出して養育者に働きかけ，養育者はそのキューに気付いてタイミングよく話し掛けたり，不快な状態を和らげたりして対応する(図1-1)．この楽しく温かみに満ちた相互作用は，子どもの健康的な成長発達の基盤となっている．

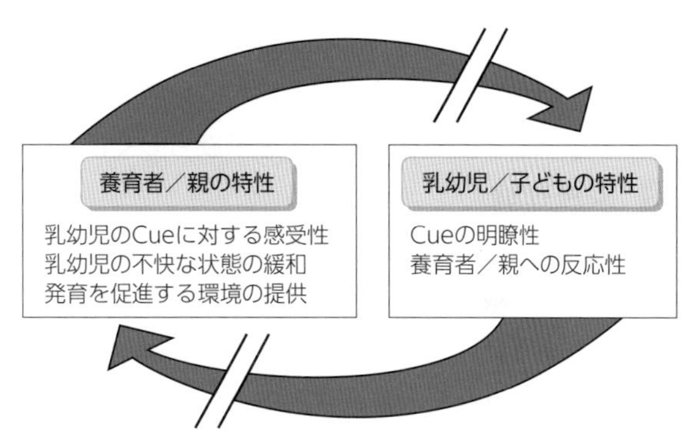

Sumner, G., Spieyz, A. 養育者／親－子ども相互作用フィーディングマニュアル．廣瀬たい子監訳．NCAST-AVENUW. NCAST研究会, 2008, p.3.

図1-1　バーナードの看護モデル

図1-1の中の「//」は，スムーズな相互作用の妨害を意味する．例えば，早産児はあまり泣かないためキューが不明瞭だったり，親がうつなどの場合には子どものキューに気付かなかったり，うまく対応できないことがあったりする．そのような場合，看護師は，授乳・食事の場面（nursing child assessment feeding scale：NCAFS）や遊びの場面（nursing child assessment teaching scale：NCATS）で親子の相互作用をアセスメントし，良い点を見いだしてポジティブフィードバックをすることにより，その親子に合った介入を行う．実施には訓練を受ける必要がある[23]．

b ブラゼルトン新生児行動観察

NBAS（neonatal behavioral assessment scale）は，新生児科医であるブラゼルトン（Brazerton, T.B.）が開発した尺度で，新生児の脳神経系の発達に伴う行動を観察することで，子どもの個別性やストレス反応，ストレス耐性を読み取ることができる．子どもを親と一緒に観察し，観察者が子どもの特性を肯定的に伝えることによって特性に合った育児を支援する．NBASを基にヌージェント(Nugent, J.K.)らが開発したNBO (newborn behavioral observations)という支援ツールもあり，どちらも実施には訓練を受ける必要がある[24]．

4 家族の発達

1 家族とは

家族は多様である．家族の定義は，「自分たちが家族と了解した人々」から，「血縁もしくは姻縁によって結ばれていると認識しあっている人々」まで幅広い．日本の法律では，6親等内の血族，配偶者，3親等内の姻族を**親族**という（民法第725条）．

plus α
ジェノグラムとエコマップ

医療記録などで家族を表す方法には，ジェノグラムとエコマップがある．ジェノグラムは，利用者を発端として通常3世代以上の家族関係を図示したもの（家系図），エコマップは，利用者家族と近隣地域や保健医療福祉サービスなどのサポート資源との関係性を示したもの（環境図）をいう．エコロジカルモデルやシステムモデルに基づく家族のアセスメントに用いられる．

夫婦のみ，夫婦と子，母と子，父と子から構成される家族を**核家族**，祖父母やおじ，おばなどを含めて構成される家族を**拡大家族**と呼ぶ．また，子どもの立場からみて，生まれた家族を**原家族**もしくは**定位家族**という．

2 家族理論

家族理論*は，家族社会学や家族療法，次いで家族心理学の分野で発達した．ここでは**家族ライフサイクルモデル**を取り上げる．個人にもライフサイクルがあるように，家族にもライフサイクルがある（**表1-6**）[25]．

家族のライフサイクルの各段階には**移行期**と**安定期**がある．移行期には家族の構造や機能の変更を迫る事態が生じ，家族は二次的変化という発達課題を抱

用語解説*
家族理論
家族理論には，役割理論，二重AB-Xモデル，システム理論，多世代モデル，構造派モデル，コミュニケーションモデル，構造ー機能モデル，家族ライフサイクルモデル，関係発達論などがある．看護においては，これらを統合したカルガリーモデルなどがある．

表1-6　家族のライフサイクルの段階（McGoldrick, Carter, Carcia-Preto, 2011）

家族ライフサイクルの段階	移行の情緒過程：基本原則	発達的に前進するために家族に求められる二次的変化
家からの巣立ち：新生の若い成人	自己の情緒的経済的責任を受け入れること	a．原家族との関係における自己分化 b．親密な仲間関係の発達 c．職業における自己確立と経済的自立 d．コミュニティとより大きな社会における自己確立 e．スピリチュアリティ
結婚による家族のつながり／結合	新たなシステムにコミットメントすること	a．パートナーシステムの形成 b．新たなパートナーを包含するように，拡大家族，友人，より大きなコミュニティや社会システムとの関係を再編成すること
幼い子どもがいる家族	システムに新たなメンバーを受け入れること	a．子どものためのスペースを作るよう，カップルシステムを調節すること b．子育て，経済的課題，家事における協働 c．親役割と祖父母役割を包含するよう，拡大家族との関係を再編成すること d．新たな家族の構造と関係を包含するよう，より大きなコミュニティや社会システムとの関係を再編成すること
青年期の子どもがいる家族	子どもの自立と祖父母の衰えを許容できるよう，家族境界をより柔軟にすること	a．青年がシステムを出入りすることを許容できる親子関係に移行すること b．中年期のカップルとキャリアの問題に再度焦点を当てること c．高齢世代を世話する方向に移行し始めること d．新たな関係パターンを形成しながら青年と親という家族への移行を包含できるように，コミュニティやより大きな社会システムとの関係を再編成すること
中年期における子どもの巣立ちとその後	システムへのさまざまな出入りを受け入れること	a．二者関係としてのカップルシステムの再交渉 b．親と成人した子どもとの間で大人対大人の関係を発達させること c．親戚と孫を包含するよう，関係を再構築すること d．家族関係における新たな構造と布置を包含するよう，コミュニティやより大きな社会システムとの関係を再編成すること e．子育ての責任から解放され，新たな関心事／キャリアを探求すること f．親（祖父母）のケアの必要性，機能低下，死に対処すること
後期中年期の家族	世代の役割の移行を受け入れること	a．生理学的な衰えに直面しながら，自分自身および／あるいはカップルとして機能と関心を維持すること：新たな家族役割と社会的な役割の選択肢を模索すること b．中年世代がより中心的な役割を取るようサポートすること c．この段階の家族関係のパターンが変化したことを認められるよう，コミュニティやより大きな社会システムとの関係においてシステムを再編成すること d．高齢者の知恵と経験をシステムの中に取り入れる余地を作ること e．高齢世代に対して，過剰に機能することなくサポートすること
人生の終わりを迎える家族	限りある現実，死や自分自身の人生の完結を受け入れること	a．配偶者，同胞，他の仲間の喪失に対処すること b．死と遺産への準備をすること c．中年世代と高齢世代の間の役割交代に対処すること d．変化しつつあるライフサイクルの関係を認めるよう，より大きなコミュニティや社会システムとの関係を再編成すること

野末武義．“家族ライフサイクル”．家族療法テキストブック．日本家族研究・家族療法学会編．金剛出版，2013，p.57.

表1-7 フリードマンの五つ家族機能

情緒機能	家族メンバーの精神的なニーズを満たし，心の安定をもたらす．
子どもを社会化する機能	社会に適応できるよう，子どもに価値や善悪を伝え，しつける．
ヘルスケア機能	家族メンバーに衣食住とケアを提供し，安全を守る．
生殖機能	性生活を営み，次世代へと家族の連続性を維持する．
経済機能	家族に生活のための財源を確保し，適切に配分する．

えることになる．移行期には特有な危機にさらされるが，うまく乗り越えることによって家族として成長する．

必ずしも段階通りに家族が発達するわけではなく，期待と異なっていたり，早すぎたり遅すぎたり，番狂わせが生じたりするときにはストレスが高まる．どんな家族でも，なんかしらの未解決の問題を抱えている．移行期やストレスが高じた場合には，何世代も持ち越してきた未解決の問題が浮上してくることもある[26)]．

家族の発達課題と個人の発達課題とは直接関連し，社会からの影響も受けながら，家族としての課題が形成される．家族の発達課題は，家族が機能することで達成される．しかし，ひとり親世帯や妊娠先行型結婚など，家族の形態や歴史は多様であり，この家族ライフサイクルモデルを，すべての家族にそのまま当てはめることは妥当とはいえない．したがって，その家族の実情に合わせて考える必要がある．

3 家族機能

家族機能に関する理論もさまざまあるが，ここではのフリードマン（Friedman, M.M.）の家族機能を紹介する（**表1-7**）．これらの家族機能が整っているかどうかで，家族にどのような支援が要るか要らないかをアセスメントする．

5 家族を中心としたケア(FCC)

家族を中心としたケア（family-centered care：**FCC**）は，1954年にブレイク（Blake, F.）が，入院中の子どものケアには，親との協働が有効であると記述したことに始まる．1965年に小児ヘルスケア協会が，子どものケアに親を巻き込むことの強みを伝え始めた．専門家と親たちのグループとが学会で盛んに交流するようになり，母親に負担が偏り，父親が無視されがちなことが報告された．子どものニーズや親のニーズを主張する消費者運動と相まって，家族を中心としたケアは，親と専門家とのパートナーシップから形成されてきた概念である．

家族を中心としたケアとは，家族が医療を求めるあらゆるところで展開される，家族の優先するニーズに応じるための家族と専門家との協働であると定義されている[27)]．ルワンドースキとテスラー（Lewandowski, L.A. & Tesler, M.D.）は，その構成要素として**表1-8**を挙げている[28)]．

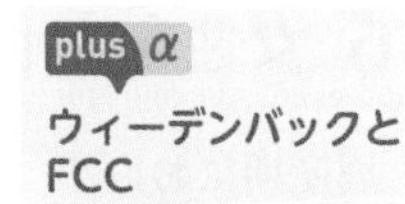

ウィーデンバックとFCC

1959年にウィーデンバック（Wiedenbach, E.）は *Family-centered maternity nursing*（家族中心の母性看護）を出版．この中でFCCの概念に言及している．身体的ケアだけでなく，心理的，社会的ケアの必要性を強調し，家族の始まりとしての出産を大切にして，女性が母親としての責任を果たせるような強さを培っていくよう支えることが母性看護の目標であるとした．

表1-8　家族を中心としたケアの八つの構成要素

家族を中心にすえる	治療的関係を確立し，きょうだい，祖父母等も視野に入れた家族の強みとニーズを含め，統合的な家族のアセスメントをする．
家族－専門家の協働	家族と専門家がゴールや期待を話し合い，協働意思決定の過程を通して，目標，計画，実施，評価を家族と共に展開する．家族が快適に過ごせるよう，家族の基本的なニーズに応える．24時間の面会，処置や検査への立ち会いを可能にする．親にしかできないことを見つけ，その実践を促し，エンパワーする．
家族－専門家のコミュニケーション	常にサポーティブな姿勢で，包み隠さず情報を交換する．家族の価値観を尊重し，双方向のコミュニケーションや対話の機会をもつ．
家族の文化の尊重	家族の文化や信条は多様であり，家族それぞれに強みやレジリエンスを有していることに配慮する．
さまざまなコーピングとサポートのアセスメント	強みと弱みを継続的にアセスメントしながら，その家族のコーピングを尊重する．家族が受け入れやすい支援や，家族のニーズを継続的にアセスメントする．
家族中心のピアサポート	家族会など，適切なグループや活動を紹介する．
個々の家族に特化したサービスとサポートシステム	家族の住む地域と連携して支援システムを整え，必要なサービスにつなぐ．
家族中心のケアのための全体論的な視点	家族，あるいは家族のメンバーそれぞれの，発達上のニーズや発達課題に着目する．人生を生きる上で，病気以外の側面や家族として当たり前のことに目を向ける．

表1-9　患者と家族を中心としたケアの四つのコア概念

尊厳と尊重	医療者は，患者や家族の考え方，選択に耳を傾け，尊重する．
情報の共有	医療従事者は，患者と家族に完全で公平な情報を積極的かつ有益な方法で伝え，共有する．患者と家族は，ケアと意思決定に効果的に参加するために，タイムリーに完全かつ正確な情報を得る．
参　加	患者と家族は，自分たちの選んだケアや意思決定に参加できるように促され，支えられる．
協　働	患者と家族は，施設全体の対象になる．医療のリーダーは，政策やプログラムの開発，実施，評価，ならびに医療のデザインや専門教育，研究において協働する．患者と家族は，ケアの提供でも協働する．

類似する概念に，**患者と家族を中心としたケア**（patient and family-centered care）がある．Institute for Patient- and Family-Centered Care® によると，患者と家族を中心としたケアとは，四つのコア概念（表1-9）によって導かれると定義されている[29]．

6 女性を中心としたケア

周産期において，家族を中心としたケアでは，女性のためのケア（women-centered care）ではなくなる場合がある．その理由について，シールズとカンディブ（Shields, S.G. & Candib, L.M.）は以下のように述べている[30]．

夫を分娩に参加させることをもって，家族に根ざしたケアとしてきた．しかし，ケアシステムにおいて医療的な管理が必要となれば，分娩時の舵取りは医師となり，実際には家族ではなくなる．また，家族を中心としたケアとは，概して夫婦を標準とした家族を指し，シングルマザー，離婚した妊婦，思春期の妊婦，レズビアンの妊婦，犯罪を犯し服役している妊婦などは含まれていない．

また，家族の中には，パワーとコントロールの問題がある．妊産婦がドメスティックバイオレンス（DV）の被害者であることがある．暴力被害が明らか

➡ ドメスティックバイオレンスについては，4章5節1項p.96参照．

ではなくても，分娩室に夫が入ってくると産婦である妻が緊張してしまう，おなかの子どもに良くないからといって妻が鎮痛薬を使うことを夫が拒むなど，このように，家族中心のケアでは女性が安心して分娩に臨めなくなる．

一方，医療化された出産では，胎児モニタリングに注意が集中することがある．これは胎児中心のケアであり，女性が出産の主役ではなくなってしまう．

これらのことから，女性の健康運動に後押しされて，女性自身が選択できるよう，情報や教育を共有して女性が力をつける方向へと変わってきている．女性中心のケアは，ともすると医療者中心の非人間的になりがちな医療技術の適用を回避し，根拠に基づく個々に合わせたケアを目指す理にかなった方法である．

2 母性看護実践を支える概念

母性看護において，**ヘルスプロモーション**，**エンパワメント**，**ウエルネス**，**セルフケア**の概念（表1-10）は重要である．それは，母性看護の主な対象者である生殖年齢にある人々の健康が，その人だけの健康にとどまらず，次世代に影響を及ぼすからである．WHO憲章において，健康とは「完全な肉体的，精神的及び社会的福祉の状態であり，単に疾病又は病弱の存在しないことではない」と定義されている．

1 ヘルスプロモーション

1978年のアルマアタ宣言で「すべての人々に健康を」というプライマリヘルスケアの基本方針が定められ，1986年のオタワ憲章では，すべての人々の健康の実現に向けた基本的な方針である**ヘルスプロモーション**（health promotion）の指針と，健康づくりに欠かせない健康の前提条件が示された．

表1-10　母性看護に重要な四つの概念

概　念	定　義
ヘルスプロモーション（health promotion）	人々が自らの健康をコントロールし，改善することができるようにするプロセスである（オタワ憲章）．行動と環境の適応を促進するために設計された健康教育と関連する，組織的・政治的・経済的介入のあらゆる組み合わせは，健康を改善し保護する．
エンパワメント（empowerment）	健康のためのエンパワメント（empowerment for health） 人々が自分の人生に影響を及ぼす決定や行動を，より強くコントロールするプロセス．これは，社会的・経済的に恵まれない個人やグループが，自分の権利を主張するために必要な知識とスキルを取得するプロセスである．
	コミュニティーのエンパワメント（empowerment of communities） ヘルスプロモーションのプロセスに，コミュニティーエンパワメントがある．それは，当事者意識と自らの努力と運命をコントロールすることである．
ウエルネス（wellness）	ウエルネスは，個人や団体の健康が最適な状態である．個人の身体的・心理的・社会的・精神的・経済的な可能性を最大限に発揮し，家族，地域社会，礼拝所，職場，その他の状況における個人の役割の実現を満たすことに焦点を当てている．
セルフケア（self care）	個人や家族が行う促進，維持，治療，ケア，健康関連の意思決定を含む健康活動である．

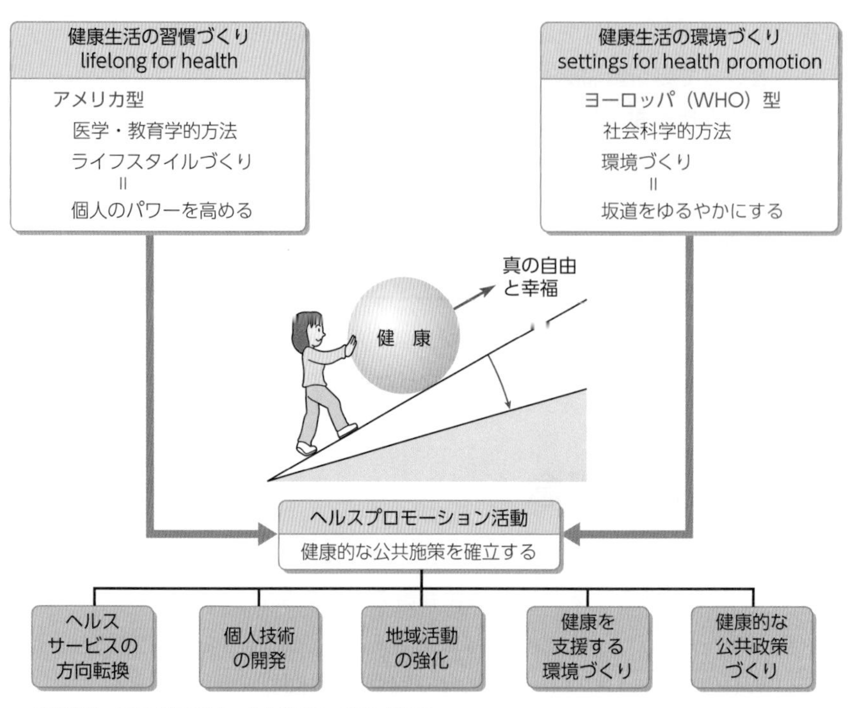

島内憲夫．1987／島内憲夫，鈴木美奈子．2019（改編）
日本ヘルスプロモーション学会．https://plaza.umin.ac.jp/~jshp-gakkai/intro.html，（参照2023-05-30）．

図1-2　ヘルスプロモーションの概念図

翌年，この条件は，人々の健康に影響を与える社会的決定要因として10項目にまとめられた．社会的決定要因の一つである「幼少期」は，「人生の良いスタートを切ることは，母子を支援することである．幼少期の発達や教育が健康に及ぼす影響は生涯続く」とされ，成人の健康は胎児期と乳幼児期に形成されることが示されている．

ヘルスプロモーションは，日常生活を営んでいるすべての人々を対象とし，専門家主導ではなく自ら健康をコントロールし，より良い健康を得ることを目指す（図1-2）．しかし，自ら健康をコントロールするには，個人が健康についての知識や技術を身に付けるだけでは限界がある．健康は，家庭や学校，職場，地域といった個人を取り巻く環境も影響するため，健康に影響する社会的環境を整える必要がある．そのため，ヘルスプロモーションには，個人が健康を維持・増進するための技術や能力を高めること（医学的アプローチ）と，それを支える社会環境の整備（社会科学的アプローチ）という二つの視点が含まれる．日常生活のストレスや貧困，社会的排除のない環境づくりは，真の幸福や自由への坂道の勾配をなだらかにすることであり，その結果，健康のコントロールをたやすくし，より良い健康を目指すことを支援する．

2 エンパワメント

エンパワメント（empowerment）は，ヘルスプロモーションの中心的な

表1-11　エンパワメントの原則

当事者が主体であること	支援者は支えること
1. 目標を選択する. 2. 主導権と決定権をもつ. 3. 問題点と解決策を考える. 4. 行動の結果なぜそうなったのか，失敗や成功を分析する.	1. 行動を変える方法を当事者とともに考え，実施する. 2. 当事者とともに問題解決に当たり，当事者意識を高める. 3. 当事者支援のネットワークや環境を整える. 4. 当事者の意欲を高める.

安梅勅江．エンパワメント科学入門：人と社会を元気にする仕組みづくり．エンパワメント科学研修会，2014，p.22．より作成．

表1-12　エンパワメントの三つの手順

1. 受容と信頼を通して仲間として受け入れ，共感を生む基礎を作る.
2. 当事者と支援者が共同し，十分な情報収集を行う.
3. 当事者が主体となり，選択することを支援者が支える.

安梅勅江．エンパワメント科学入門：人と社会を元気にする仕組みづくり．エンパワメント科学研修会，2014，p.23．より改変．

考え方であり，個人や地域社会の生活や健康を向上させることにつながる．エンパワメントには個人レベル，組織レベル，コミュニティーレベルがある．個人レベルのエンパワメントは，**心理的エンパワメント**と呼ばれ，当事者がもっている潜在力を引き出し，自分の生活や人生をコントロールする感覚をもつことである．当事者が自信や自己価値を構築し，自尊心を高め，対処のしくみを考えたり，健康についての知識や技術を高めたりすることも含まれる．

エンパワメントの効果は，自己効力感，自信，自尊心を含む当事者の心理的幸福感が増加すること，行動変容につながることである．個人のエンパワメントは当事者だけのものではなく，個々の行動が，コミュニティーに対しても協働，参加，集団行動を通じて変化を生み出すため，個人のエンパワメントとコミュニティーのエンパワメントは相互に関連している[32)]．

看護師の役割は，当事者がエンパワメントを得られるような状況を作り出すことであり，当事者が主体であるというエンパワメントの原則（表1-11）と，三つの手順（表1-12）を踏むことが重要である．

3 ウエルネス

ウエルネス（wellness）は健康の概念で，WHOの健康の定義（1948年）と，マズロー（Maslow, A.H.）の基本的欲求の５段階の影響を受けている．ウエルネスとは，疾病の有無で健康をとらえるのではなく，人間は自己実現に向かって成長するというとらえ方である．ウエルネスは，医療，教育，運動といったさまざまな分野で用いられ，共通する視点がある（表1-13）．

看護におけるウエルネスの考え方は，どのような健康状態であっても，自分の健康を受け入れ，幸せな人生に向かう可能性をもち，その可能性を伸ばすことができるよう，すべての対象者を支援することである．

母性看護では，健康上の強みに着目し，その人の正常な成長と発達課題を支援することを目的とする．そのためには対象者をアセスメントし，セルフケア能力を高める，ソーシャルサポート体制を整える，環境づくりをするといった支援を，ケア対象者と共に目標設定し実践する．ウエルネスのアセスメントの視点を表1-14に示す．

plus α
ウエルネスのレベル

ウエルネスは，死から最も良い健康までの連続体にあり，状態は変動する．

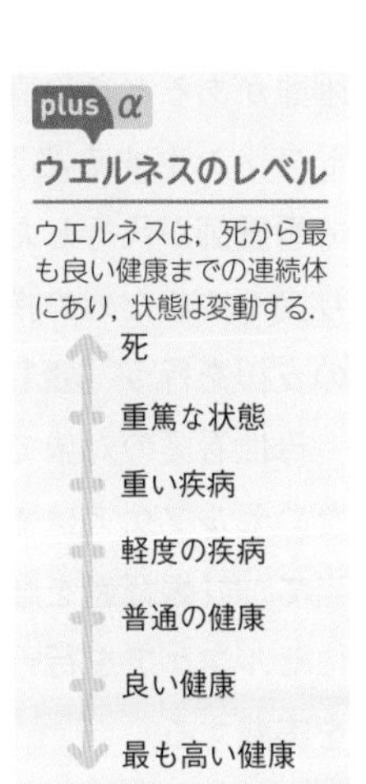

表1-13　ウエルネスの要素

1. 身体，心理・感情，社会，知的，霊的という側面がある．
2. 1の側面が統合され，全体性をもち，調和のとれたものである．
3. より高い方向を目指す進行中のプロセスである．
4. 個人の動機づけに依存する．
5. 自分の健康は自分で守るという，健康に対する自己責任がある．

表1-14　ウエルネスのアセスメントの視点

- 健康に対する知識や技術など，セルフケア能力の状態
- ソーシャルサポート・ネットワークの状態
- ケア対象者を取り巻く環境の状態

表1-15　セルフケアの要素

1. 日常生活を送るのに必要な資質・資源（resources）をもっていること
2. 日常生活に合った活動，興味・関心に合った活動を行うこと
3. 健康状態や生活状況の変化に適応できること
4. 健康に対する自己決定とケアの実施を通して自分自身の健康を守ること
5. 充実した対人関係の活動に従事すること
6. 自分や他者が傷ついたり，傷つけられたりしないこと

Hartweg, D.L. et al. A Concept Analysis of Normalcy within Orem's Self-Care Deficit Nursing Theory. Self-Care, Dependent-Care & Nursing. 2016, 22（1），p.8-9. より筆者訳.

表1-16　セルフケアのアセスメントの視点

- 日常生活を送る上で対象者自身でできないこと
- 成長発達につれて変化するもの，成長発達を妨げているもの
- 疾病により生理的ニードに対して対象者自身でできないこと

表1-17　セルフケアの支援方法

- 対象者が自分自身で行うことが難しいことを代行する．
- セルフケアに必要なことを示し，指導する．
- 心理的サポートを通して支持する．
- セルフケアの方向性を導き，支援する．
- ピアサポートなどの情報を提供し，その人にとって適切な環境を整える．

4 セルフケア

セルフケア（self care）は，自分で自分の世話をすることであり，ヘルスプロモーション，エンパワメント，ウエルネスの実践において重要な概念である．セルフケアは，1960年代にアメリカで起こった社会運動の中で，自分のことは自分で決めるとする権利意識の向上から関心が高まった．セルフケアには，表1-15の要素が必要である．

看護師は，対象者が自分で自分のニーズが充足できないなど，セルフケアに困難があるときに直接的な支援を行う．そのためには，セルフケアの程度をアセスメントする必要がある（表1-16）．アセスメントに基づき，必要に応じて看護師が代行したり，セルフケアできる対象者に対しては，セルフケアをより良くするための指導や教育を行うなど，対象者の状況に合わせたセルフケアの支援を行う（表1-17）．

母性看護の対象である妊産褥婦とその家族は，通常，良好な健康状態であるためセルフケアはできている．したがって，対象者の健康の保持増進に焦点を当て，妊娠経過を順調に過ごすことや出産・育児などに対して，今後どのようにセルフケアを行うのかを示したり，心理的サポートや保健指導といったケアを実践する．

引用・参考文献

1) ルヴァ・ルービン．母性論：母性の主観的体験．新道幸恵ほか訳．医学書院，1997.
2) 津田翔太朗．アイデンティティ理論の拡張．現代社会学理論研究．2019，13，p.70-82.
3) オルナ・ドーナト．母親になって後悔してる．鹿田昌美訳．新潮社，2022.
4) Mercer, R.T. Becoming a Mother Versus Maternal Role Attainment. Journal of Nursing Scholarship. 2004，36（3），p.226-232.
5) Baldwin, S. et. al. A qualitative exploratory study of UK first-time fathers' experiences, mental health and wellbeing needs during their transition to fatherhood. BMJ Open. 2019，9（9）.
6) 江原由美子，山崎敬一編．ジェンダーと社会理論．有斐閣，2006.
7) 平山聡子．中学生の精神的健康とその父親の家庭関与との関連：父母評定の一致度からの検討．発達心理学研究．2001，12（2），p.99-109.
8) Bureau, J. et. al. Correlates of child-father and child-mother attachment in the preschool years. Attachment & Human Development. 2017，19（2），p.130-150.
9) 高橋道子，高橋真実．親になることによる発達とそれに関わる要因．東京学芸大学紀要．総合教育科学系．2009，60，p.209-218.
10) アシュレイ・モンタギュー．タッチング：親と子のふれあい．佐藤信行ほか訳．平凡社，1977.
11) デボラ・ブラム．愛を科学で測った男：異端の心理学者ハリー・ハーロウとサル実験の真実．藤澤隆史ほか訳．白揚社，2014.
12) ジョン・ボウルビイ．ボウルビイ 母と子のアタッチメント：心の安全基地．二木武監訳．医歯薬出版，1993.
13) 渡辺久子．母子臨床と世代間伝達．金剛出版，2000.
14) ロビン・カー＝モースほか．育児室からの亡霊．朝野富三ほか監訳．毎日新聞社，2000.
15) 北川恵，工藤晋平編．アタッチメントに基づく評価と支援．誠信書房，2017.
16) 数井みゆき，遠藤利彦編．アタッチメント：生涯にわたる絆．ミネルヴァ書房，2005.
17) ヴァン・デン・ベルグ．疑わしき母性愛：子どもの性格形成と母子関係．足立叡ほか訳．川島書店，1977.
18) マイケル・ラター．母親剥奪理論の功罪 続．北見芳雄ほか訳．誠信書房，1984.
19) マイケル・ラターほか．イギリス・ルーマニア養子研究から社会的養護への示唆：施設から養子縁組された子どもに関する質問．上鹿渡和宏訳．福村出版，2012.
20) 日本家族心理学会編．子育て臨床の理論と実際．金子書房，2002，（家族心理学年報，20）.
21) エリザベート・バダンテール．母性という神話．鈴木晶訳．筑摩書房，1998.
22) Klaus, M.H., Kennell, J.H., Klaus, P.H. 親と子のきずなはどうつくられるか．竹内徹訳．医学書院，2001.
23) Sumner, G., Spieyz, A. 養育者／親－子ども相互作用フィーディングマニュアル．廣瀬たい子監訳，NCAST-AVENUW．NCAST研究会，2008，p.3.
24) Brazerton, T.B.ほか．ブラゼルトン新生児行動評価．穐山富太郎ほか訳．第3版，医歯薬出版，1998.
25) 野末武義．“家族ライフサイクル”．家族療法テキストブック．日本家族研究・家族療法学会編．金剛出版，2013，p.57.
26) A.J.ザメロフほか編．早期関係性障害：乳幼児期の成り立ちとその変遷を探る．小此木啓吾監修．井上果子ほか訳．岩崎学術出版社，2003.
27) 平木典子ほか．家族の心理：家族への理解を深めるために．サイエンス社，2006，p.4.
28) Lewandowski, L.A. et al. Family-Centered Care：Putting It Into Action. American Nurses Association, 2003, p.11.
29) Institute for Patient- and Family-Centered Care®. https://ipfcc.org/about/pfcc.html,（参照2023-08-30）.
30) Shields, S.G. et al. Women-Centered Care in Pregnancy and Childbirth. CRC Press, 2010.
31) 島内憲夫．1987／島内憲夫，鈴木美奈子．2019（改編）．日本ヘルスプロモーション学会，https://plaza.umin.ac.jp/~jshp-gakkai/intro.html,（参照2023-05-30）.
32) Woodall, J.G. et al. Empowerment and Health & Well-Being：Evidence Review. Center for Health Promotion Research, Leeds Metropolitan University, 2010.
33) 安梅勅江．エンパワメント科学入門：人と社会を元気にする仕組みづくり．エンパワメント科学研究室．2014，p.22-23.
34) Karen, S.M. 健康増進のためのウェルネス看護診断．小西恵美子ほか訳．南江堂，1997，p.3-4.
35) Hartweg, D.L. et al. A Concept Analysis of Normalcy within Orem's Self-Care Deficit Nursing Theory. Self-Care, Dependent-Care & Nursing, 2016, 22（1），p.8-9.

重要用語

母性，父性，親性，養育性
母親としてのアイデンティティー
母親になること
父親になること
父親というアイデンティティー
母親役割，父親役割
愛着理論
アタッチメント
ボンディング
親子相互作用
バーナードモデル
ブラゼルトン新生児行動観察
家族の発達課題
家族のライフサイクル
家族機能
家族を中心としたケア（FCC）
女性を中心としたケア
ヘルスプロモーション
エンパワメント
ウエルネス
セルフケア

動機づけ面接法

ヘルスプロモーション，エンパワメント，ウエルネス，セルフケアの概念を包括し，かつ，これらを患者に提供できるような具体的な援助スキルの一つとして，動機づけ面接法（motivational interviewing：MI）がある．MIは，対人援助の面接技法として，臨床心理士であるミラー（Miller, W.R.）とロルニック（Rollnick, S.）によって開発された．「わかってはいるけど，やめられない」という，気持ちが葛藤しているような状態（両価性）に対して，望ましい行動へ方向づける際に有効な方法である．アルコール依存，薬物乱用，HIV感染リスク行動，喫煙，糖尿病，精神科領域，病的ギャンブル，ダイエット，衛生行動，生活習慣病などで行われる面接技法の中で，唯一200以上のエビデンスをもった効果的な方法として知られている．ヨーロッパでは，保護観察官に必須のスキルとしており，アメリカの禁煙ガイドラインには，禁煙支援施設にMIの習熟者を置くことを推奨している．近年，日本でも，矯正職員に対する法務省の研修プログラムや，公認心理師の教科項目に取り入れられるなど，MIは着実に広まってきている．

臨床現場では，時に，教育，脅迫，議論などによって患者を諭してしまいがちになる．それでも患者の行動が変わらない場合，医療従事者は，疲弊し徒労感にさいなまれることすらある．MIは，ロジャース（Rogers, C.R.）の来談者中心療法を基盤とし，ミラーとロルニックが目標指向要素を付け加えたもので，患者の感情や価値観に耳を傾け，患者の発する言葉の中身を理解しながら，望ましい行動につながるよう患者の内面を引き出していく技法である．つまり，できないことを修正しようとしたり，やりたくない理由を深めたりという，やる気をそぐ部分に焦点化するのではなく，変化するとどのような良いことがあるのか，しなければどのような望ましくないことになりそうか，どのようなことならできそうか，ということを患者の視点に立って焦点化する方法で行動を起こさせやすくしている．患者自らが変わりたいという気持ちを表出し，行動に対する宣言を引き出す方法であるため，医療従事者の徒労感も少ない．

MIを体得するためには，大きく分けるとスキル，プロセス，スピリットの三つを学ぶ必要がある（**表**）．自転車は最初からすぐに乗れるわけではないが，練習を重ねることによって，誰でも乗れるようになる．MIもこれに似ている．スキル，プロセス，スピリットでの習得項目は，各四つずつ，シンプルに系統立てられている．トレーナーの下で練習しさえすれば，誰にでも体得できる．スピリットは，協働（partnership），受容（acceptance），思いやり（compassion），喚起（evocation）から成り立っており，どれか一つでも欠けてはならない．MIのスピリットは，どのような患者を前にしても，治療者側が備えておく心構えのようなものであり，対人援助の基本姿勢を表している．母性看護を支える概念であるヘルスプロモーション，エンパワメント，ウエルネス，セルフケアが，患者側に提供されるものであるという考え方をするならば，MIは，スキル，プロセス，スピリットを通じて，これらを実現できる有効な手段の一つといえる．これから母性看護を学ぶすべての人にとっても，身に付けておくと，役に立つ場面が訪れるだろう．

表　動機づけ面接法のスキル，プロセス，スピリット

大項目	習得する項目	内　容
スキル	開かれた質問	「はい」「いいえ」では答えられない質問
	是認	相手の努力や強みに対し心から伝える誠実な声掛け
	聞き返し	自分が理解した内容を患者に伝え返す確認作業
	要約	面接の方向づけや形を整えるためのこれまでのまとめ
プロセス	関わる	患者との関係性を構築する段階
	フォーカスする	行動変容の重要度について感情や価値観に触れる段階
	引き出す	主に自信度について強みや成功体験を引き出す段階
	計画する	重要度・自信度をもとに実現可能な計画を立てる段階
スピリット	協働	相手を自身の人生の専門家として尊重する心構え
	受容	相手の価値観も当たり前の気持ちと受け入れる心構え
	思いやり	利己のためでなく相手や社会に対する福利に従う心構え
	喚起	相手の内面にもつ力を信じそれを生かす心構え

2

セクシュアル・リプロダクティブヘルスに関する概念

学習目標

- セクシュアル・リプロダクティブヘルス／ライツについて理解する.
- セクシュアリティ，セックス，ジェンダーの概念を理解する.
- 性意識の発達と性別不合について理解する.
- 包括的セクシュアリティ教育の目的と必要性を理解する.
- 国際セクシュアリティ教育ガイダンスの特徴と活用方法について理解する.

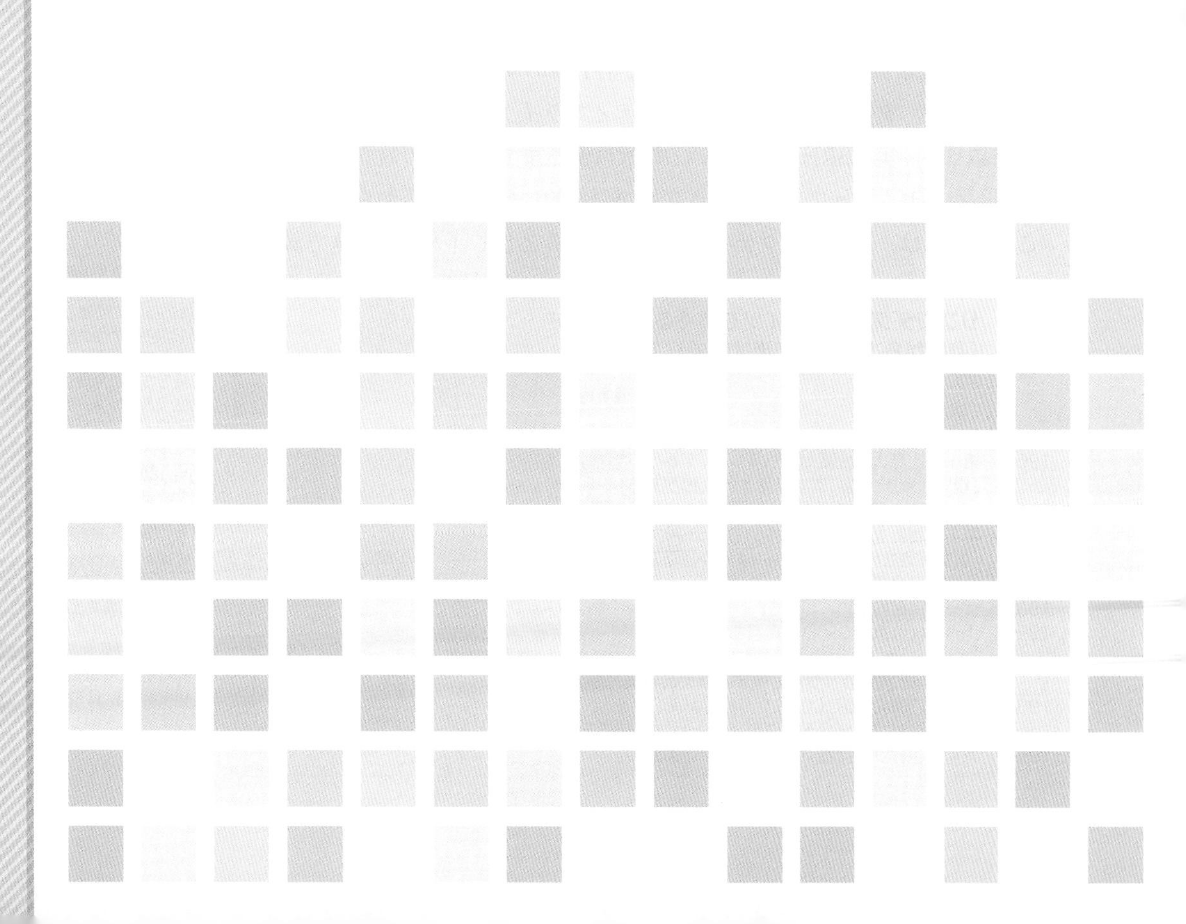

1 セクシュアル・リプロダクティブヘルス／ライツ

セクシュアル・リプロダクティブヘルス／ライツ（Sexual and Reproductive Health and Rights：**SRHR**）とは，「性と生殖に関する健康と権利」のことである．用語として明確に打ち出されたのは1990年代半ばのことだが，1910年代に始まる産児制限運動*や，「親には家族計画に対する基本的人権がある」ことを明記した1986年のテヘラン宣言など，ジェンダーの平等や少女・女性のエンパワメントなどを目指す女性の権利運動の進展とともに，権利が先行して展開されてきた（表2-1）．SRHRが世界中で取り組むべき重要課題であることは国際的に確立された合意事項であり，**持続可能な開発目標（SDGs）***にも達成すべき目標が明記されている．

1 歴史的転換点

世界におけるSRHR政策の青写真として最も重要視されている文書は，1994年のカイロで開催された国際人口開発会議（ICPD），通称，**カイロ会議**で採択された行動計画と，その翌年の第４回世界女性会議の**北京行動綱領***である．特にカイロ会議は，過去の人口会議での議論を踏まえつつ，妊娠・出産，家族計画といった狭い範囲にとどまることなく，SRHRという新しい概念に押し広げたことにより，人口開発会議としても，また女性の権利運動の進展という観点からも，歴史に残る画期的な会議として高く評価されている．

カイロの行動計画では，第４章に男女の平等・公正・女性のエンパワメント，第５章に家族の役割・権利，そして第７章のすべてをSRHRに当てている．もっとも，タイトルは「リプロダクティブライツとリプロダクティブヘルス」であって，実はSRHRではない．採択に至るまでに意見の対立があり，草案にあった「セクシュアル」という文言が最終的には外されたからである．

この７章では，**リプロダクティブヘルス**の定義として「人々が安全で満ち足

表2-1　リプロダクティブライツをめぐる国連の動き（戦後から1990年代半ばまで）

年	会議名等
1948	世界人権宣言
1968	第１回国際人権会議（テヘラン）「テヘラン宣言」 「親には家族計画に対する基本的人権がある」
1974	世界人口会議（ブカレスト）「世界人口行動計画」
1975	第１回世界女性会議（メキシコシティ） 「男女平等を確立するためには家族計画の権利が必須である」
1984	国際人口会議（メキシコシティ）
1985	女子差別撤廃条約
1993	世界人権会議「ウィーン宣言および行動計画」 「女性と少女・女児の人権は誰にも奪うことのできない普遍的人権の不可分な要素である」 国連第48回総会「女性に対する暴力の撤廃に関する宣言」
1994	国際人口開発会議（カイロ）「行動計画」 第７章「リプロダクティブライツとリプロダクティブヘルス」
1995	第４回世界女性会議（北京）「北京行動綱領」

plus α

SRHRの基本概念

- 性の健康
- 生殖の健康
- 性の権利
- 生殖の権利

用語解説*

産児制限運動

多産による女性の過重な心身の負担や貧困問題の予防を目的に，アメリカのマーガレット・サンガーが1912年に始めたバースコントロール（birth control）運動がつとに有名．日本では加藤シヅエらによって1920年代に始まった．

用語解説*

持続可能な開発目標（SDGs）

Sustainable Developmental Goals．2030年までに持続可能でよりよい世界を目指す国際目標のこと．2001年に策定されたミレニアム開発目標（MDGs）の後継で，2015年の国連サミットで採択された．「誰ひとり取り残さない」を基本理念に，17の目標と169のターゲット，232の指標で構成されている．

用語解説*

北京行動綱領

1995年に開催された第4回世界女性会議の成果文書で，前年のカイロ会議をさらに発展させ，「女性の人権には，セクシュアル・リプロダクティブヘルスを含め，強制，差別，暴力を受けることなく，自らのセクシュアリティに関する事柄を管理し，それらを自由にかつ責任をもって決定する権利が含まれる」と明記した．貧困，教育と訓練，健康，女性に対する暴力，人権，メディア，環境，女児など，12の重大問題領域が設定されている．

表2-2　リプロダクティブライツ（生殖に関する権利）

①すべてのカップルと個人が，自ら選択した，安全かつ効果的で，経済的にも無理なく，受け入れやすい家族計画の方法と，法に反しない他の出生調節の方法に関する情報を得て，その方法を利用する権利
②女性が安全に妊娠・出産でき，またカップルが健康な子どもをもてる最善の機会を得られるよう，適切なヘルスケア・サービスを利用できる権利
③最高水準のセクシュアルヘルスおよびリプロダクティブヘルスを得る権利
④差別，強制・強要，暴力を受けることなく，生殖に関する決定を行える権利　など

りた性生活を営むことができ，生殖能力をもち，子どもをもつかもたないか，いつ，何人もつかを決める自由をもつことを意味する」とした上で，そこに**セクシュアルヘルス**が含まれることを明記している．**リプロダクティブライツ**についても「国内法，人権に関する国際文書，ならびに国連で合意したその他関連文書ですでに認められた人権の一部をなす」と明記した上で，**表2-2**のように**セクシュアルライツ**を含むと解釈できる権利の保障をうたっている．

plus α

WHOによるSRHRの「作業的定義」

WHOの公式ウェブサイトには，30年ぶりに改訂されたセクシュアルヘルスの定義とともに，セクシュアルライツを含むSRHRの「作業的定義」が掲載されている．国際社会での合意形成が困難である事情を反映して，隅に小さく「WHOとしての公式見解ではない」との注意書きもあるが，掲載の事実がSRHR推進に向けたWHOのコミットメントを表しているといえよう．

「親」から「すべてのカップルと個人」へ

リプロダクティブライツ（生殖に関する権利）をめぐる重要な契機は，1968年にテヘランで開催された第１回国際人権会議である．この会議で採択されたテヘラン宣言で，初めて「親には家族計画に対する基本的人権がある」ことが明記された．1974年の行動計画では「親」という文言が「人々」（persons）に変わり，1994年のカイロ行動計画では「すべてのカップルと個人」（all couples and individuals）という文言が採用されている．もっとも，生殖に関する自己決定権につき「男女の異性愛カップルに限られる」とする国は，こうした文言の削除を求め，1994年の総会でもこの部分について留保した．

2 セクシュアル・リプロダクティブヘルスとは

1994年のカイロの行動計画が大きな功績を残した一方で，リプロダクティブヘルスの定義において「セクシュアルヘルスも含まれ，単に生殖と性感染症に関連するカウンセリングとケアにとどまるものではない」と明記されたことで，「性」が「生殖」の一部とみなされてしまうことにもなった．本来の包摂関係は逆で，セクシュアルヘルスはリプロダクティブヘルスよりも包括的な上位概念である．**セクシュアル・リプロダクティブヘルス**とは，セクシュアリティに関する身体的，情緒的，精神的，社会的ウェルビーイングのことであり，ミクロからマクロのあらゆるレベルで複合的な影響要因を受ける．人権の尊重・保護・実現を基盤原則として，ホリスティックにアプローチすることが求められる（**図2-1**）[1,2]．

3 セクシュアル・リプロダクティブライツとは

セクシュアル・リプロダクティブヘルスと同様に，**セクシュアル・リプロダクティブライツ**はリプロダクティブライツを包括する概念である．セクシュア

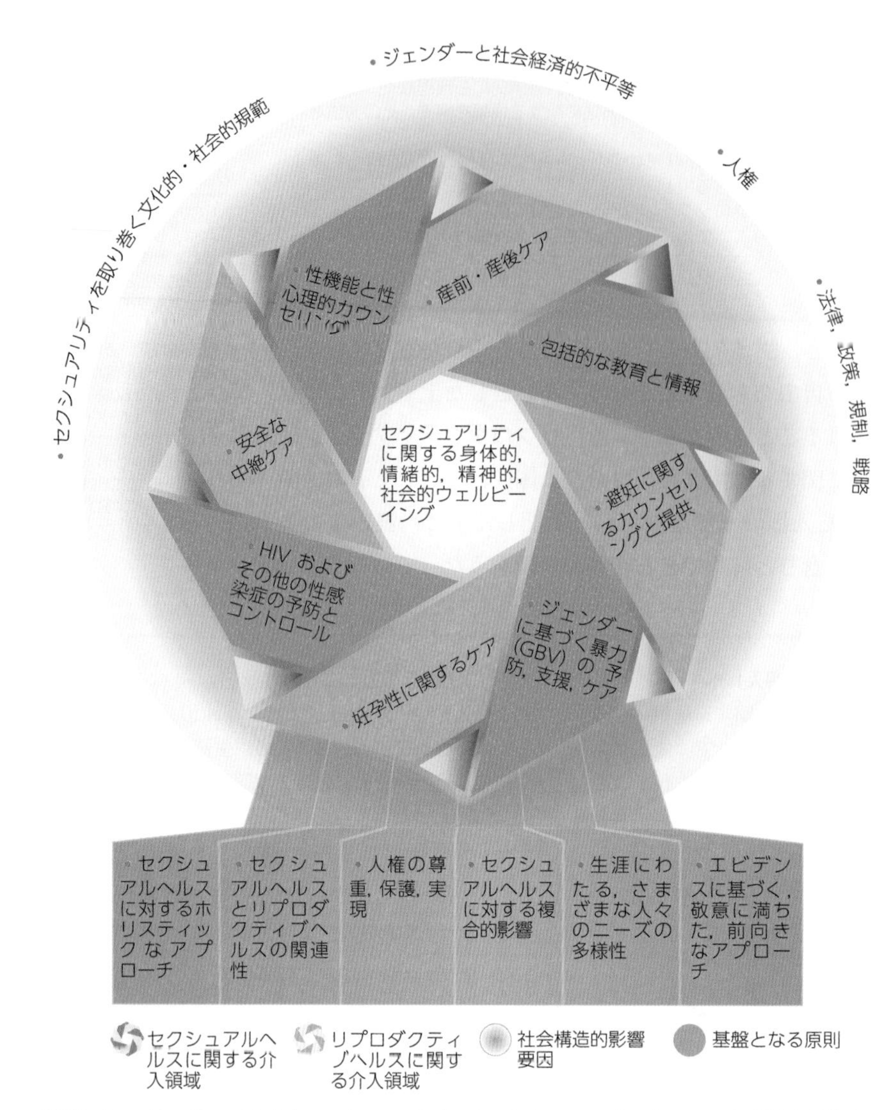

WHO. Sexual health and its linkages to reproductive health : an operational approach. 2017. 著者訳.
http://apps.who.int/iris/bitstream/handle/10665/258738/9789241512886-eng.pdf,（参照 2023-08-08）.

図2-1　セクシュアルヘルスとリプロダクティブヘルスとの関連性を運用するための枠組み

ルライツという概念が提唱されたのは，1976年に性科学者38人が発表した『性の権利と責任に関する新たな憲章』における定義が最初である．1990年代半ば以降，国際家族計画連盟（IPPF）やWAS*（旧 世界性科学学会）など，複数の団体・組織によって性の権利に関する原則やテーゼをリスト化する作業が行われてきた．

表2-3の「性の権利宣言」は，複数あるリストの中でも最も包括的で，世界中で広く引用されているセクシュアルライツ16項目である[3]．これらは，自由と平等に関する基本的人権，性と生殖に関する健康と権利，それ以外の自由権・社会権の三つに分類することができる．1997年に策定され，2014年に

用語解説*

WAS（性の健康世界学会）

1974年から活動を始め，1978年に「世界性科学学会」として正式発足した学会組織．2005年にWHOやユネスコなど，関連組織・団体とのパートナーシップ強化を意図して現在の「性の健康世界学会」に名称を変更した．

表2-3　性の権利宣言（2014）

性の権利は，すべての人々が他者の権利を尊重しつつ，自らのセクシュアリティを充足し，表現し，性の健康を楽しむことを保護するものである．
性の権利はセクシュアリティに関する人権である：
1．平等と差別されない権利 2．生命，自由，および身体の安全を守る権利 3．自立性とからだの保全に関する権利 4．拷問，及び残酷な，非人道的な又は品位を傷つける取り扱い又は刑罰から自由でいる権利 5．あらゆる暴力や強制・強要から自由でいる権利 6．プライバシーの権利 7．楽しめて満足できかつ安全な性的経験をする可能性のある，性の健康を含む，達成可能にして最高の健康を享受する権利 8．科学の進歩と応用の恩恵を享受する権利 9．情報への権利 10．教育への権利，包括的な性教育への権利 11．平等かつ十分かつ自由な同意に基づいた婚姻関係又は他の類する形態を始め，築き，解消する権利 12．子どもを持つか持たないか，子どもの人数や出産感覚を決定し，それを実現するための情報と手段を有する権利 13．思想，意見，表現の自由に関する権利 14．結社と平和的な集会の自由に関する権利 15．公的・政治的生活に参画する権利 16．公正，善後策および救済を求める権利

性の健康世界学会（WAS）．性の権利宣言．東優子ほか訳．2014．https://worldsexualhealth.net/wp-content/uploads/2014/10/DSR-Japanese.pdf，（参照 2023-07-21）．

国際人権法と丁寧に擦り合わせて大幅改訂された[4)]．

4 セクシュアル・リプロダクティブヘルス／ライツに関連する世界の動き

1 持続可能な開発目標（SDGs）とセクシュアル・リプロダクティブヘルス／ライツ

2015年に採択されたSDGsには，目標３「あらゆる年齢のすべての人々の健康的な生活を確保し，福祉を促進する」と目標５「ジェンダーの平等を達成し，すべての女性と女児のエンパワメントを図る」にSRHRに関する記述がある．例えば，目標５のターゲットとして「国際人口開発会議（ICPD）の行動計画および北京行動綱領，ならびにこれらの検討会議の成果文書に従い，性と生殖に関する健康および権利への普遍的アクセスを確保する」が示されている．

「誰ひとり取り残さない」を基本理念とするSDGsがそうであるように，SRHRの推進においてエクイティ（公正・公平），セクシュアルジャスティス*（公正・正義）といったキーワードが，近年，特に注目されている．

2 セクシュアルプレジャーとトライアングルアプローチ

安心，安全，プレジャー（喜び，快感，快楽）は，個人のウェルビーイングの基盤となるものである．1972年にWHOがセクシュアルヘルスを初定義したときから，プレジャーはその中核的な要素として位置付けられてきた．しかし，**セクシュアルプレジャー**の国際的定義が存在しておらず，性の健康とウェルビーイングのためのグローバル諮問委員会（GAB）という専門家グループが，2016年に初めて定義を策定し，セクシュアルプレジャーには「自己決定，同意，安全，プライバシー，自信，そして性的関係に関するコミュニケー

用語解説*

セクシュアルジャスティス

WASの「性の権利宣言」（2014）で新たに16番目の項目として「人は誰もが，性の権利侵害に対するジャスティス（公正），善後策および救済を求める権利を有する．これには，効果的，適切，アクセス可能，かつ適切な教育的，立法的，司法的，およびその他の措置が必要である．善後策には，賠償，補償，リハビリテーション，満足および再発防止の保証による救済が含まれる」が追加された．#metooやウィメンズマーチ，トランスジェンダーの非病理化，あるいは先住民族や地域固有の知と経験の再評価など，近年の国際社会で注目されているキーワードである．

ションや交渉する能力」が重要だと主張した．また，望まない妊娠や性感染症の予防とリスク管理といった，従来のアプローチがネガティブに偏りがちだったのを，ポジティブに転換する**トライアングルアプローチ***（**図2-2**）を提唱した．2019年にWASが発表した「セクシュアル・プレジャー宣言」は，こうした働き掛けに呼応したものである[5)]．

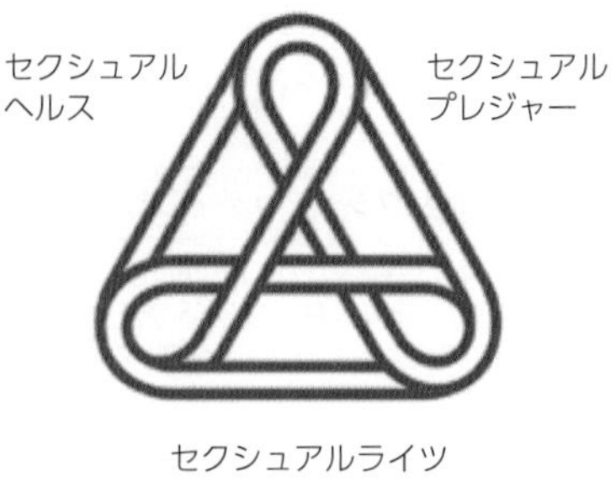

セクシュアルヘルス
セクシュアルプレジャー
セクシュアルライツ

図2-2　トライアングルアプローチ

3 セクシュアル・リプロダクティブヘルス／ライツの新たな定義

安全な中絶ケア，性的指向や性自認に基づく差別の禁止，思春期の若者のセクシュアリティなど，SRHRの推進において重要でありながら，激しい価値観の対立によって明確に記述されていないといった状況が続いてきた．そこで，グッドマッハー・ランセット委員会は，2018年にSRHRに関する新定義（**表2-4**）を含む報告書を発表し，あらゆる人々のSRHRを実現するには，保健医療の枠組みだけでなく，ジェンダー平等に影響を及ぼす法律や規範にも取り組むことが重要であると指摘している[6)]．

用語解説*
トライアングルアプローチ
性の健康，性の権利，セクシュアルプレジャーの三つをバランスよく推進することで性の健康が増進されるという方法を指す．

表2-4　セクシュアル・リプロダクティブヘルス／ライツ（SRHR）の新定義

セクシュアル・リプロダクティブヘルスとは，単に疾病，障がい，虚弱がないというだけではなく，セクシュアリティと生殖のすべての局面で，身体的，感情的，精神的，社会的に良好な状態にあることを指す．そのため、セクシャリティと生殖への肯定的なアプローチは，自尊心およびすべての良好な状態を導き出すために，満ち足りた性的な関係，信頼やコミュニケーションが果たす部分を認めなければならない．すべての個人は，自分の身体に関して自ら決断する権利をもち，その権利の実現に必要なサービスを受ける権利がある．
セクシュアル・リプロダクティブヘルスの実現は，次のような個人の人権に基づくセクシュアル・リプロダクティブライツのすべての達成にかかっている．
• 自分の身体は自分のものであり，プライバシーや個人の自主性が尊重されること • 自分の性的指向，ジェンダー自認，性表現を含めたセクシュアリティについて自由に定義できること • 性的な行動をとるかとらないか，とるなら，その時期を自分で決められること • 自由に性のパートナを選べること • 性体験が安全で満ち足りたものであること • いつ，誰と，結婚するか，それとも結婚しないかを選べること • 子どもをもつかどうか，もつとしたらいつか，どのように，何人の子どもをもつかを選べること • 上記に関して必要な情報，資源，サービス，支援を生涯にわたって得られ，これらに関していついかなるときも差別，強制，搾取，暴力を受けないこと

セクシュアル・リプロダクティブヘルス／ライツの要素である，セクシュアルヘルス，セクシュアルライツ，リプロダクティブヘルス，リプロダクティブライツの定義を明示し，それらを統合するものとして示されている．

斎藤文栄，福嶋雅子．"『セクシュアル・リプロダクティブ・ヘルス／ライツ（SRHR）の新定義』のポイント"．季刊セクシュアリティ．2022，107，p.12．一部改変．

2 セクシュアリティとジェンダー

1 セクシュアリティ

セクシュアリティという言葉は，オーストリアの精神分析学者・精神科医であるフロイト（Freud, S.）が用いたSexualitaetに由来するとされる．セクシュアリティには，性に関する身体的・心理的要素などから成る生物学的性や，文化的，政治的，宗教的要素などから成る社会的性など，多面的な要素が含まれる．

セクシュアリティには，解剖学的な身体の性のみではなく，**性的指向**（sexual orientation），**性自認***（**性同一性**，gender identity），**性嗜好**（sexual preference）などの心理的な性，あるいは，性交などを含む性的反応，生殖（妊孕性・生殖能力やその意思決定）も含まれる．すなわち，セクシュアリティとは「性的なこと」という包括的であいまいな概念である．しかし，それは，人間であることの中核的な特質であり，強制的に求められたり，禁じられたりすべきものではない．

用語解説*
性自認
物心ついたころから表れる自分は「男である」「女である」，あるいは「どちらでもある」「どちらでもない」という認識．

2 ジェンダー

性に関して，**セックス**は生物学的性，**ジェンダー**は社会的性として，この二つの概念が対になるとの説明がなされる．ジェンダーという言葉は，ラテン語の genus（生まれ，家系，部族，種類）に由来するとされる．

しかし，ジェンダーという概念の定義はあいまいであったり，変遷したりしており，1980年ごろになって，社会学の分野で，身体的な男性あるいは女性がとるべきであると考えられている性役割，性別表現，らしさ（男らしさ，女らしさ）などの社会的・文化的性をジェンダーと呼ぶようになった．英語としての sex と gender は，現代においても厳密に区別されておらず，スポーツ大会などにおける性別検査は，sex verification とも gender verification とも表現されており，さらに gender determination，sex test という言葉もある．

医学の分野では，ジェンダーは**性差**という意味でも用いられている．性差医学は，gender-specific-medicine と呼ばれているが，一方で、性差医療（sex differences in medicine）という言葉もある．ジェンダー医学という言葉も用いられており，狭義には，生物学的男性，あるいは生物学的女性に特有の疾患に関する医学のことであるが，広義には，女性保健のような社会医学も含んでいる．ジェンダー医学の中には，性同一性障害の診療が含まれることもあるが，性同一性障害当事者の生物学的性のみに対して治療を行うわけではなく，社会的性の視点から見た評価やそれを基にした支援が必要となる．

3 性の多様な要素

「性」の要素は多岐にわたる（図2-3）[7]．生物学的性（セックス）は，血液検査による性染色体（男性型はXY，女性型はXX）や性ステロイドホルモン（男性ホルモン，女性ホルモン）のレベルの評価，視診や画像検査による内・外性器の解剖（ペニスなど外陰部の形状や，子宮や卵巣，精巣などの存在）の評価などで決定される．

社会的性（ジェンダー）には，（社会に）**割り当てられた性**（戸籍や保険証，パスポートなどの性別），**性役割**（男性として・女性として果たしている役割），**性別表現**（服装や髪型などの表現）などがある[7,8]．

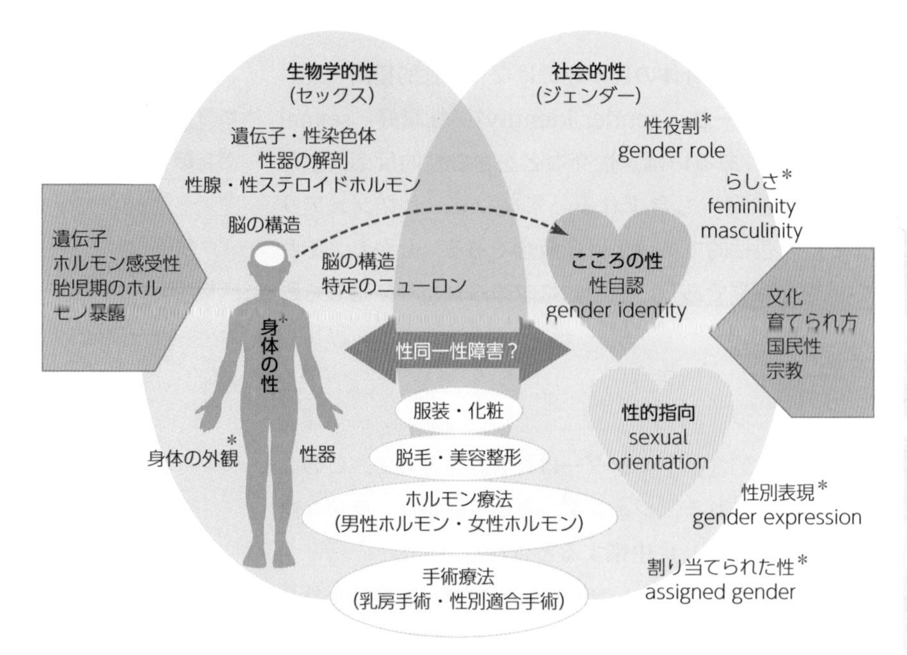

図2-3 「性」の多様な要素

さらに,性の自己認識(性自認,ジェンダーアイデンティティー),性的指向(恋愛や性交の対象となる性別)などの要素もあり,これらは社会的性の側面もある一方で,生物学的側面も知られており,遺伝子や脳などの医学的研究も行われている.また,固定的なものではなく,変化する可能性もあることを念頭に置く必要がある.

性のあり方は多様(表2-5)であるが[7-9],性に関する多数の要素のいずれかが多数派と異なる人々は**性的マイノリティ**と呼ばれる.性的指向の視点からみた少数派であるL(**レズビアン**),G(**ゲイ**),B(**バイセクシュアル**)に,性自認の視点からみた少数派であるT(**トランスジェンダー**)を加えた**LGBT**や,また,**クエスチョニング**(不確定)と**クイア**(個性的)を加えた**LGBTQ**,さらに,性的マイノリティすべて含む**LGBTQ+**という言葉もある.

インターネット調査ではあるが,2018年に電通ダイバーシティ・ラボが実施した調査(全国の20~59歳の6万人を対象)によると,LGBT層に該当する人は8.9%で[10],2019年にLGBT総合研究所が実施した調査(全国の20~69歳の42万8,036人のうち有効回答者数34万7,816人を対象)では,約10%ともされている[11].このように,性的マイノリティとは言え,必ずしも少なくはないと考えられる.

自身のセクシュアリティについて,自身の意思で誰かに伝えること(カミングアウト)が容易であるかどうかには,周囲の人々,あるいは,その社会の受

plus α
ノンバイナリー

性自認,性別表現の視点でみた男女二分法に当てはまらない人々のことをいう.

plus α
MSM

男性との性交を行う男性(men who have sex with men)のことで,LGBT,LGBTQ+というような言葉とは異なり,行為をもとにした名称である.性交に伴う感染症のリスクやその予防を考える文脈で使用されることが多い.

plus α
SOGI

性的指向(Sexual Orientation)と性自認(Gender Identity)の英語の頭文字を合わせた言葉である.性的指向が異性愛の人々(ヘテロセクシュアル),性自認が身体の性と一致している人々(シスジェンダー)を含め,すべての人々がこの二つの軸上のどこかに位置付けられるという概念.性別表現(Gender expression)の軸を加えたSOGIEという言葉もある.

plus α
レインボーフラッグ

LGBTの尊厳や社会運動を象徴する旗として,1970年代から使用されている.レインボーの色は,LGBTコミュニティの多様性を表現しており,6色(赤,オレンジ,黄,緑,青,紫)のものが多い.レインボーパレード(プライドパレード)などでみられ,バッジとして使用したりすることもある.

表2-5　多様な性のあり方

		生物学的性（セックス）			性自認（実感する性別）	性的指向	社会的性（ジェンダー）		
		身体の性					出生時に割り当てられた性	性役割	性別表現
		遺伝子・染色体	性器の形態	性ホルモン					
トランスジェンダー（「性別不合」を含む）	トランス女性（AMAB）	男性	男性	男性	女性	問わない（男）	男性（一部変更可）	問わない（男性→女性）	問わない（男性→女性）
	トランス男性（AFAB）	女性	女性	女性	男性	問わない（女）	女性（一部変更可）	問わない（女性→男性）	問わない（女性→男性）
Xジェンダー	MTX	男性	男性	男性	不定・変動	問わない	男性	男性～女性	男性～女性
	FTX	女性	女性	女性	不定・変動	問わない	女性	男性～女性	男性～女性
シスジェンダー		男性	男性	男性	男性	問わない（女）	男性	問わない（男）	問わない（男）
		女性	女性	女性	女性	問わない（男）	女性	問わない（女）	問わない（女）
ホモセクシュアル（同性愛）	ゲイ	男性	男性	男性	男性	男性	男性	問わない（男）	問わない（男）
	レズビアン	女性	女性	女性	女性	女性	女性	問わない（女）	問わない（女）
バイセクシュアル（両性愛）		男性	男性	男性	男性	男性～女性	男性	問わない（男）	問わない（男）
		女性	女性	女性	女性	男性～女性	女性	問わない（女）	問わない（女）
アセクシュアル（無性愛）		男性	男性	男性	男性	ほとんどない	男性	問わない（男）	問わない（男）
		女性	女性	女性	女性	ほとんどない	女性	問わない（女）	問わない（女）
パンセクシュアル（全性愛）		男性	男性	男性	男性	特定されない	男性	問わない（男）	問わない（男）
		女性	女性	女性	女性	特定されない	女性	問わない（女）	問わない（女）
ヘテロセクシュアル（異性愛）		男性	男性	男性	男性	女性	男性	問わない（男）	問わない（男）
		女性	女性	女性	女性	男性	女性	問わない（女）	問わない（女）
性分化疾患（DSDs）		特定されない（疾患・個人により異なる）			問わない（疾患・個人により異なる）	問わない（疾患・個人により異なる）	問わない（疾患・個人により異なる）		

AMAB：assigned male at birth，AFAB：assigned female at birth，DSDs：differences（disorders）of sex development
表には「男性」「女性」と表記しているが，2分法では示すことができず，さらに種々の状態がある．

け入れが良好であるかどうかが大きく関与している．性的マイノリティへの嫌悪感は「ホモフォビア」「トランスフォビア」などと呼ばれるが，このような嫌悪感が周囲に存在する中で育つことは，当事者自身の心の中にも入り込み

（内在化），自己肯定感の低下につながる．

G7の中で日本は唯一，婚姻の平等を認めていない国であり，同性婚を認めていない．このため，自治体レベルでは，2015年に東京都渋谷区や世田谷区が**パートナーシップ制度**を開始した．2023年1月時点で255自治体が同様の制度を導入しており，人口の約65%をカバーしている計算になるが，異性婚とは異なり，法的拘束力はない．

4 性別不合

|1| 名称の推移，頻度

トランスジェンダー当事者のうち，医療的な対応を求める人々への診断名として**性別不合**がある．2013年に公開されたアメリカ精神医学会の精神障害/疾患の診断・統計マニュアル第5版（DSM-5）では，それまでのGender identity Disorder（**GID**，**性同一性障害**）をGender Dysphoriaに変更し，日本精神神経学会は**性別違和**と訳した[8,9]．また，2022年1月に発効したWHOの「疾病及び関連保健問題の国際統計分類」第11版（ICD-11）ではGender Incongruenceに改称され，邦訳は性別不合が予定されている．また，精神疾患の分類から外れ，新設された「性の健康に関連する状態（Conditions related to sexual health）」に分類された．

ICD-11では，性別不合を「experienced gender（実感する性，性自認，心の性）とassigned sex（出生時に割り当てられた性別）とが一致しない状態」と定義された．ICD-10では，性同一性障害を「性自認と身体の性とが一致しない状態」と定義し除外されていた性分化疾患の当事者も，性自認が割り当てられた性と一致しなければ，性別不合と診断されることになった．DSM-5も同様である．

トランスジェンダーは，実感する性別は男性，出生時に割り当てられた性は女性である**トランス男性**（female to male：**FTM**，assigned female at birth：**AFAB**）と，実感する性別は女性，出生時に割り当てられた性は男性である**トランス女性**（male to female：**MTF**，assigned male at birth：**AMAB**）とに分類される．性的指向は問わない．トランス女性の性的指向をみてみると，男性（性自認からは異性愛），女性（性自認からは同性愛），さらには「いずれにも弱い」など多岐にわたる[8,9]．本人が望む性別表現や性役割なども多様であり，同じ個人でも，望む性での生活の開始，ホルモン療法の進行，戸籍の性別変更などにより，実現できることは変化していく．

2015年末までに医療施設を受診した性別不合当事者の推計数（トランス男性19,617人，トランス女性 9,042人）から人口当たりの存在率を計算すると，トランス男性は10万人当たり15.5人（0.015%），トランス女性は10万人当たり7.1人（0.007%）となる[9]．しかし，オランダの調査（2014年）によると，一般の人の中のトランス男性は0.2%，トランス女性は0.6%であり，医療施設の受診者からの推計の60～70倍とされる[9]．

|2| 子どものころの気持ちと受診までの経験

子どものころには「体が嫌」「自分はおかしい」「誰にも知られたくない」「自分が何者かわからない」「将来どうなるのだろう」などの思いをすでにもっている[7]．名前の呼ばれ方，自分の身体が嫌などの気持ち，服装や持ち物，遊びや遊び相手，言葉遣いなどに特徴がみられる[7]．しかし，小児期に性別違和感で困難を抱えているようにみえる例のすべてが，その後に性別不合と診断されるわけではなく，同性愛（ホモセクシュアル）の場合や性別違和感が弱まる場合もある．一方，第二次性徴の発現に伴い身体への違和感が増強する場合には，トランスジェンダー，性別不合の確率が高くなる．

岡山大学ジェンダークリニックを受診した性別不合当事者をみると，全体の約９割が中学生までに，特にトランス男性では約７割がすでに小学校入学時には性別違和感をもっていた[7]．また，不登校は約３割，自殺念慮は約６割，自傷・自殺未遂は約３割と高率であり，うつや不安症などの精神科的合併症も約17%，特にトランス女性では約25%と高率であった．うつや自殺念慮は医療的対応が必要となるが，多分に社会の問題であり，家族，学校，職場，法律や制度，そして市民の意識が変わることで軽減できる可能性がある．

|3| 性別不合の診療

性別不合の診療は，医療チームであるジェンダークリニックにおいて行われる．精神科医は，本人や家族から，現在の状態や成育歴を聴取し，実感する性（性自認）が男性，女性，不特定のいずれの状態であるかを確認する．また，不安やうつなどの精神状態，学校や職場などにおける社会的な適応状態などを考慮して，身体的治療をコーディネートする．性自認を身体の性に合わせようとする治療は無効で，無理に行うとうつや自殺が増えるため行うべきではない．

産婦人科医や泌尿器科医は生物学的性（身体の性）を確定する．ICD-11では，身体の性の確定は，診断には必要としないが，その後に実施する**ホルモン療法**や手術療法，さらには，生殖医療を前提とすると重要である．性別不合当事者では，身体の性を性自認に近づける治療が行われる．産婦人科医がトランス女性，泌尿器科医がトランス男性へのホルモン療法を担当している場合が多い．**性別適合手術**（sex reassignment surgery：**SRS**）は，産婦人科，泌尿器科，形成外科が協力して行う．

看護スタッフは，性別不合当事者がこのような各診療科をスムースに受診できるように配慮し，当事者と医師や事務職とをつなぐ役割を果たす．また，治療の段階ごとに発生する疑問や不安に応え，精神的支援を行う．医師とともに適切な外来受診システムを整える[13]．

外来では，当事者の気持ちや外見に配慮し，呼び掛けには戸籍上の氏名，通称名，苗字のみなどを選択する[13]．呼び掛け，トイレ，診察や心電図検査などのための脱衣時には苦痛のないように配慮が必要である．また，トランス男性は産婦人科外来の待合で待つことに苦痛を感じている．トランス女性は，周

plus α

自己判断によるホルモン製剤の使用

トランス女性では，インターネットでの個人輸入などからエストロゲン製剤を入手し，自己判断で内服を開始していることも多い．トランス男性でも，アンドロゲン製剤の注射のみを副作用のチェックもないまま近医で行っている場合もある．いずれの場合も，過剰や不足の使用がみられ，医学的な管理下での正式なホルモン療法に移行するよう指導が必要である．

トランスジェンダーのホルモン療法

ホルモン療法前には，血液検査（全血算，凝固系，生化学，耐糖能等），心電図検査などを施行する．開始後１～３カ月で体重・血圧の計測とともに，血液検査を実施，下肢の腫脹や痛み，気分の落ち込みなどの副作用の有無を確認する．喫煙者の場合は禁煙，高度肥満の場合は体重管理を行うなど，深部静脈血栓症などの副作用の発生しやすい状態を回避し，ホルモン療法中も注意を喚起することが重要である[14]．

トランス女性へのホルモン療法

トランス女性にはエストロゲン（卵胞ホルモン）製剤が使用される[15]．製剤や投与方法は多様であり，経口薬，筋肉注射，貼付・塗布薬が使用されている．プロゲスチン（黄体ホルモン）製剤の併用は短期的には乳房腫大を促進するが，長期的にみると必要ではなく，脂質や血管への悪影響も知られており，原則として併用しない．血清テストステロン値の女性レベル（55～100ng/dL未満）への低下を目標とし，早期にはペニス勃起の抑制など，長期的には乳房腫大等の体形の女性化などの効果がみられる．性欲の低下が起こることも多く，精巣萎縮，精子減少は不可逆的となる．ひげの減少，声の女性化は限定的であり，レーザー脱毛やボイストレーニング，声帯の手術などが行われることもある．

トランス男性へのホルモン療法

トランス男性にはアンドロゲン製剤を使用する[14]．経口薬は肝機能異常を伴いやすく，貼付薬は日本では未販売のため，主にアンドロゲン・デポ製剤の筋肉注射が行われている．トランス男性では，月経停止が効果の指標となる．ひげや体毛は増加し，筋肉質となり，声は低音となる．クリトリスの肥大，性欲亢進などがみられるが，乳房の縮小は限定的である．内臓脂肪の増加，にきび，男性型脱毛がみられ，多血症，HDLコレステロール低下，LDLコレステロール上昇，インスリン抵抗性などを起こし，血管の硬化もみられる．

外来での看護

外来では身体の計測を６カ月ごとに行う．トランス男性の場合，産婦人科初診の前に内診での診察などの必要性を説明し，納得を得ておくことが重要である．ホルモン療法中は，血栓症や生活習慣病を生じやすく，性別適合手術を受ける場合にも困難とならないように体重管理は重要である．また，専門外来への紹介には至らない程度であっても，高血圧，高コレステロール血症，肝機能障害，高血糖などがみられる者には，医師と連携して食事指導や体重コントロールなどを行う．当事者の服薬状況，生活パターン，食事，睡眠，運動や飲酒，喫煙の有無などを聴き，共に問題点を考え，各種のパンフレットも利用して実現可能な生活改善，食事改善を提案する．

囲の患者からの視線が気になったり，声に自信がなく話し掛けられたときに答えにくかったりする例もみられる．

トランス女性が，エストロゲン療法により乳房の増大などがみられる過程で下着のことを質問してきたり，化粧のことを聴いてきたりすることはよくある．当事者グループなどから，メイク，ファッション，下着などの情報を得ている場合もあるが，看護スタッフが対応することも多い．

4 戸籍の性別変更のための診断書作成

「性同一性障害者の性別の取扱いの特例に関する法律」（特例法）が2003年に成立し，2004年から日本においても，要件を満たせば戸籍上の性別変更が可能となった（**表2-6**）．

性別適合手術後に戸籍上の性別変更を希望する場合は，退院までに精神科主治医を受診し，家庭裁判所に提出する診断書を作成する．診断書には，もう１人の精神科医の署名も必要である．また，添付される身体所見の診断書は産婦人科医か泌尿器科医が作成する必要がある．特例法の要件に関しては，緩和が求められており，今後の改正が期待されている．

plus α

GID（性同一性障害）学会による声明

特例法の課題に関して，各種の声明を発出している．

- GID（性同一性障害）学会は，国連諸機関による「強制・強要された，または非自発的な断種の廃絶を求める共同声明」を支持します．2019-03-25．http://www.okayama-u.ac.jp/user/jsgid/210329_seimei_kokuren.pdf，（参照2023-08-01）．
- 「性同一性障害者の性別の取扱いの特例に関する法律」の改正に向けたGID（性同一性障害）学会からの提言．2021-05-21．http://www.okayama-u.ac.jp/user/jsgid/210521_seimei.pdf，（参照2023-08-01）．

表2-6　性同一性障害者の性別の取扱いの特例に関する法律（特例法）

（性別の取扱いの変更の審判）
第３条　家庭裁判所は，性同一性障害者であって次の各号のいずれにも該当するものについて，その者の請求により，性別の取扱いの変更 の審判をすることができる．
　一　18歳以上であること
　二　現に婚姻をしていないこと
　三　現に未成年の子がいないこと
　四　生殖腺がないこと，または生殖腺の機能を永続的に欠く状態にあること
　五　その身体について他の性別に係る身体の性器に係る部分に近似する外観を備えていること
２　前項の請求をするには，同項の性同一性障害者に係る前条の診断の結果ならびに治療の経過および結果その他の厚生労働省令で定める事項が記載された医師の診断書を提出しなければならない．

2018（平成30）年６月改正，2022（令和４）４月施行．

5　性別不合の子どもの診療

自殺念慮をもつ年齢の第１のピークは，思春期である中学生のころである[7)]．この時期には第二次性徴によって望まない性の特徴が表れてくるため焦燥感をもつとともに，制服の問題，恋愛の問題も重なり苦しみが増す．12.5％の性別不合当事者が，小学生の時期に自殺念慮をもっていたことにも注目すべきである．

トランス男性では，第二次性徴の発現後であっても，アンドロゲン製剤の投与を行えば，月経は停止し，ひげが生え，声も低くなる[16)]．しかし，トランス女性では，声変わりをして，ひげが生え，男性的な体型になってからエストロゲン製剤を投与しても変化は少なく，その後のQOLに影響する．

以前から思春期早発症に対して，第二次性徴を抑制する目的で使用されている**GnRHアゴニスト**を，性別違和感をもった子どもに投与することで，第二次性徴を一時的に抑制しておき，経過を観察し適切に診断することが可能になる．もし，性別不合ではなかった場合も，GnRHアゴニストの投与を中止すれば，第二次性徴は再開する．

しかし，性別不合の子どもがカミングアウトをしないと，このような**第二次性徴抑制療法**につながらない．医療と結び付くためには，学校教育の中での情報提供が重要になる．子ども向けの教材[17, 18)]の中で，すべての子どもに性の多様性を理解できるような情報を提供すること，また，LGBTQの子ども．あるいは，すべての子どもや教員が，性自認や性的指向，さらには，LGBTQの子どもの恋愛や結婚，子どもをもつことなどのライフプランを考えることができることは重要であり，当事者の自殺念慮や不登校などの抑制につながる可能性がある．

3　包括的セクシュアリティ教育

1　性教育とセクシュアリティ教育という用語

日本においては，**セクシュアリティ教育**より**性教育**という用語が一般的に使われている．性教育の英語訳としては，sexuality educationが用いられるこ

とが多くなっているが，sex education とも訳される．sex educationは，生殖や性行為を中心とした性教育を指す狭い意味で用いられる場合と，sexuality educationと同義で用いられる場合もある．

このような性教育に関する用語の混乱を避け，セクシュアリティの概念を踏まえた教育であることを明示するために，本章においては，セクシュアリティ教育という用語を用いる．そのために，包括的性教育ではなく，**包括的セクシュアリティ教育**とする．

2 セクシュアリティの概念

セクシュアリティは，人間であることの中核になるものと考えられており，生涯を通して形成され，また変化するものである．自分らしさにも通じる．身体的性（セックス），ジェンダーアイデンティティーと役割，性的指向，エロティシズム，快楽，親密さと生殖などを含んでいる．つまり，私たちの存在，感じること，考えること，行動のすべてにおいて経験され，表現される可能性がある．

また，生物学的，心理的，社会的，経済的，政治的，文化的，法律的，歴史的，宗教的，スピリチュアルな要因の相互作用によって影響を受ける．文化的背景などによって信念や価値等は異なるものであり，多様性を考慮する必要がある．

複数の要因の影響を受けることで複雑性と多様性が生じるため，社会の中で変化しているセクシュアリティの概念を定義することは，難しいとされている．しかし，そのような中でセクシュアリティの概念は，専門家の議論を経たものが明示され，かつ発展してきている[19,20]．

3 セクシュアリティ教育の目的

セクシュアリティ教育の目的は，子どもや若者の尊厳が守られ，性の健康とウェルビーイング（well-being）が達成できることである．**セクシュアル・リプロダクティブヘルス／ライツ**（Sexual and reproductive health and right：**SRHR**）や性の権利が享受されることが含まれている．

教育は，セクシュアリティの認知的，感情的，身体的，社会的側面について学び，セクシュアリティについての自分の価値観や態度を探求し，意思決定や人間関係の構築に必要な知識やスキルを身に付けることができるよう実施される．これらの教育は，科学的根拠に基づき，対象である子どもや若者が主体となるものであり，人権を基盤にしている．

4 包括的セクシュアリティ教育とは

包括的セクシュアリティ教育は，セクシュアリティ教育の一つであり，文字通り「包括的」であることがその特徴である．幅広いセクシュアリティの概念を扱い，所属する文化や社会の規範に都合のよい内容や特定の人に偏らないようにするとともに，すべての子どもと若者を対象とする．したがって，特定の人が排除されることを避ける必要がある．

2018年版の**国際セクシュアリティ教育ガイダンス**では，包括的セクシュアリティ教育を「ポジティブなセクシュアリティ観と満足のいく性と生殖に関する健康を実現するための学習者の知識とスキル，態度の発達」のための教育としている[21]．教育の基盤となるのは，人権であり，幅広いセクシュアリティの概念である．したがって，セクシュアリティの認知的，感情的，身体的，社会的側面について，自分自身の所属する社会や文化で肯定されているものに限らず，広く全体を学ぶ．学びの内容は，科学的根拠を有し，対象となる年齢において体系的な計画に基づいて実施される．また，包括的セクシュアリティ教育の目的であるポジティブなセクシュアリティ観や性の健康を獲得するためには，対象自身が自分自身と対峙しながら教育の内容について理解を深めていくことが必要である．

国の政策やカリキュラムでは，包括的セクシュアリティ教育を予防教育，ライフスキル教育などの別の名称で表現している場合もある．名称にかかわらず，上記に挙げた目的を達成できる教育であることが，包括的セクシュアリティ教育であるか否かの基準となる．

5 一つの性教育としての包括的セクシュアリティ教育

包括的セクシュアリティ教育は，性教育の一つの種類である．性教育プログラムには，その目的から三つの種類がある．

一つ目は禁欲教育であり，結婚前の性行為を控えることが主な目的である．純潔教育はこの種類になる．

二つ目は，妊娠や性感染症などのリスクを減らして安全な性行為ができることを主たる目的とするものであり，禁欲も目的達成の方法の一つに含まれる．

三つ目は，包括的セクシュアリティ教育であり，個人およびセクシュアリティの成長・発達を目的としており，避妊や安全な性行為に関する内容もプログラムに含まれる．

なお，プレコンセプションケアは，妊娠前の女性およびカップルの健康やウェルビーイングを目指すケアプログラムである．セクシュアル・リプロダクティブヘルス／ライツを基盤にしており，ケアプログラムの一つとして性教育が含まれる．しかし，ここでの性教育は，包括的セクシュアリティ教育とは限らない．

6 包括的セクシュアリティ教育が推進されてきた背景

包括的セクシュアリティ教育は，2009年の国際セクシュアリティ教育ガイダンス[23]などの開発を契機に世界的に普及してきている．その背景には，HIV

(Human Immunodeficiency Virus) およびAIDS (Acquired immunodeficiency syndrome) の世界的まん延，セクシュアル・リプロダクティブヘルス／ライツの浸透，持続可能な社会に向けての包摂的かつ公正な質の高い教育の提供を保証する動きが挙げられる．一方，性の健康やウェルビーイングの獲得につながる包括的セクシュアリティ教育を受けられていない子どもや若者は少なくないばかりか，性の発達や健康に関する教育すら受けられていない現状もある．

1 HIV/AIDSの世界的まん延

HIV感染症やAIDSは，1980年代後半から流行が始まり，1990年代に急激に増加し世界にまん延した．この流行が，予期しない妊娠や性感染症を予防する性教育への関心を急激に高め，子どもや若者に必要かつ有効となる性教育の専門家による検討につながった．

禁欲教育は，性行動開始の年齢を遅らせるといった一時的な成果は認められるが，持続しないことや必ずしも性の健康の獲得につながる意思決定や行動に至らないことも明確にされた．同時に，子どもや若者が学ぶ必要のある概念が整理され，包括的セクシュアリティ教育に関するガイドラインなどが構築されていった．具体的には，SIECUS (Sexuality Information and Education Council of the United States) の「包括的セクシュアリティ教育のためのガイドライン：幼稚園から12学年まで」[22]，UNESCO等による「国際セクシュアリティ教育ガイダンス：教育・福祉・医療・保健現場で活かすために」[23]，WHOヨーロッパ領域事務局等による「ヨーロッパにおけるセクシュアリティ教育のスタンダード」[24] などである．

2 セクシュアル・リプロダクティブヘルス／ライツの浸透

包括的セクシュアリティ教育は，セクシュアル・リプロダクティブヘルス／ライツ (SRHR) の享受を実現するために必須である．同時に，セクシュアル・リプロダクティブヘルス／ライツの浸透は，包括的セクシュアリティ教育を推進していくものである．

国際的な条約，宣言，行動計画の採択と並行して，セクシュアル・リプロダクティブヘルス／ライツに関する定義や概念などが進化・発展している．科学的根拠に基づく定義や概念は，国際的な条約，宣言，行動計画の採択を後押しし，セクシュアル・リプロダクティブヘルス／ライツの啓発と包括的セクシュアリティ教育の実現に寄与している．

3 包摂的かつ公正な質の高い教育の提供を保証する動き

SDGs目標４では「すべての人々の包摂的かつ公正な質の高い教育を提供し，生涯学習の機会を促進する」ことが挙げられた．この目標達成に向けての課題と戦略が，2015年の世界教育フォーラムにおいて**仁川宣言**として採択された[26]．宣言の中では「教育における，あらゆる排除や社会的疎外，アクセス，参画，学習成果における格差や不平等に対処することを約束する」とともに，「われわれは，性別に配慮した政策や計画，学習環境を整備し，教員研修

plus α

包括的セクシュアリティ教育のためのガイドライン[22]

アメリカで初めて包括的セクシュアリティ教育を扱ったもの．幼稚園から高校生までを対象とし，①人間の発達，②人間関係，③対人関係のスキル，④性行動，⑤性の健康，⑥社会と文化，の六つの概念と各概念を構成する39のトピックスで構成されている．

plus α

ヨーロッパにおけるセクシュアリティ教育のスタンダード[24]

他の包括的セクシュアリティ教育が誕生した背景に加え，ヨーロッパにおけるセクシュアル・リプロダクティブ・ヘルスの地域間の不平等を是正するという課題に対して開発された．０～18歳を対象にして五つの発達段階に分けている．８個の主要テーマ：①人間の身体と人間の発達，②受精と生殖，③セクシュアリティ，④感情，⑤人間関係とライフスタイル，⑥セクシュアリティ，健康とウェルビーイングおよび良好な状態，⑦セクシュアリティと権利，⑧セクシュアリティの社会的および文化的要因（価値／規範）について，各発達段階における知識／情報，スキル，態度の側面から課題を示している．

やカリキュラムにおいて性別問題を主流化し，学校における性差別や暴力をなくすことを約束する」ことがうたわれている．

世界には教育を受ける権利を奪われている子どもや若者がいる．紛争，貧困，性別，障がいなどの理由のほかに，セクシュアリティ教育のような教育内容によって，教育が受けられない状況がある．また，個人にとって必要な教育内容でないこともある．すべての子どもや若者に教育の提供を保証する動きは，包括的セクシュアリティ教育推進にとっては力強いことである．

7 日本における包括的セクシュアリティ教育

「国際セクシュアリティ教育ガイダンス」（日本語版）が出版されたことで，日本においても包括的セクシュアリティ教育が広く知られるようになり，徐々にではあるが実践されてきている．しかし，子どもや若者の性の健康やウェルビーイングからは十分な教育が行われているとはいえない状況があり，包括的セクシュアリティ教育の実現に向けた意見書なども提出されている．

日本では性教育のほとんどは学校で実施されているが，この学校の教育環境が包括的セクシュアリティ教育を困難にしていることが指摘されている[27, 28]．具体的には，性行為については扱わないことなどの学習内容の制限（通称「はどめ規定」）に関することが学習指導要領に記載されていること，授業時間の確保が難しいこと，担当する教員が確保できないなどである．一方，試案ではあるが，学習指導要領の枠組みの中で包括的性教育を可能にする手引きが示されている[29]．学校においては，道徳，保健体育，理科，社会科，家庭科，特別活動などを組み合わせてカリキュラムを構築することで，包括的セクシュアリティ教育は可能と言える．日本の状況を踏まえ，最適な包括的セクシュアリティ教育の実施に向けて検討していくことが課題である．

8 国際セクシュアリティ教育ガイダンス

国際セクシュアリティ教育ガイダンスは，包括的セクシュアリティ教育を世界的にけん引している．ここでは，包括的セクシュアリティ教育について具体的に理解するために，国際セクシュアリティ教育ガイダンスについて紹介する．

1 ガイダンス作成の目的

効果的なセクシュアリティ教育プログラム の本質的な要素を概説することによって，教育，健康や他の関係者が，学校内外における包括的セクシュアリティ教育のプログラムや教材を開発し，実践するよう支援することを目的としている．包括的セクシュアリティ教育のカリキュラムではないこと，国レベルの実施における詳細な推奨事項を提供するものでもないことが明示されている．自分たちの状況に合ったカリキュラムを作成し適用するために，質の高い教育をデザイン・実践・モニタリングする際のガイドとなるものである．

plus α

グッドマッハー・ランセット委員会の報告書[25]

セクシュアル・リプロダクティブヘルスの必須事業パッケージで9個の必須サービスが挙げられており，その中に包括的セクシュアリティ教育が含まれている．

①セクシュアル・リプロダクティブヘルスに関する正確な情報と，カウンセリングサービス．これにはエビデンスに基づいた包括的セクシュアリティ教育が含まれる．
②性機能と性的な満足に関する情報，カウンセリング，ケア
③性暴力・ジェンダーに基づく暴力・性的強制の予防，発見，対策
④安全で有効な避妊法の選択肢
⑤安全で有効な産前・出産・産後のケア
⑥安全で有効な中絶サービスとケア
⑦不妊予防，対策，治療
⑧HIVを含む性感染症（STI）と生殖系感染症予防，発見，治療
⑨生殖器のがん予防，発見，治療

plus α

子どもや若者の性に関する主な問題[27, 28]

①インターネット上の性暴力を含む成人向けの性情報の氾濫やSNSでの不特定多数との性交渉の機会などによる性に関するさまざまなリスク
②性に関する正しい知識の不足，かつ性行為同意年齢が13歳と低い．
③予期しない妊娠・人工妊娠中絶率や負担のかかる人工妊娠中絶の施行率が高い（特に15歳以下で顕著）．
④予期しない妊娠に関連した乳児遺棄
⑤性被害・加害（児童買春，児童ポルノ，家庭および学校などでの性被害，デートDV）
⑥性感染症感染者数の増加
⑦LGBTQに対する差別や偏見

|2| 包括的セクシュアリティ教育の特徴

国際セクシュアリティ教育ガイダンスでは，包括的セクシュアリティ教育は，セクシュアリティの認知的，感情的，身体的，社会的側面について，カリキュラムをベースにした教育の学習プロセスであるとしている．この学習プロセスでは，学習者中心のアプローチを用い，自分自身の経験や情報について批判的にみることで理解を深めることが大切である．包括的セクシュアリティ教育の特徴として挙げられている10項目を表2-7に示した．

|3| 対象と取り扱う内容

国際セクシュアリティ教育ガイダンスでは，5歳から18歳程度の子どもや若者を対象としている．発達を考慮し，5～8歳，9～12際，12～15歳，15～18歳以上の四つのグループに分けられ，トピックに関する知識，態度，スキルの側面からの学習目標が各発達段階に応じて設定されている．

扱う内容は，生殖，性的行動，リスク，病気の予防に限定されない．お互いの尊重や平等を基盤にした愛や関係性のようなポジティブな側面も含めたセクシュアリティを提示し，広く，バランスよくセクシュアリティに関連する内容が，八つのキーコンセプトとトピックで示されている（表2-8）．各コンセプトは同等に重要で，相互に補完するものであり，複数のコンセプトが一緒に教えられるようになっている．

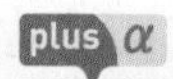

国際セクシュアリティ教育ガイダンス

各トピックにおいては，子どもや若者が，知識，態度，スキルをもつことで，①自分の健康，ウェルビーイング，尊厳に気付けるようエンパワーすること，②自分の選択が他者のウェルビーイングに与える影響について考えること，③自分自身の権利を理解し，行動すること，④他者の権利を尊重すること，が到達目標になっている[21]．

表2-7　国際セクシュアリティ教育ガイダンスで示される包括的セクシュアリティ教育の特徴

1. 科学的に正確である	セクシュアル・リプロダクティブヘルス，セクシュアリティ，行動についての事実と科学的根拠に基づいて構成される．
2. 徐々に進展する	幼少期から始まる継続的な教育であり，スパイラル型カリキュラムアプローチが用いられる．
3. 年齢・成長に即している	子どもや若者の成長に伴なって変化するニーズや能力に対応した内容である．発達の多様性にも対応している．
4. カリキュラムベースである	カリキュラムが明示され，生徒の学修をサポートする教師のガイドとなる．学校の内外のいずれにおいてもを実施できるものである．
5. 包括的である	すべての学習者が知っておくべき重要なトピックをすべて網羅している．その中には，社会的および文化的状況によって扱うことが難しいトピックも含まれている．
6. 人権的アプローチに基づいている	普遍的な人権を基盤とし，その理解を促進する．健康，教育，情報における平等と非差別に対するすべての人の権利を保障している．
7. ジェンダー平等を基盤にしている	ジェンダー規範が不平等に影響を与えるさまざまな方法，そして，これらの不平等が子どもや若者の全体的な健康やウェルビーイングにどのように影響するかについて取り扱っている．
8. 文化的関係と状況に適応させる	特定の環境において，文化的構造，規範，行動が人々の選択と関係にどのように影響するかを調べ，理解し，挑戦する学習者を支援することで，人間関係における尊敬と責任を育成する．
9. 変化をもたらすこと	個人とコミュニティーのエンパワメント，批判的思考スキルの促進，若者の市民権を強化し，セクシュアル・リプロダクティブヘルスへのポジティブな価値観や態度，自尊心，人権やジェンダー平等の尊重，意思決定や行動における責任，いかなる立場にあっても他者への尊敬や受容，寛容，共感をもって関わるスキルと態度を変容させる．
10. 健全な選択のためのライフスキルを発達させる	ライフスキルとしては，情報を熟考して意思決定を行う能力，効果的なコミュニケーションと交渉力，自己主張ができるようになることが含まれている．

表2-8 国際セクシュアリティ教育ガイダンスのキーコンセプトとトピック

キーコンセプト	トピック
キーコンセプト1 人間関係	1.1 家族
	1.2 友情，愛情，恋愛関係
	1.3 寛容，包摂，尊重
	1.4 長期的な関係性と親になること
キーコンセプト2 価値観，人権，文化，セクシュアリティ	2.1 価値観，セクシュアリティ
	2,2 人権，セクシュアリティ
	2.3 文化，社会，セクシュアリティ
キーコンセプト3 ジェンダーの理解	3.1 ジェンダーとジェンダー規範の社会構築性
	3.2 ジェンダー平等，ステレオタイプ，ジェンダーバイアス
	3.3 ジェンダーに基づく暴力
キーコンセプト4 暴力と安全確保	4.1 暴力
	4,2 同意，プライバシー，からだの安全
	4.3 情報通信記述（ICTs）の安全な使い方
キーコンセプト5 健康とウェルビーイングのためのスキル	5.1 性的行動における規範と仲間の影響
	5.2 意思決定
	5.3 コミュニケーション，拒絶，交渉のスキル
	5.4 メディアリテラシー，セクシュアリティ
	5.5 援助と支援を見つける
キーコンセプト6 人間のからだと発達	6.1 性と生殖の解剖生理と生理学
	6.2 生殖
	6.3 前期思春期
	6.4 ボディーイメージ
キーコンセプト7 セクシュアリティと性行動	7.1 セックス，セクシュアリティ，生涯にわたる性
	7.2 性的行動，性的反応
キーコンセプト8 性と生殖に関する健康	8.1 妊娠，避妊
	8.2 HIV/AIDSのスティグマ，治療，支援
	8.3 HIVを含む性感染症のリスクの理解，認識，低減

ユネスコ編．国際セクシュアリティ教育ガイダンス．浅井春夫ほか訳．改訂版，明石書房，2020．より作成．

引用・参考文献

1) 性の健康世界学会（WAS）．モントリオール宣言：ミレニアムにおける性の健康．2006．https://www.jase.faje.or.jp/pdf/montreal_declaration_a4.pdf，（参照 2023-08-08）．
2) WHO．Sexual health and its linkages to reproductive health：an operational approach．2017．http://apps.who.int/iris/bitstream/handle/10665/258738/9789241512886-eng.pdf，（参照 2023-08-08）．
3) 性の健康世界学会（WAS）．性の権利宣言．東優子ほか訳．2014．https://worldsexualhealth.net/wp-content/uploads/2014/10/DSR-Japanese.pdf，（参照 2023-08-08）．
4) 東優子．"性と人権に係わるキーワード解説：性の健康と権利／ジャスティス／プレジャー"．季刊セクシュアリティ．2022，106，p.8-15．
5) 性の健康世界学会（WAS）．セクシュアル・プレジャー宣言．東優子監訳．2019．https://worldsexualhealth.net/wp-content/uploads/2020/02/2019_WAS_Sexual_Pleasure_Japanese.pdf，（参照 2023-08-08）．
6) 斎藤文栄，福嶋雅子．"『セクシュアル・リプロダクティブ・ヘルス／ライツ（SRHR）の新定義』のポイント"．季刊セクシュアリティ．2022，107，p.8-17．
7) 中塚幹也．封じ込められた子ども，その心を聴く：性同一性障害の生徒に向き合う．ふくろう出版，2017．
8) 中塚幹也．性の多様性－性同一性障害／性別不合，LGBTQ／SOGIとは？．小児内科．2022，54，p.1672-1676．
9) 中塚幹也．"LGBTQ（性的マイノリティ）－性別不合を中心に"．小児疾患診療のための病態生理 3．『小児内科』『小児外科』編集委員会共編．改訂第6版，小児内科．2022，54（増刊号），p.813-817．
10) 電通コーポレートコミュニケーション局広報部．『LGBT調査2018』について補足説明．2019-05-28．https://www.dentsu.co.jp/news/release/pdf-cms/2019002-0110-2.pdf，（参照 2023-08-01）．
11) LGBT総合研究所．LGBT総合研究所『LGBT意識行動調査2019』最終結果を速報．2019-11-26．https://www.daiko.co.jp/dwp/wp-content/uploads/2019/11/191126_Release.pdf，（参照 2023-08-01）．
12) 中塚幹也編．医療者のためのLGBT/SOGIの基礎知識．Modern Physician，2019，5，p.39．
13) 大田有貴子ほか．性同一性障害の外来診療システムの実態と課題．GID（性同一性障害）学会雑誌．2010，3，p.4-12．
14) Masumori，N.，Nakatsuka，M. Cardiovascular Risk in Transgender People With Gender-Affirming Hormone Treatment．Circulation Report．2023，5（4），p.105-113．
15) 中塚幹也．"性別不合，性別違和，性同一性障害"．今日の治療指針：私はこう治療している．福井次矢ほか編．2023年度版，医学書院，2023，p.1348-1350．
16) 中塚幹也ほか．性同一性障害の説明と治療を希望する年齢に関する調査．母性衛生．2006，46，p.543-549．
17) 中塚幹也監修．個「性」ってなんだろう？LGBTの本．あかね書房，2018．
18) 岡山大学大学院保健学研究科，岡山大学生殖補助医療技術教育研究（ART）センター，岡山県不妊専門相談センター．ライフプランを考えるあなたへ：まんがで読む未来への選択肢．中塚幹也監修．拡大版，岡山大学大学院保

健学研究科中塚研究室，2019. https://www.okayama-u.ac.jp/user/mikiya/img/miraiheno_sentakushi_2019_3.pdf，（参照 2023-08-01）.
19) PAHO，WHO. Promotion Sexual Health：Recommendations for Action. WAS，2000.
20) WHO. Defining sexual health：Report of technical consultation on sexual health，28-31 January 2002，Geneva. 2006.
21) ユネスコ編. 国際セクシュアリティ教育ガイダンス. 浅井春夫ほか訳. 改訂版，明石書房，2020.
22) SEICU. Guidelines for Comprehensive Sexuality Education：Kindergarten through 12th Grade. 3rd ed. 2004. https://siecus.org/wp-content/uploads/2018/07/Guidelines-CSE.pdf，（参照 2023-07-21）.
23) ユネスコ編. 国際セクシュアリティ教育ガイダンス：教育・福祉・医療・保健現場で活かすために. 浅井春夫ほか訳. 明石書房，2017.
24) WHO Regional Office for Europe and BZgA. Standards for Sexuality Education in Europe：A framework for policy makers，educational and health authorities and specialists. 2010. https://www.bzga-whocc.de/fileadmin/user_upload/BZgA_Standards_English.pdf，（参照 2023-07-21）.
25) Starrs，A.M. et al. "Accelerate progress – sexual and reproductive health and rights for all：report of Guttmacher-Lancet Commission". Lancet. 2018，391，p.2642-2692. https://www.thelancet.com/pdfs/journals/lancet/PIIS0140-6736(18)30293-9.pdf，（参照 2023-07-21）.
26) 文部科学省. 仁川（インチョン）宣言（外務省仮訳）. https://www.mext.go.jp/unesco/002/006/001/shiryo/attach/1360521.htm，（参照 2023-07-21）.
27) 日本財団 性と妊娠にまつわる有識者会議. 包括性教育の推進に関する提言書. 日本財団. 2021.https://nf-kodomokatei.jp/wp-content/uploads/2022/08/seitoninshin220812_m.pdf，（参照 2023-07-21）.
28) 日本弁護士連合.「包括的性教育」の実施とセクシュアル・リプロダクティブ・ヘルス&ライツを保障する包括的な法律の制定及び制度の創設を求める意見書. 日本弁護士連合. 2023. https://www.nichibenren.or.jp/library/pdf/document/opinion/2023/230120_2.pdf，（参照 2023-07-21）.
29) 田代美江子. 学習指導要領の枠組みの中で日本の性教育の可能性を考える：「日本における包括的性教育の手引き」構築の試み. Sexuality. 2014，65，p.22-37.

重要用語

セクシュアル・リプロダクティブヘルス／ライツ（SRHR）
リプロダクティブヘルス
セクシュアルヘルス
リプロダクティブライツ
セクシュアルライツ
セクシュアルプレジャー
トライアングルアプローチ
セクシュアリティ
性的指向
性自認
性同一性
ジェンダー
割り当てられた性
性役割
性別表現
性的マイノリティ
LGBTQ
パートナーシップ制度
性別不合
GID（性同一性障害）
トランス男性（FTM，AFAB）
トランス女性（MTF，AMAB）
ホルモン療法
性別適合手術（SRS）
GnRHアゴニスト
第二次性徴抑制療法
包括的セクシュアリティ教育
国際セクシュアリティ教育ガイダンス

◆ 学習参考文献

❶ ユネスコ編. 国際セクシュアリティ教育ガイダンス. 浅井春夫ほか訳. 改訂版，明石書房，2020.

質の高い包括的セクシュアリティ教育を提唱するためのガイダンスの日本語訳である. 包括的セクシュアリティ教育がどのようなものであるか，また，実施に必要なことを知ることができる.

3 セクシュアル・リプロダクティブヘルスに関する統計

学習目標

- 人口動態統計の母子保健に関する指標と動向を理解する.
- 現代の家族のあり方や動向を理解する.
- 性行動や性感染症の動向を理解する.

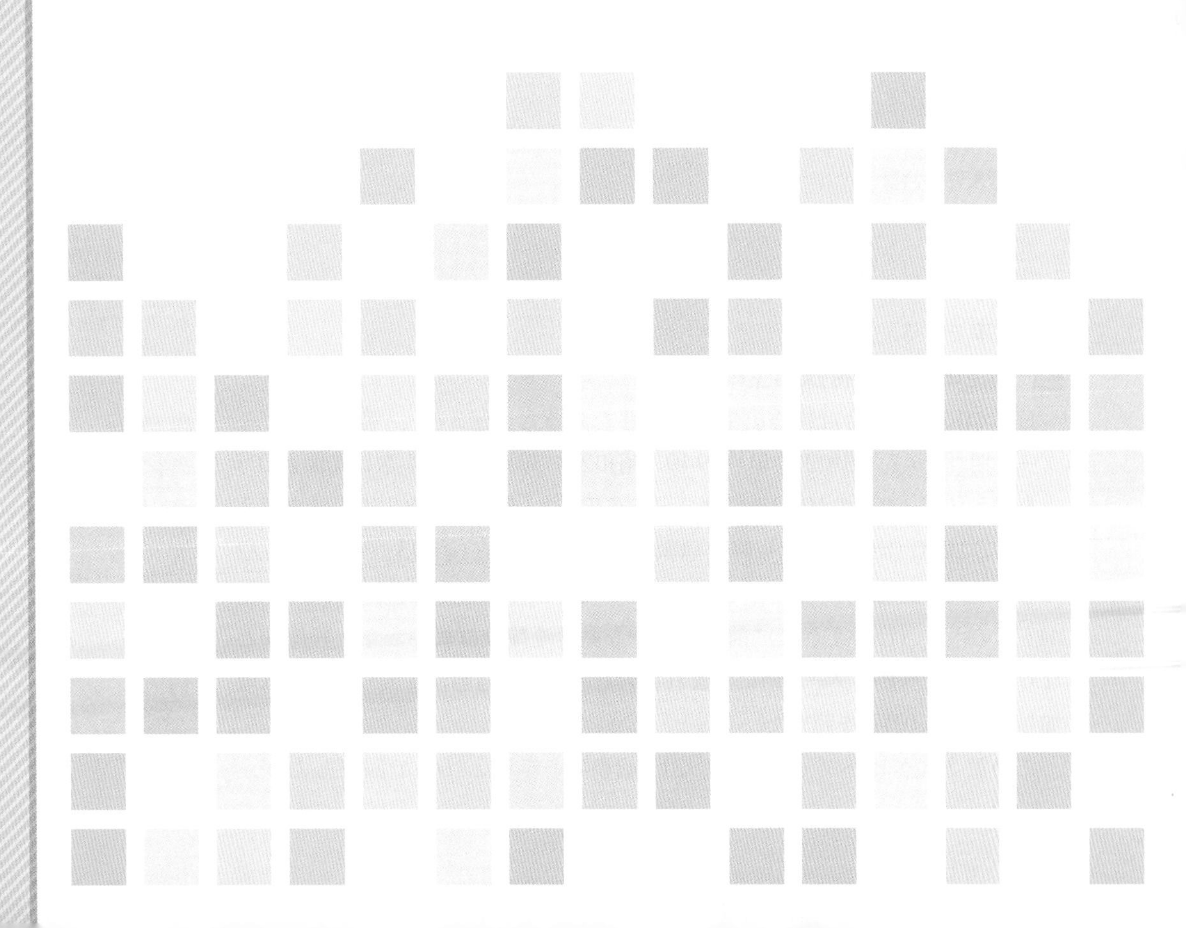

1 人口動態に関する統計

1 出生に関する統計

厚生労働省は，日本の人口動態事象を把握し，人口や厚生労働行政施策の基礎資料を得ることを目的として，人口動態調査を行っている．人口動態調査は，1898（明治31）年に戸籍法が制定され登録制度が法体系的に整備されたのを機に，1899（明治32）年から中央集計による人口動態統計制度として開始された．現在の**人口動態統計**は，1947（昭和22）年に制定された**統計法**による届出によって行われている．その後，2009（平成21）年4月から，**新統計法**〔2007（平成19）年制定〕に基づく基幹統計調査となった．

1 出生

出生に関する保健統計には，出生率と合計特殊出生率がある．**出生率**は，人口千人当たりの1年間に生まれた出生数で示される．

出生率＝［1年間の出生数／人口（日本人）］× 1,000

2 合計特殊出生率

合計特殊出生率は，15歳から49歳までの女性（出産可能年齢として規定）の年齢別出生率を合計したもので，1人の女性が仮にその年次の年齢別出生率で一生の間に産むとしたときの子どもの数に相当する．

合計特殊出生率＝（1年間の母の年齢別出生数／年齢別女性人口）の15歳から49歳までの合計

実際に1人の女性が一生の間に産む子どもの数を示すのは**コーホート合計特殊出生率**である．

3 出生率と合計特殊出生率の推移

日本の出生数と合計特殊出生率の推移をみると（図3-1），第1次ベビーブーム期〔1947（昭和22）年～1949（昭和24）年〕には出生数は年間260万人を超え（ピーク時の1949年には2,696,638人），合計特殊出生率も4を超えていた．1950（昭和25）年以降は急激に低下し，1956（昭和31）年には2.22となり，**人口置換水準***（同年2.24）を初めて下回った．その後，1966（昭和41）年の丙午（ひのえうま）*前後の特殊な動きを除けば緩やかな上昇傾向となり，第1次ベビーブーム期に生まれた人たちの出産適齢期に入り出生数は増加して年間200万人を超えた．

この第2次ベビーブーム期の1971（昭和46）年に2.16まで回復したが，

用語解説*

人口置換水準

将来的に人口が増減しない均衡した状態となる（人口を一定に維持する）合計特殊出生率の水準のこと．死亡率に左右され，死亡率が低いと低値に，高いと高値になる．2016年では，2.07.

用語解説*

丙午（ひのえうま）

干支（えと）の一つで，60年に1度巡ってくる．丙・午ともに火性であることから，ひのえうまの年に生まれた女性は気性が激しく夫の命を縮めるなどという迷信があり，この年に子どもを産むのを避けた夫婦が多いと考えられる．1966（昭和41）年の出生数は136万人と減少した．

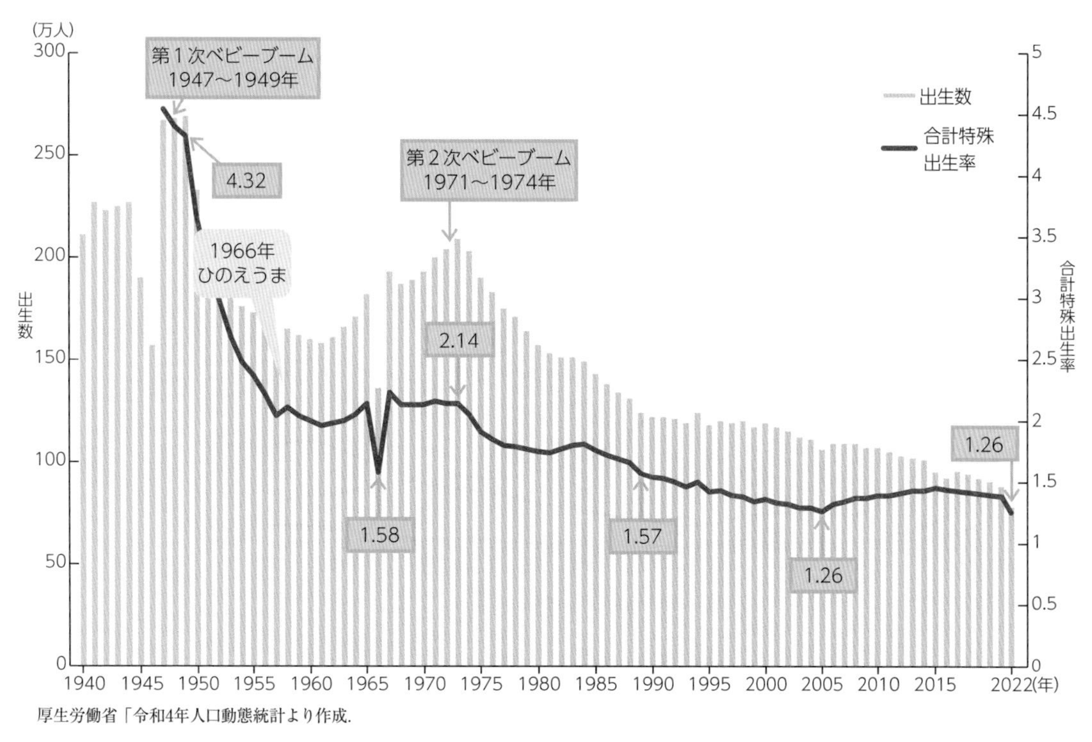

厚生労働省「令和4年人口動態統計より作成.

図3-1　出生数と合計特殊出生率の年次推移

1974（昭和49）年に2.05と再び人口置換水準（同年2.11）を下回ってその後は低下傾向に転じ，2005（平成17）年には1.26と過去最低を記録した．2020年からの新型コロナウィルスの世界的なパンデミックの影響も相まって，2022年（令和4）年の出生数は77万759人，出生率は6.3，合計特殊出生率は1.26と低下を続けている．

欧米先進諸国の合計特殊出生率と比較すると，フランスがやや高率で1.84（2021年），イギリスが1.68（2018年），アメリカが1.66（2021年）となっており，日本の数値はかなり低い．将来人口推計をみると，日本の人口は減少傾向にあり，人口減少局面を迎えて**少子化・高齢化**が加速しつつある．

母の年齢階級別に合計特殊出生率の内訳をみてみると，20代は1975（昭和50）年以降低下し，30～40代が近年上昇している（図3-2）．2022年の出生数のうち，最も多いのが30～34歳の279,517人（36.3％），次いで25～29歳の202,505人（26.3％），35～39歳の183,327人（23.8％）と続き，35歳以上の出生数は231,323人（30.0％）を占め，出産年齢の高年化がみてとれる．

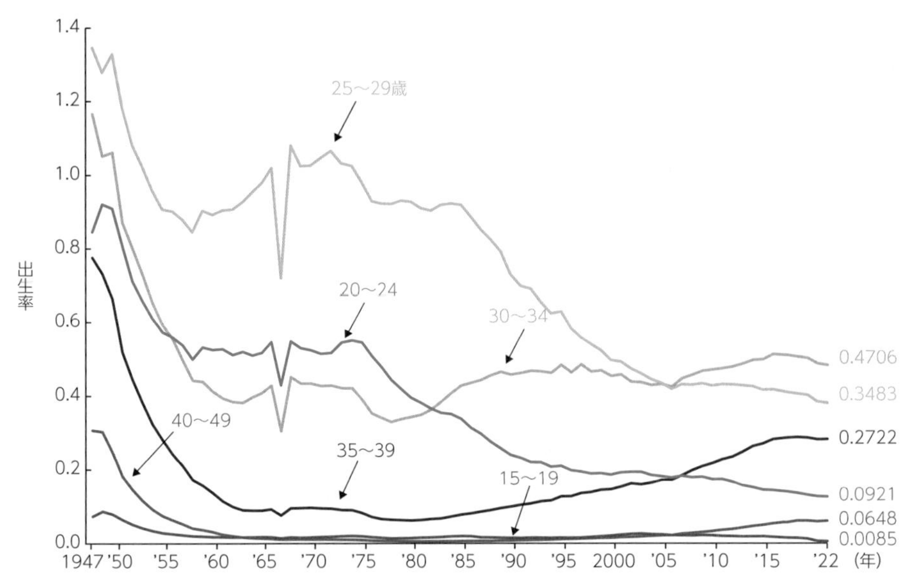

注：母の各歳別出生率を足し上げたもので，各階級の合計が合計特殊出生率である.
厚生労働省「令和4年人口動態統計」より作成.

図3-2　母の年齢階級別にみた合計特殊出生率（内訳）の年次推移

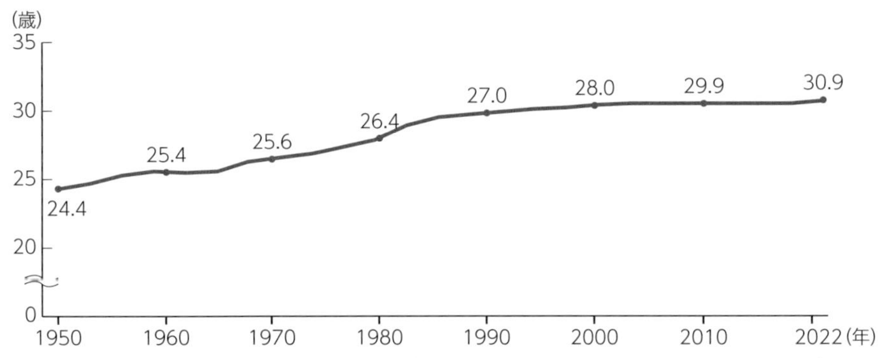

注：1991（平成3）年までの母の平均年齢は，満年齢の算術平均値に0.5歳の補正値を加えたものだが，1992（平成4）年に調査票を改正し，これ以降は，日齢の算術平均値から算出している.
厚生労働省「令和4年人口動態統計」より作成.

図3-3　第1子の平均出産年齢の年次推移

4 第1子の平均出産年齢

第1子の平均出産年齢は1975（昭和50）年に25.7歳であったのが，それ以降上昇傾向で推移し，1995（平成7）年には27.5歳と10年ごとに約1歳ずつ上昇している．その後も上昇を続け，2011（平成23）年には30.1歳となり30歳を超えた．2015（平成27）年ごろから横ばいで，2022年は30.9歳である（図3-3）.

結婚生活に入ってから第1子出生までの平均期間は，2022年では2.66年で，平均期間の算出式を改めた1974（昭和49）年の1.52年と比べ，長くなっている．期間別の内訳でみると，2年未満の割合が減少し，3年以上が増加している.

2 死亡に関する統計

死亡に関する母子保健統計には，妊産婦死亡率，死産率，周産期死亡率，乳児死亡率，新生児死亡率などがある（図3-4）．

1 妊産婦死亡

妊産婦死亡とは，妊娠中または妊娠終了後満42日未満の女性の死亡で，妊娠もしくはその管理に関連した原因による死亡を指す．妊産婦の保健管理レベルを示し，保健や医療政策における指標の一つとなる．**妊産婦死亡率**は，1年間の出産10万件当たりの妊産婦死亡数で示される．

妊産婦死亡率＝［1年間の妊産婦死亡数／1年間の出産数（出生数＋妊娠満12週以後の死産数）］× 100,000

妊産婦死亡の原因は，1995（平成7）年以降，大きく直接産科的死亡，間接産科的死亡，原因不明の産科的死亡に分けられ，「不慮又は偶発の原因によるもの」は除かれる．間接産科的死亡には，ICD-10の「妊娠，分娩及び産褥」の分類コードに含まれるもの以外に，「産科的破傷風」と，2017年から「下垂体の分娩後壊死」，「産褥に関連する精神及び行動の障害」，「産褥期骨軟化症」，「傷病及び死亡の原因」が追加された．

直接産科的死亡の原因としては，「妊娠，分娩及び産褥における浮腫，タンパク尿及び高血圧性障害」，「前置胎盤及び（常位）胎盤早期剝離」，「分娩後出血」，「産科的塞栓症」などが挙げられる．

日本の妊産婦死亡率の推移をみると，明治から大正にかけては300～400で推移し，戦後半減した．1965（昭和40）年の母子保健法の制定時には80.4，1990（平成2）年以降は10未満となっている．その後も緩やかな低下傾向にあったが，2022（令和4）年は4.2（妊産婦死亡数は33人）となり，上昇した．

妊産婦死亡率の国際比較は，出生10万に対する妊産婦死亡数を算出して行う．日本4.3（2022年），アメリカ35.6（2020年），ドイツ3.6（2020年），イギリス3.9（2019年）となっており，母子保健指標としては日本は世界のトップクラスにある．

妊産婦の自殺

厚生労働省研究班による調査の結果，2015～16年の2年間で産後1年までに自殺した妊産婦が全国で102人いたことがわかった[5]．うち92人は産後の自殺であった．自殺が，がんや心疾患などのほかの死因を上回って最も多く，産後うつなどのメンタルヘルスの悪化とみられている[5]．妊産婦死亡率の指標が世界トップクラスである一方で，自殺が多いという現状がある．妊産婦の自殺を正確に把握するための方法の確立が課題である．

2 死産

人口動態統計でいう死産とは，「死産の届出に関する規程」（第２条）により，妊娠満12週（第４月）以後の死児の出産をいい，自然死産と人工死産に分けられる．人工死産とは，胎児の母体内生存が確実な時期に人工的処置を加えたことにより死産に至った場合で，それ以外はすべて自然死産となる．**死産率**は，１年間の出生数に妊娠満12週以後の死産を加えた出産千件当たりの死産数で示される．

死産率＝［1年間の死産数／1年間の出産数（出生数＋妊娠満12週以後の死産数）］×1,000

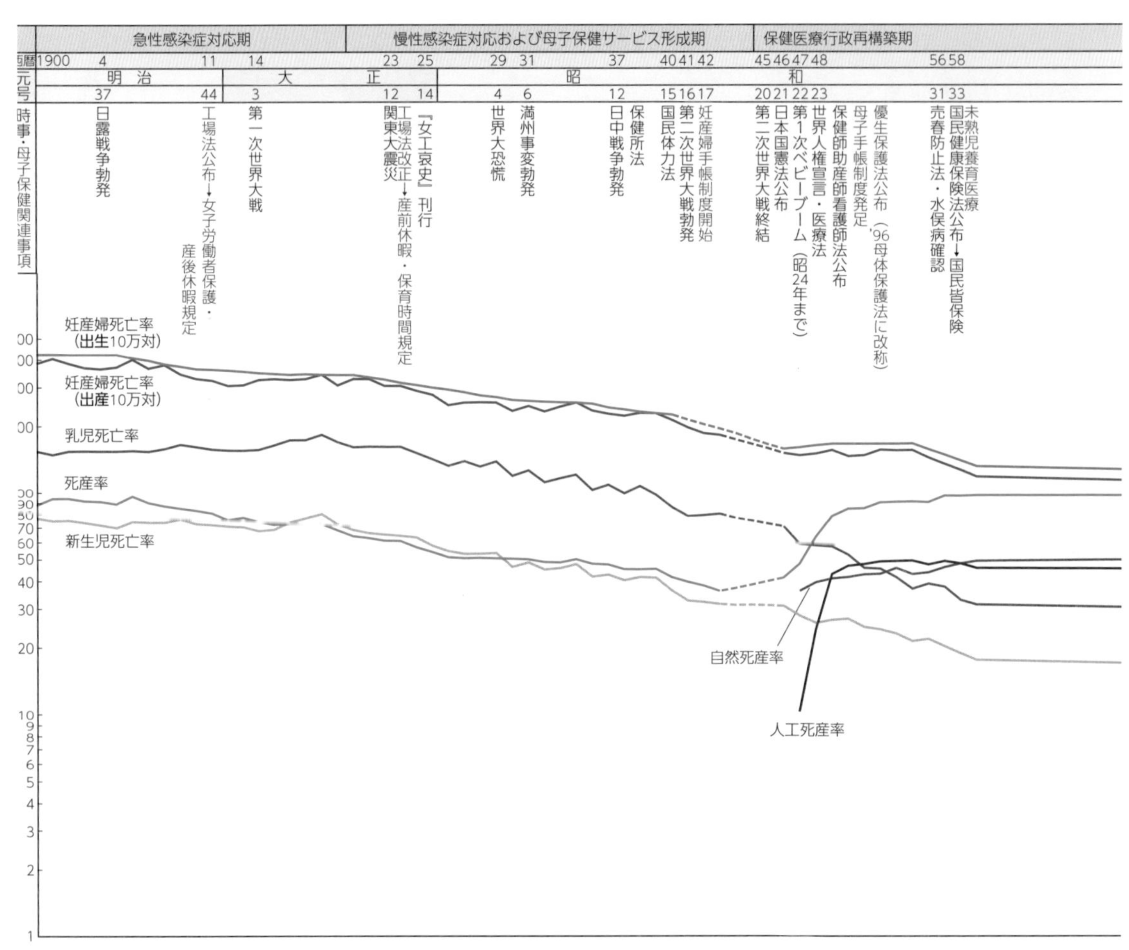

図3-4　母子保健の変遷と妊産婦・乳児・新生児死亡率および死産率の推移

日本の死産率の推移をみると，1950（昭和25）年以降増加傾向にあったが，1961（昭和36）年をピークに減少に転じ，2016（平成28）年の死産数は2万934胎であった．死産率は21.0で，前年より低下した．死産率のうち，人工死産率は1959（昭和34）年まで自然死産率を上回っていたが，その後逆転し，自然死産率のほうが上回った．

しかし，1985（昭和60）年に再び人工死産率が自然死産率を上回り，2022（令和4）年，自然死産率は9.4，人工死産率は9.9となっている（**図3-5**）．

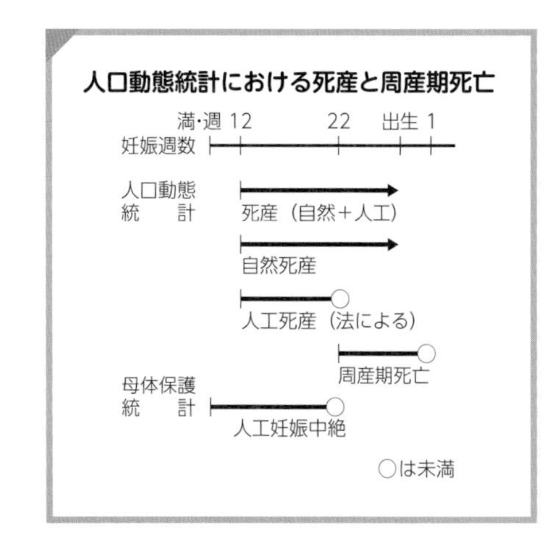

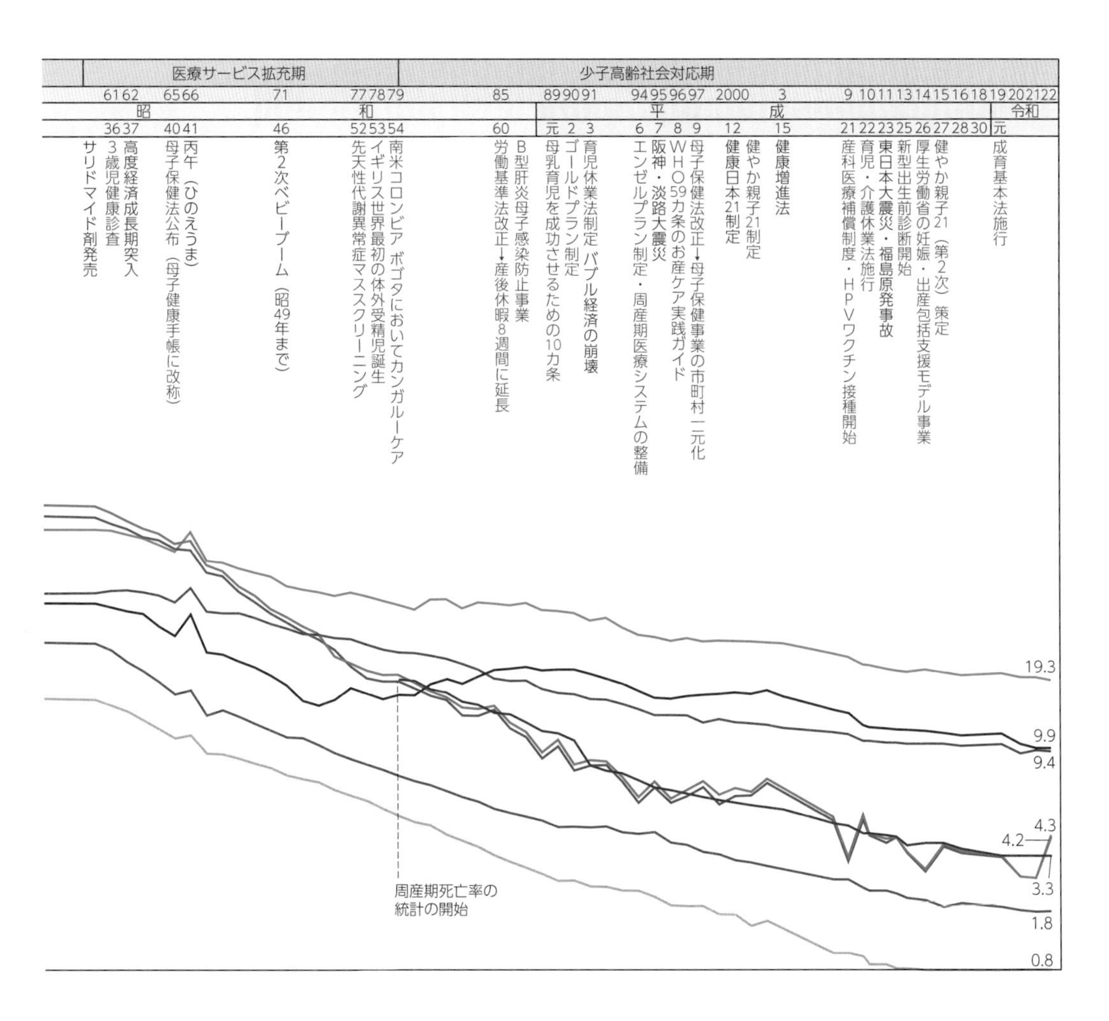

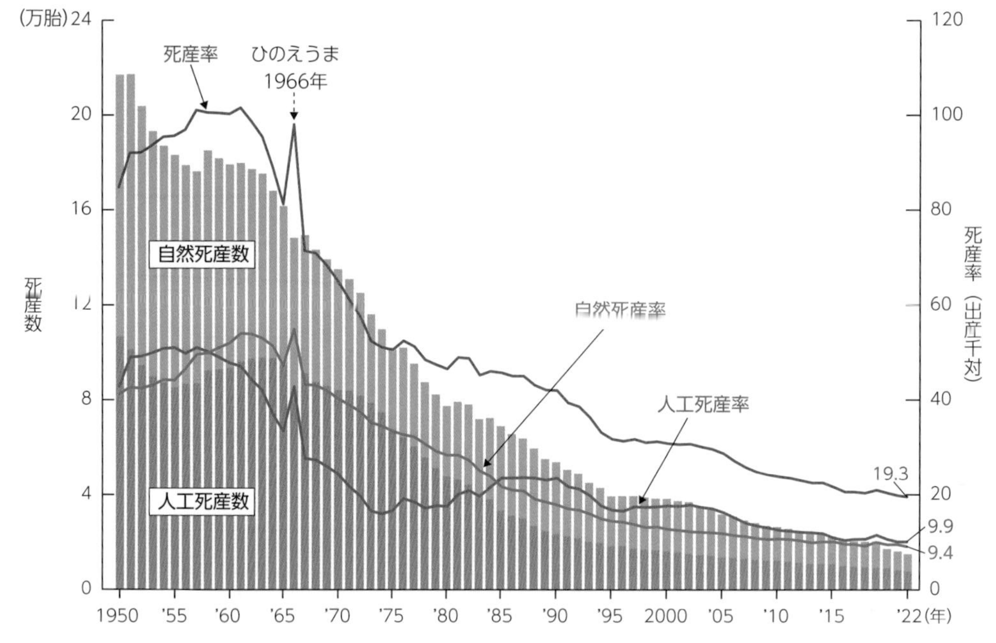

厚生労働省「令和4年人口動態統計」より作成.

図3-5　死産数および死産率の年次推移

3 周産期死亡

周産期死亡とは，**妊娠満22週以後の死産**と生後1週間未満の**早期新生児死亡**を合わせたものをいい，母体の健康状態に強く影響を受けるため，母子保健の重要な指標の一つとなっている．**周産期死亡率**は，1年間の出生数に妊娠22週以後の死産数を加えた出産千件当たりの周産期死亡数で示される．

周産期死亡率＝［1年間の周産期死亡数（妊娠満22週以後の死産数＋早期新生児死亡数）／（1年間の出生数＋1年間の妊娠満22週以後の死産数）］×1,000

日本の周産期死亡率は，1950（昭和25）年から調査され，ピークは1951（昭和26）年の46.7（当時は，妊娠満28週以後の死産数＋早期新生児死亡数で算出）であった．1990年にWHOが発表したICD-10で，周産期の定義が「妊娠満22週から生後7日未満」とされたのを受け，日本でも1995（平成7）年からこれを適用している．なお，人口動態統計では，1979（昭和54）年までさかのぼり，新しい定義（妊娠満22週以後の死産数）で計算し直されている（図3-6）．1979年は21.6，1995年は7.0であった．2022（令和4）年では，妊娠満22週以後の死産数は2,061胎，早期新生児死亡は466人，周産期死亡率は3.3と前年より低下している．早期新生児死亡率（0.6）に比べ，満22週以後の死産率（2.7）が高い．

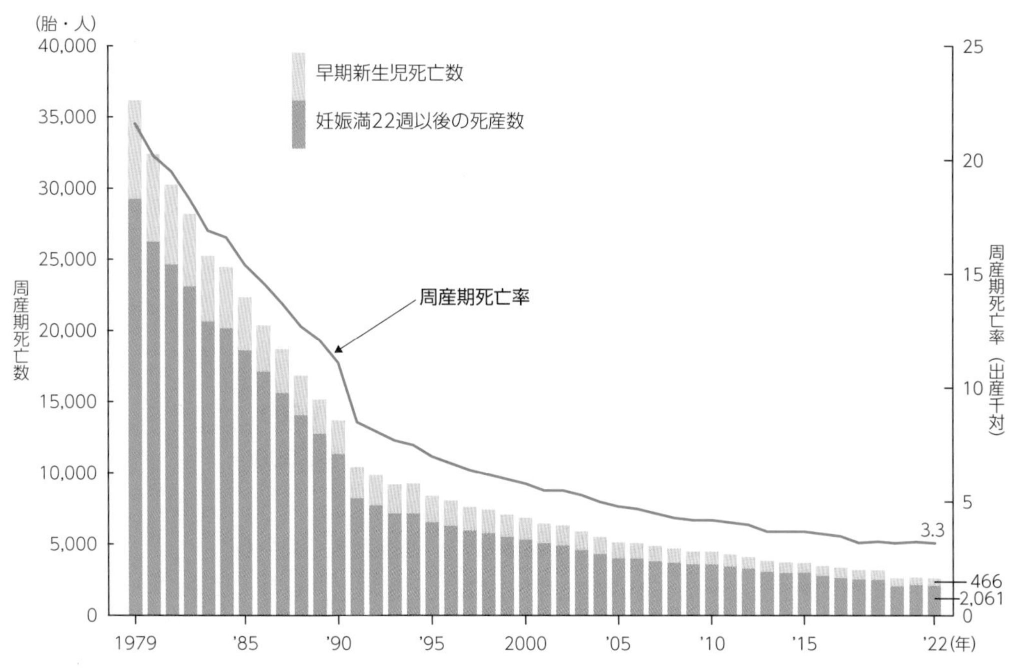

厚生労働省「令和４年人口動態統計」より作成.

図3-6　周産期死亡数および周産期死亡率の年次推移

表3-1　周産期死亡率の諸外国との比較

国　名	日本	アメリカ	シンガポール	フランス	ドイツ	イタリア	オランダ	スウェーデン	イギリス
年　次	2020	2015	2017	2010	2018	2013	2018	2018	2018
妊娠満28週以後の死産比（出生千対）	1.5	2.9	2.5	10.2	3.8	2.5	3.0	3.8	4.0
早期新生児死亡率（出生千対）	0.7	3.2	0.9	1.6	1.8	1.4	1.9	0.9	2.2

注１　諸外国は，妊娠期間不詳の死産を含む.　注２　フランスは妊娠期間180日以後の死産.　UN「Demographic yearbook」より作成.

2022年の周産期死亡の原因は，児側病態からみると，「周産期に発生した病態」（85.6％）と「先天奇形，変形及び染色体異常」（13.5％）がほとんどを占めている．母側病態からみると，原因なし42.3％，「現在の妊娠とは無関係の場合もありうる母体の病態」が26.8％，「胎盤，臍帯及び卵膜の合併症」が21.5％となっている．

諸外国との比較では，ICD-10適用前の定義を用いている（妊娠満28週以後の死産に早期新生児死亡を加えたもの，出生千対）．日本の周産期死亡率は戦後一貫して改善され，諸外国と比べても低率である（**表3-1**）．

4 乳児死亡

乳児死亡とは，生後1歳未満の死亡をいい，このうち生後1週（7日）未満の死亡を**早期新生児死亡**，生後4週（28日）未満の死亡を**新生児死亡**という．乳児の生存は，母体の健康状態や養育環境の影響を強く受けることから，その地域の衛生状態の良否や経済・教育を含めた社会状態を反映する重要な指標の一つとなっている．**乳児死亡率**，**新生児死亡率**，**早期新生児死亡率**はそれぞれ1年間の出生千人当たりの死亡数で示される．

乳児死亡率＝［1年間の生後1歳未満の死亡数／1年間の出生数］×1,000
新生児死亡率＝［1年間の生後28日未満の死亡数／1年間の出生数］×1,000
早期新生児死亡率＝［1年間の生後1週未満の死亡数／1年間の出生数］×1,000

日本の乳児死亡率は，大正末期まで150以上であったが，戦後大きく減少し1965（昭和40）年には18.5となった．1976（昭和51）年には1桁(けた)台となり，世界でも有数の低死亡率国となっている（表3-2）．2022（令和4）年の乳児死亡率は1.8（1,356人），新生児死亡率は0.8（609人），早期新生児死亡率は0.6（466人）である（図3-7）．

表3-2　乳児死亡率の諸外国との比較

国　名	日本	アメリカ	シンガポール	フランス	ドイツ	イタリア	オランダ	スウェーデン	イギリス
年　次	2022	2019	2020	2020	2021	2020	2021	2021	2020
乳児死亡率（出生千対）	1.8	5.6	1.8	3.4	3.0	2.4	3.3	1.8	3.8

UN「Demographic yearbook」より作成．

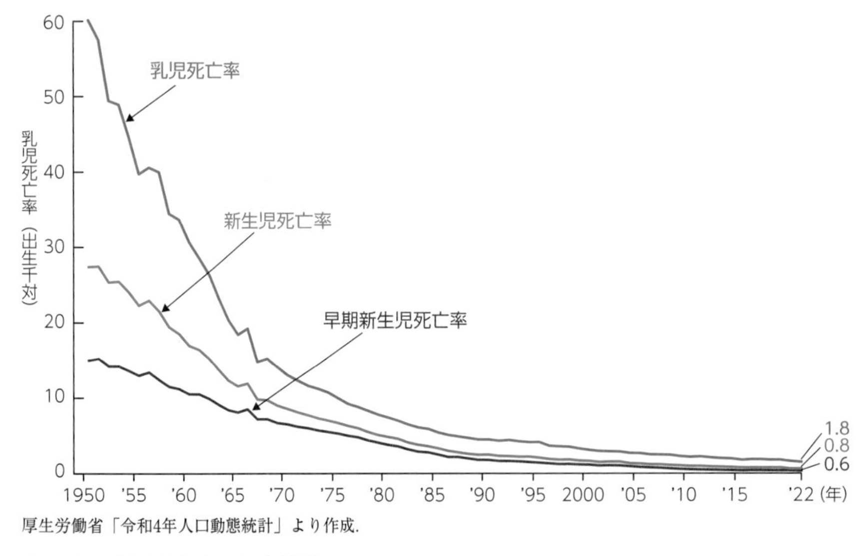

厚生労働省「令和4年人口動態統計」より作成．

図3-7　乳児死亡率の年次推移

3 婚姻・離婚に関する統計

女性の社会進出などにより晩婚化・晩産化が進み，出産年齢が遅延化・高年齢化してきている．

1 婚姻

婚姻件数は，1970年代には100万組を超え，1972（昭和47）年をピークに**婚姻率**（人口千対）も10.0以上と高率であったが，その後は低下傾向を示し，2022（令和4）年では婚姻件数が50万4,930組，婚姻率が4.1となっている．

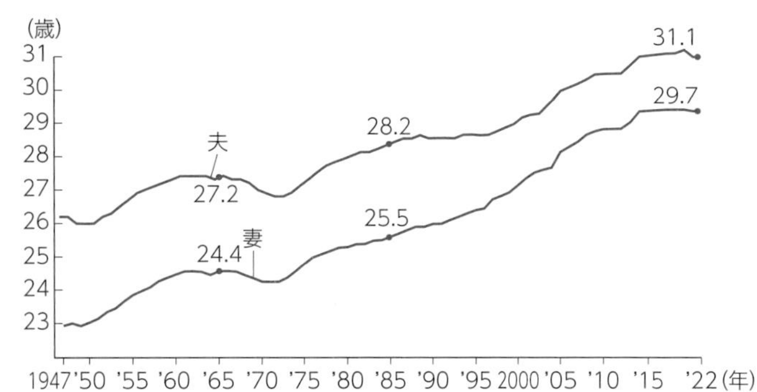

厚生労働省「令和4年人口動態統計」より作成.

図3-8　平均初婚年齢の年次推移

2 平均初婚年齢

女性の**平均初婚年齢**は上昇しており，2022年では29.7歳（夫は31.1歳）となっている（図3-8）．

年齢階級別の妻の初婚率（女性人口千対）をみると，すべての年齢階級において前年より低下している．初婚の妻の年齢構成割合では，年齢の低い者の割合が低下し，年齢の高い者の割合が上昇する傾向にある（図3-9）．

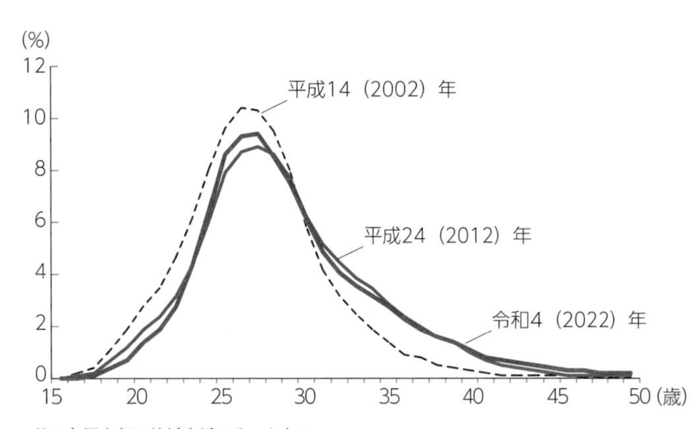

注：各届出年に結婚生活に入ったもの.
厚生労働省「人口動態統計」より作成.

図3-9　初婚の妻の年齢構成割合

3 離婚

離婚件数は2002（平成14）年にピークを迎え約29万組となったが，その後減少し，2022年では17万9,099組，**離婚率**（人口千対）は1.47となっている．同居期間別の離婚件数は，2022年では25年以上の各階級と3～4年が増加している．

2 家族形態に関する統計

1 世帯に関する統計

厚生労働省の**国民生活基礎調査**では，**世帯**とは住居および生計を共にする者の集まり，または独立して住居を維持し，もしくは独立して生計を営む単身者

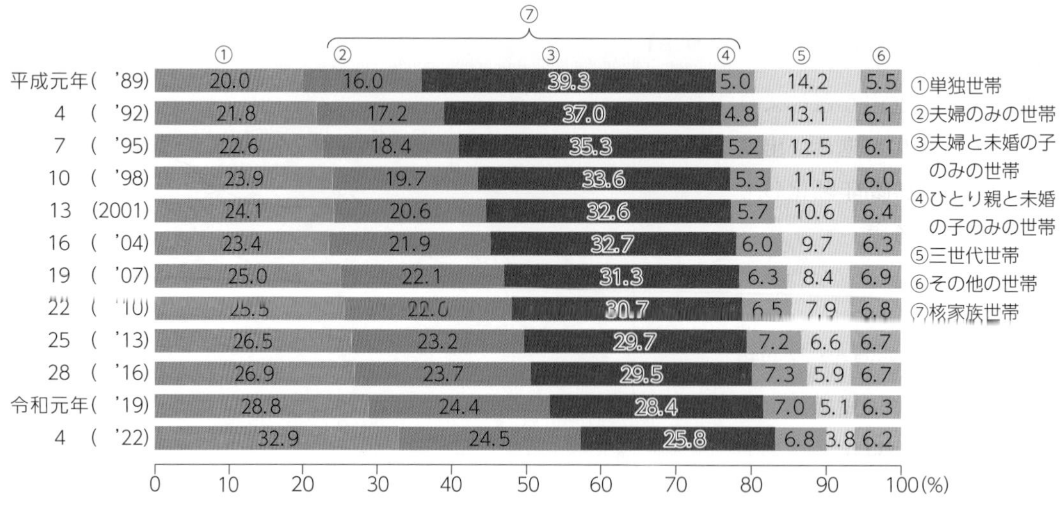

厚生労働省「2022（令和4）年国民生活基礎調査」より作成.

図3-10　世帯構造別にみた世帯数の構成割合の年次推移

と定義している．普段住居と生計を共にしている人々の集まりを一つの世帯とし，民法上の親族であるかどうかはかかわらない．

➡ 親族については，1章1節4項p.17参照．

世帯構造は，①単独世帯，②夫婦のみの世帯，③夫婦と未婚の子のみの世帯，④ひとり親と未婚の子のみの世帯，⑤三世代世帯，⑥その他の世帯に分けられる．世帯構造別の推移（**図3-10**）をみると，1989（平成元）年は夫婦と未婚の子のみの世帯（39.3%）の割合が最も高かったが，年々，単独世帯や夫婦のみの世帯の割合が高くなり，2022（令和4）年には，単独世帯（32.9%）が最も高くなった．単独世帯は，未婚者，既婚の離別者や死別者，若年者，高齢者などさまざまな人が想定される．ひとり親と未婚の子のみの世帯の割合は，多少の増減はあるものの微増傾向がみられる．

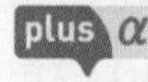

世帯数

2022（令和4）年国民生活基礎調査より（単位は万世帯）．
総数：5,431.0
単独：1,785.2（32.9%）
核家族：3,101.8（57.1%）
　夫婦のみ：1,333.0（24.5%）
　夫婦と未婚の子のみ：1,402.2（25.8%）
　ひとり親と未婚の子のみ：366.6（6.8%）
三世代：208.6（3.8%）
その他：335.3（6.2%）
平均世帯人員：2.25人

世帯上はひとり親と未婚の子のみの世帯であっても，シングルマザーのシェアハウスに暮らしていることもある．単身者がルームシェアで仲間と衣食住をともにしていても，世帯上は単独世帯となる．つまり，実際の暮らし方は多様であり，調査結果からではみえないものがある．

2 社会的養護に関する統計

保護者のない児童や保護者に監護させることが適当でない児童，いわゆる要保護児童を公的責任で社会的に養育し，保護するとともに，養育に大きな困難を抱える家庭への支援を行うことを社会的養護という．**社会的養護**には，**里親**や**小規模住居型児童養育事業（ファミリーホーム）**への委託のほか，**乳児院***，**児童養護施設***，児童自立支援施設*，自立援助ホーム*，児童心理治療施設，母子生活支援施設への入所がある．家庭での養育が困難な児童が新たに養育を受ける環境を**代替養育**といい，里親・ファミリーホームによる**家庭養育**と乳児院・児童養護施設などによる**施設養育**に分けられる．

➡ 里親については，4章4節3項p.95参照．

用語解説*

乳児院

保護者の養育を受けられない乳幼児を養育する施設．乳幼児の基本的な養育機能に加え，被虐待児・病児・障害児などに対応できる専門的養育機能をもつ．

要保護児童数，乳児院・児童養護施設入所児童数，里親・ファミリーホーム委託児童数，**特別養子縁組**成立件数の推移を図3-11に示す．乳児院，児童養護施設の入所児童数は漸進的に低下しており，家庭養育である里親とファミリーホームへの委託児童数は微増傾向にある．特別養子縁組の成立件数は2013年から増加傾向であったが，2019年以降は横ばいとなっている．

世界的にみると，日本は社会的養護における施設養護が突出して高い（図3-12）．特にオーストラリア，カナダ，アメリカ，イギリスでは家庭養護が中心であり，施設養護は心身の治療などその子どもが特に必要とするときや，家庭養護の養育者に委託されるまでの短期間である．2009年に国連総会で採択された「児童の代替的養護に関する指針」では，子どもは家庭で育つ権利があるとし，生まれた家庭の支援を優先し，親族による養育，パーマネンシー保障の観点から養子縁組，あるいは里親による家庭養育が望ましく，施設養護はそれが子どもの最善の利益になる場合に限った最終手段であるとしている．

2016（平成28）年の児童福祉法改正で，すべての子どもに適切な養育を保障する観点から，家庭養育優先の理念を規定し，実親による養育が困難であれば，特別養子縁組による永続的解決（パーマネンシー保障）や里親・ファミリーホームによる養育の推進が明確にされた．これを受けて2017（平成29）

用語解説*

児童養護施設

保護者のない児童や保護者に監護させることが適当でない児童に対し，安定した生活環境を整えるとともに，生活指導，学習指導，家庭環境の調整などを行いつつ養育し，児童の心身の健やかな成長とその自立を支援する機能をもつ．

児童自立支援施設

非行や生活上の問題を抱えた子どもの自立を支援する．

自立援助ホーム

働かざるを得なくなった15～20歳（状況によっては22歳）までの若者が入居し，生活をする場所．社会で生き抜く力を身に付け，経済的にも精神的にも自立できるように援助する．

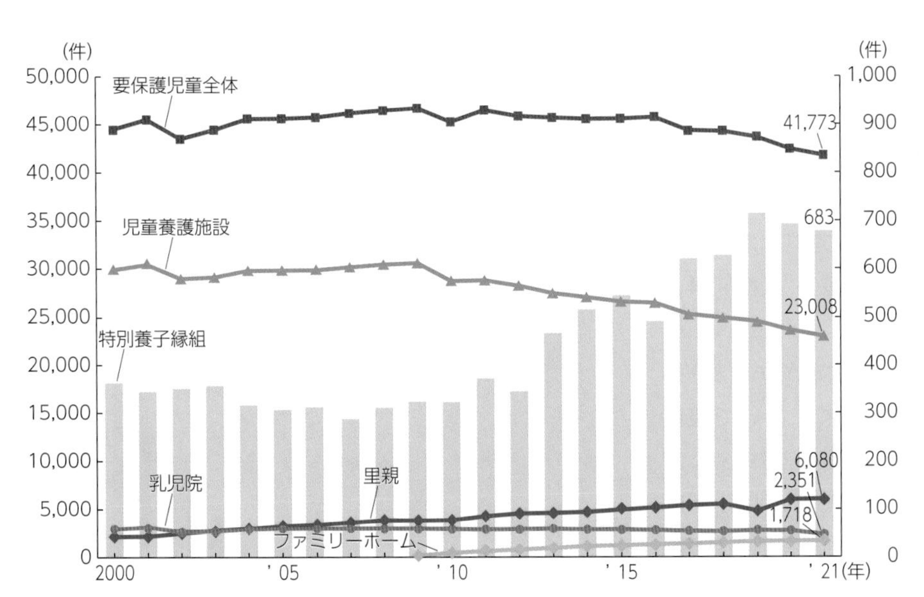

※要保護児童数は，里親・ファミリーホームの委託児童数，乳児院・児童養護施設・児童心理治療施設・児童自立支援施設・母子生活支援施設・自立援助ホームの入所児童数の合計（ファミリーホームは平成21年度以降，自立援助ホームは平成15年度以降の数）．

里親，ファミリーホーム，乳児院，児童養護施設，児童心理治療施設，母性生活支援施設は福祉行政報告例（各年度3月末現在）．児童自立支援施設は平成20年度までは社会福祉施設等調査，平成21年度以降は家庭福祉課調べ（各年度10月1日現在）．自立援助ホームは家庭福祉課調べ（平成19年度，平成20年度は全国自立援助ホーム連絡協議会調べ）．特別養子縁組は司法統計．
こども家庭庁「社会的養育の推進に向けて（令和5年4月5日）」より．

図3-11 要保護児童数，乳児院・児童養護施設入所児童数，里親・ファミリーホーム委託児童数および特別養子縁組成立件数の推移

➡ 特別養子縁組については，4章4節3項p.95参照.

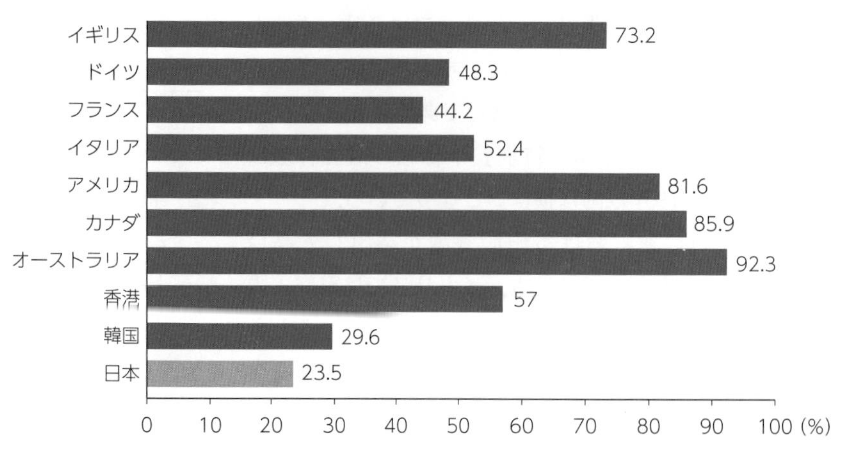

※日本の里親等委託率は，2021（令和3）年度末．ドイツ，イタリアは2017年，フランス，アメリカ，カナダ，香港は2018年，イギリス，オーストラリア，韓国は2019年の割合．里親の概念は諸外国によって異なる．

厚生労働省．令和２年度厚生労働省先駆的ケア策定・検証調査事業：乳幼児の里親委託推進等に関する研究報告書．2021，p.111．https://www.mhlw.go.jp/content/000798550.pdf，（2023-07-04）．

図3-12　諸外国における里親等委託率の状況

年に「新しい社会的養育ビジョン」が示されており，今後の改善が期待される．

3 在留外国人に関する統計

2022（令和4）年末の**在留外国人**は307万5,213人で，新型コロナウイルス感染症が拡大した２年間を除くと，年々増加傾向にある（図3-13）．男女別では，ほぼ同じくらいである（男性49.7%，女性50.3%）．

国籍・地域別にみると，中国が最も多く76万1,563人（24.8）%，次いでベトナム48万9,312人（15.9%），韓国41万1,312人（13.4%），フィリピン29万8,740人（9.7%）とアジアが続き，日系人の多いブラジル20万9,430人（6.8%）がその次に多い（図3-14，図3-15）．

在留資格別では，永住者が86万3,936人（28.1%）で最も多く，次いで技能実習32万4,940人（10.6%），技術・人文知識・国際業務31万1,961人（10.1%），留学30万638人（9.8%），特別永住者*28万8,980人（9.4%）と続き，日本人の配偶者等は14万4,933人（4.7%）である（図3-16）．

国際結婚の動向を見てみると，2022（令和4）年の婚姻件数のうち，夫婦のどちらかが外国人は17,685件（3.5%）である．夫が日本人で妻が外国人は

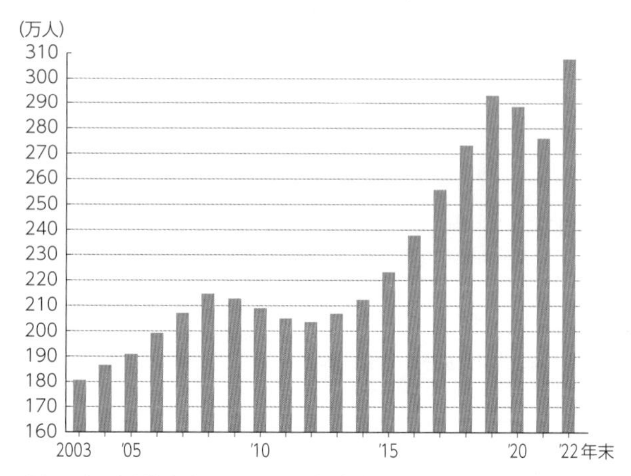

＊2011（平成23）年末までは，外国人登録者のうち中長期在留者に該当しうる在留資格をもって在留する者および特別永住者の数．

法務省「令和４年末現在における在留外国人数について」より作成．

図3-13　在留外国人数の推移

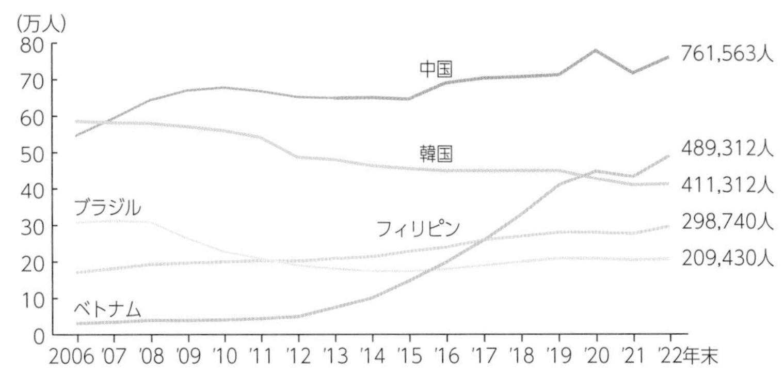

＊2011（平成23）年末までは，外国人登録者のうち中長期在留者に該当しうる在留資格をもって在留する者および特別永住者の数．2012（平成24）年末から台湾は中国と別に，朝鮮は韓国と別に登録．

法務省「令和4年末現在における在留外国人数について」より作成．

図3-14　国籍・地域別在留外国人数の推移（上位5カ国・地域）

用語解説＊

特別永住者

1991（平成3）年11月1日に執行された「日本国との平和条約に基づき日本の国籍を離脱した者等の出入国管理に関する特例法」（入管特例法）によって定められた在留資格をもつ外国人を指す．第二次世界大戦の以前から日本に居住して日本国民として暮らしていた外国人で，サンフランシスコ平和条約により日本国籍を失った．その多くは韓国・朝鮮人，台湾人である．

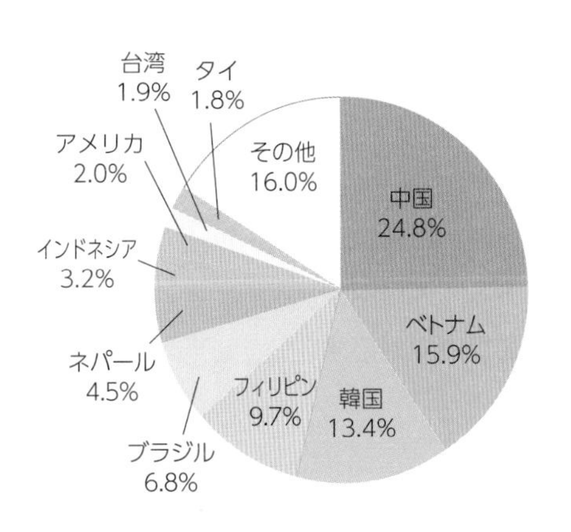

法務省「令和4年末現在における在留外国人数について」より作成．

図3-15　国籍・地域別在留外国人の構成比（令和4年末）

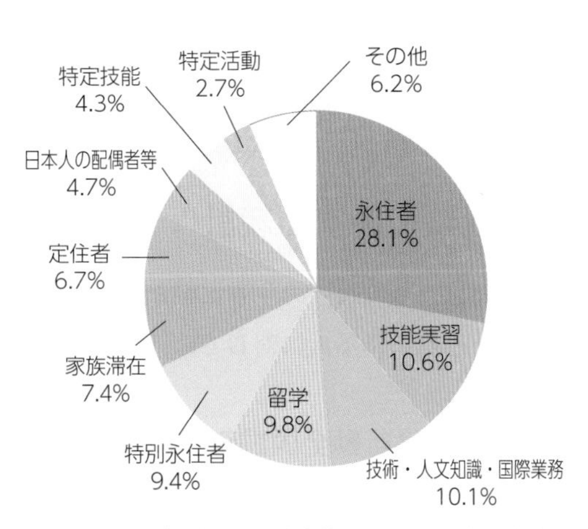

法務省「令和4年末現在における在留外国人数について」より作成．

図3-16　在留資格別在留外国人の構成比（令和4年末）

10,907件（2.2%），妻が日本人で夫が外国人は6,778件（1.3%）で，夫が日本人の婚姻のほうが多い．外国人妻の国籍は中国，フィリピン，韓国・朝鮮の順に多く，外国人夫は韓国・朝鮮，アメリカ，中国の順で夫婦の在り様が異なる．

日本における2022年の総出生数は78万7,633人で，その内訳は，父母とも日本人が75万5,488人（95.92%），父日本人・母外国人は6,737人（0.86%），母日本人・父外国人は8,534人（1.08%），父母とも外国人は1万6,874人（2.14%）である（表3-3）．子どもの約25人に1人は父母のどちらが外国人もしくは双方が外国人ということになる．父母とも外国人の母の国籍は，中国3,950人（23.4%），フィリピン1,773人（10.5%），ブラジル1,487人（8.8%），韓国・朝鮮490人（2.9%）の順で多い（図3-17）．

表3-3　父母の国籍別出生数・割合（%）

	総　数	日本人の出生			父母とも外国
		父母とも日本	父日本・母外国	母日本・父外国	
出生数	787,633	755,488	6,737	8,534	16,874
（%）	100.0	95.9	0.9	1.1	2.1

厚生労働省「令和4年人口動態統計」より作成.

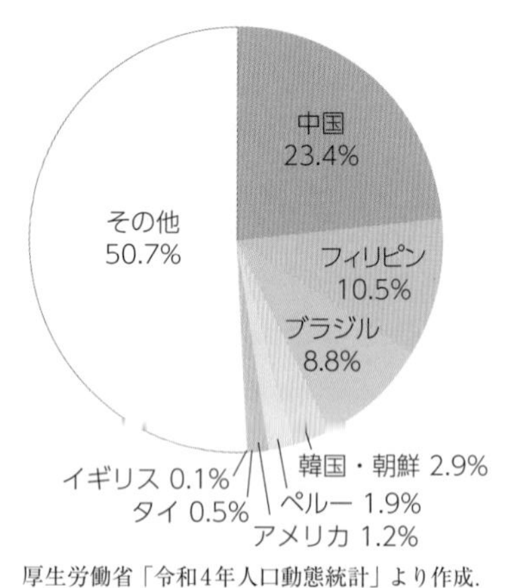

厚生労働省「令和4年人口動態統計」より作成.

図3-17　日本における外国人父母の母の国籍別出生割合

3 性行動・性感染症に関する統計

1 性行動に関する統計

性行動とは，性交などの生殖に関連する一連の行動のことである．困難や課題を抱える恐れのある人に対しては，医学的のみならず，社会的視点で対応する必要がある．

1 青少年の性行動全国調査

日本人の性行動に関する調査としては，日本性教育協会の「青少年の性行動全国調査」があり，1974（昭和49）年から約6年ごとに行われている．

a デート経験率（図3-18）

デート経験率についてみると，大学生では男女差が少なく，1974年時点から男女とも7割強が経験しており，1993（平成5）年には8割を超えたが，2017（平成29）年の調査では，男女とも7割程度まで低下している．高校生のデート経験率は，どの調査年度でも女子が男子を上回っている．1974年から1987（昭和62）年にかけては男女ともに低下傾向であったが，1993年以降はともに上昇に転じた．2005（平成17）年の男子59%，女子62%をピークに，2017年では男子54%，女子59%と2011（平成23）年より上回ったものの低下傾向である．中学生では，男女とも1987年の調査開始から2011年を除き上昇傾向にあり，女子が男子を上回っている．2017年は男子27%，女子29%であった．

b 性交経験率（図3-19）

性交経験率についてみると，大学生では，男子は調査開始から2005年にかけて23%から63%へと上昇したが，その後低下し，2017年は47%であった．女子も2005年にかけて11%から62%へと大幅に上昇し，男子とほぼ同率に

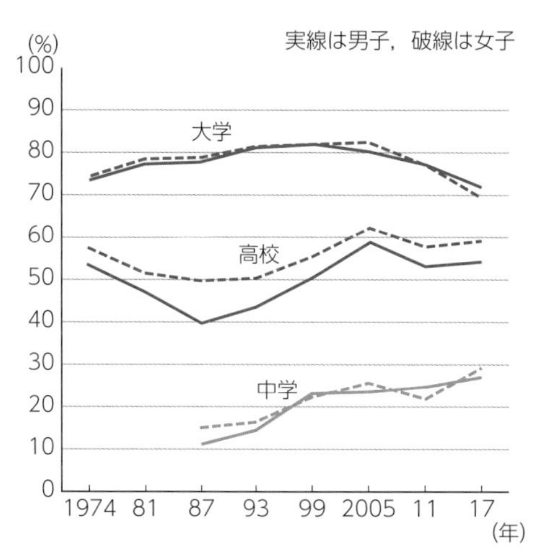

日本性教育協会．第８回青少年の性行動全国調査（2017年）より作成．

図3-18 中学生，高校生，大学生のデート経験率の推移

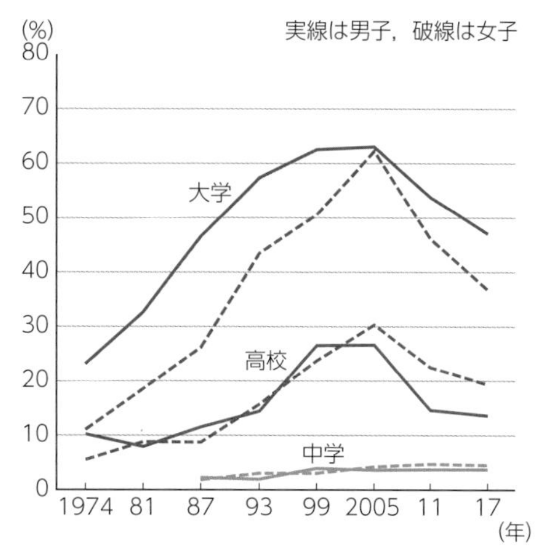

日本性教育協会．第８回青少年の性行動全国調査（2017年）より作成．

図3-19 中学生，高校生，大学生の性交経験率の推移

なったが，2017年では37％と，男子よりも低下している．高校生では，男子が2005年の27％をピークに低下し，2017年は14％であった．女子では，調査開始の６％からピークの2005年には30％と大幅に上昇し，以後低下はするも男子を上回っている．中学生の性交経験率は男女とも２～4％で推移しており，大きな上昇はみられない．

c デート経験率と性交経験率の比較

デート経験率と性交経験率を比較してみると，大学生においては，1974年にはデートを経験しても性交は行わない者が大半であり，特に女子ではその傾向が強かったが，その後，2005年の時点では，男女ともデートを経験した者の８割弱が性交を経験していた．高校生においても，デートを経験した者の性交経験率は上昇しており，2005年の時点では，男女ともデートを経験した者の５割弱が性交を経験していた．大学生，高校生のデート経験者の性交経験率上昇に関しては，デートから性交までの時間の短縮化，デートを伴わない性交の増加などが反映されていると考えられ，これには，性交への意識の変化，性交相手の変化，性交相手の複数化などが関与している可能性がある．2011年以降，大学生，高校生ともに，デート経験率および性交経験率が低下している．デート経験率に比べて性交経験率の低下が大きく，特に大学生女子と高校生男子が大きく低下している．一方，中学生男子ではどちらも上昇しているが，デート経験率の上昇ほどには性交経験率は上昇していない．

2 男女の生活と意識に関する調査

日本家族計画協会では，２年ごとに男女の生活と意識に関する調査を行っている．「第６回男女の生活と意識に関する調査」（2012年）では，性交開始（初交）年齢は，男性20.9 ± 4.5（9～65）歳，女性20.5 ± 4.1（7～68）歳であった.「第7回男女の生活と意識に関する調査」（2014年）では，初交経験累積率が30％を超えるのは，男性18歳・女性18歳，50％を超えるのは男性20歳・女性19歳，70％を超えるのは男性24歳・女性22歳であった.「第8回男女の生活と意識に関する調査」（2016年）では，初交年齢は「18～20歳」が42.0％で最も多い．初交経験累積率が50％を超えるのは男性20歳・女性19歳で前回と変わらず，70％を超えるのは男性23歳・女性22歳で男性が前年より早くなっている.

3 性行為についての18歳意識調査

日本財団が2021年に実施した18歳意識調査（全国の17～19歳男女各500人，計1,000人へのインターネット調査）では，性交経験率は23.6％であり，初めての性交の年齢は，12歳3.0％，13歳3.0％，14歳5.9％，15歳10.3％，16歳20.7％，17歳27.6％，18歳24.6％，19歳4.9％であった．性交経験があり，回答拒否者を除いた206人のうち，安全な性行為，性に関する意思決定，性的同意（ハグやキスなども含めた性的行為をする前に相手から得る同意）について，「相手と話をしたことがある」の回答は84.0％であった．妊娠を望まない性交以外では，94.6％の人が避妊の必要性を感じていたが，男性は，避妊をするのは「自分」58.5％，「相手」6.4％，「二人で」33.0％，女性は「自分」5.2％，「相手」56.0％，「二人で」37.9％で，依然として男性側のみが避妊をするという意識が強いと考えられる.

避妊方法に不安を感じたことがあるのは，男性66.7％，女性は73.0％であったが，避妊方法に不安を感じても「誰にも相談しない」が男性62.2％，女性46.8％と高率であった．相談相手としては，男女とも1位「友人」（男性18.1％，女性29.7％），2位「相手」（男性11.1％，女性13.7％），3位「掲示板など不特定多数の人が見られるインターネットサイトの知らない人」（男性5.2％，女性7.6％）であり，適切な情報にたどり着いていない可能性が高い.

4 CDCによる全米の青少年の性行動に関する調査

アメリカ疾病管理予防センター（Centers for Disease Control and Prevention：CDC）は，ホームページ（Youth Risk Behavior Surveillance System）で全米，各州の青少年の性行動に関する調査結果とデータの公表を行っている[13].

a 性交経験率（全米）

2017年の全米の高校生への調査（High School Youth Risk Behavior Survey, 2017）を見てみると，性交経験率は39.5％（女性37.7％・男性41.4％）であり，調査が開始された1991年の54.1％（女性50.8％・男性57.4％）と比べると低下している．性交開始が13歳未満であった割合は，3.4％（女性2.0％・男性4.8％）であり，1991年の10.2％（女性5.1％・男性15.1％）から大きく低下している．4人以上との性交経験率は9.7％（女性7.9％・男性11.6％）であり，1991年の18.7％（女性13.8％・男性23.4％）と比べて低下している.

plus α

アメリカ疾病管理予防センター（CDC）

性感染症や望まない妊娠の予防に必要なデータも，ホームページからダウンロードできるようになっている.

plus α

アルコール・ドラッグの使用（全米）

2017年の調査では，性交前にアルコールやドラッグを使用していた割合は18.8％（女性15.9％・男性21.6％）で，1991年の21.6％（女性16.8％・男性26.3％）よりやや低下しているが大きな変動はみられない.

2021年の調査では，両親や他の大人の家族が，その高校生の行先や誰と一緒かを知っている（parental monitoring）の程度別のデータが示されており，よく知っている高モニター群とあまり知らない低モニター群とに分類して比較したところ，性交経験率は，女性では28.7％と54.5％，男性では26.5％と52.7％であった．また，複数の性交相手がいる割合は，女性では4.3％と12.8％，男性では4.9％と12.8％であった．大人の目が届いていない低モニター群のほうが性交経験，複数の性交相手をもつ割合が高かった．

b 避妊行動（全米）

性行動のある高校生の中で，直近の性交時にいかなる避妊法も行わなかった割合は13.8％（女性16.7％・男性10.5％）で，1991年の16.5％（女性18.1％・男性15.0％）より低下しているが，2003年の11.3％（女性12.1％・男性10.5％）と比べると上昇している．直近の性交時に男性がコンドームを使用しなかった割合は46.2％（女性53.1％・男性38.7％）で，1991年の53.8％（女性62.0％・男性45.5％）よりは低いが，2003年の37.0％（女性42.6％・男性31.2％）から上昇傾向にある．直近の性交時に女性が避妊用ピルを使用していなかった割合は79.3％（女性77.6％・男性81.0％）であり，1991年の79.2％（女性75.0％・男性83.5％）から大きな変動はない．

2021年の調査では，コンドームを使用した性交の割合を高モニター群と低モニター群で比較すると，女性では48.4％と37.7％，男性では60.9％と43.6％で，低モニター群での使用は低率であった．

c 性的指向別調査（全米）

また，2015年から生徒の性的指向別のデータを公表しており，2017年では，異性愛（heterosexual）の生徒の性交経験率は39.1％（女性36.3％・男性41.6％）であったのに対して，同性愛（homosexual）の生徒では48.2％〔同性愛女性（lesbian）44.6％・同性愛男性（gay）49.6％〕，両性愛（bisexual）の生徒では48.4％（女性50.2％・男性41.1％）といずれも高かった．安全な性行為についての教育の中で，性感染症やハラスメントの予防などの視点からも，性的指向を考慮した視点が必要である．

2021年の調査では，性交率を高モニター群と低モニター群で比較すると，異性愛者では27.2％と52.4％，同性愛・両性愛者では35.9％と60.7％，その他の性的指向の場合には20.7％と54.3％であり，性的指向の差異よりも，家族の観察（parental monitoring）の程度のほうが大きく影響していることが明らかになっている．

2 性感染症に関する統計

日本では，厚生労働省の感染症発生動向調査によって，**性感染症**のうち五類感染症の**性器クラミジア感染症**，**性器ヘルペスウイルス感染症**（**性器ヘルペス**），**尖圭コンジローマ**，**淋菌感染症**を定点把握している．**梅毒**と**HIV/AIDS**

plus α

0～4歳の性感染症報告数

2021（令和3）年は，性器クラミジア感染症2人（男児0人，女児2人），性器ヘルペスウイルス感染症3人（男児1人，女児2人），尖圭コンジローマ3人（男児2人，女児1人），淋菌感染症4人（男児0人，女児4人），梅毒20人（男児7人，女児13人）であった．

は全数調査が行われている．

日本における性感染症患者報告数の推移は図3-20，図3-21の通りで，男女ともに性器クラミジア感染症が最多となっている．性器クラミジア感染症，淋菌感染症は15～19歳から増えはじめ，20～30代が大半を占める．また，近年の動向で着目すべきは2013年ごろから梅毒が急増しており，口腔や咽頭の梅毒も増加していることである．梅毒には経胎盤感染による先天性梅毒があり，2021（令和3）年の0～4歳の性感染症のうち梅毒感染者は20人で，最も多かった．

HIV感染者の年間新規報告数は，近年減少傾向で，2021（令和3）年は前年から8件減少し742件となった（図3-22）．AIDS患者の年間新規報告数は，2021年は30件減少し315件であった（図3-22）．HIV感染者とAIDS患者を合わせた新規報告数に占めるAIDS患者の割合は29.8％であり，1993年

plus α
HIV感染者

感染症法の規定に基づく後天性免疫不全症候群発生届により無症候性キャリアあるいはその他として報告されたもの．

plus α
AIDS患者

初回報告時にAIDSと診断されたもの．すでにHIV感染者として報告されている症例がAIDSを発症するなど，病状に変化を生じた場合は除く．

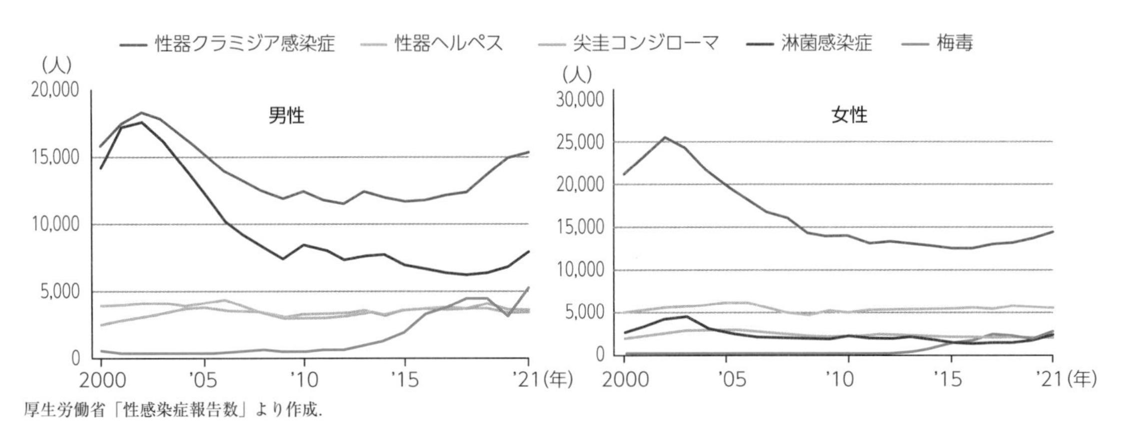

厚生労働省「性感染症報告数」より作成．

図3-20　男女別・性感染症報告数の年次推移

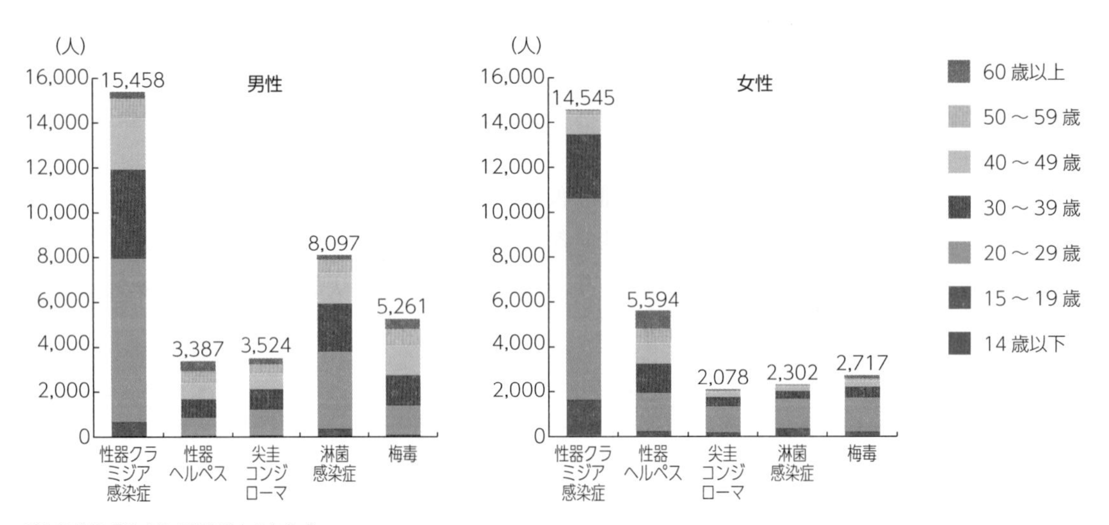

厚生労働省「性感染症報告数」より作成．

図3-21　男女別・年齢階級別の性感染症報告数（2021年）

（23.7％）以来最も低かった2019年（26.9％）と比べると高い．

思春期にある人々の性感染症の罹患率が高い要因として，①無防備な性交渉が多いこと，②生物学的防御機構が未熟であること，③性的パートナーの数が多い傾向にあること，④心理的要因などにより支援サービスの利用が限定されること，が想定されている．さらに，小児の性感染症は，性的虐待の可能性を考える必要がある．

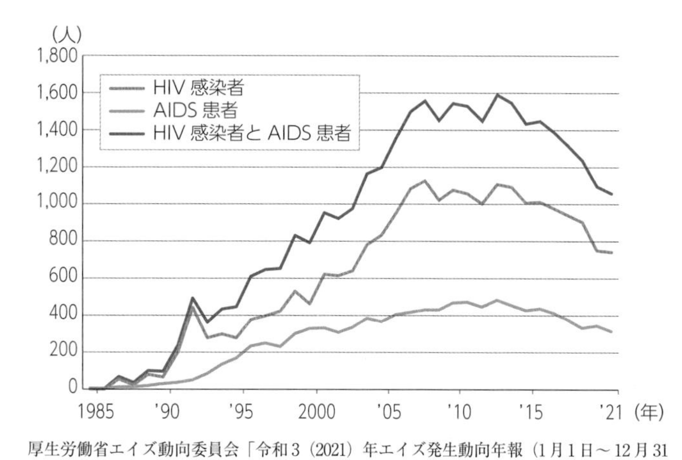

厚生労働省エイズ動向委員会「令和3（2021）年エイズ発生動向年報（1月1日～12月31日）」より作成．

図3-22　HIV感染者およびAIDS患者の年間新規報告数の推移

引用・参考文献

1) 厚生労働省．令和4年（2022）人口動態統計（確定数）の概況．https://www.mhlw.go.jp/toukei/saikin/hw/jinkou/kakutei22/dl/15_all.pdf，（参照 2023-09-20）．
2) e-Stat．人口動態調査（確定数）．https://www.e-stat.go.jp/stat-search/databese?page=1&toukei=00450011&tstat=000001028897，（参照 2023-09-20）．
3) United Nations. Demographic Yearbook2021. https://unstats.un.org/unsd/demographic-social/products/dyb/index.cshtml，（参照 2023-07-04）．
4) 厚生労働統計協会編．国民衛生の動向 2023/2024．2023，70（9）．
5) 妊産婦の自殺、2年間で102人　精神的に不安定．朝日新聞．2018-09-06，朝日新聞デジタル，https://www.asahi.com/articles/ASL9623M0L96UBQU001.html，（参照 2023-09-04）．
6) 厚生労働省．2022（令和4）年国民生活基礎調査の概況．https://www.mhlw.go.jp/toukei/saikin/hw/k-tyosa/k-tyosa22/index.html，（参照 2023-09-20）．
7) こども家庭庁．社会的養護．https://www.cfa.go.jp/policies/shakaiteki-yougo/，（参照 2023-09-20）．
8) 裁判所．司法統計年報．https://www.courts.go.jp/toukei_siryou/shihotokei_nenpo/index.html，（参照 2023-07-04）．
9) 出入国管理庁．“令和4年末現在における在留外国人数について”．法務省．2023-03-24．https://www.moj.go.jp/isa/content/001393064.pdf，（参照 2023-07-04）．
10) 国立社会保障・人口問題研究所．人口統計資料集 2023 改訂版．https://www.ipss.go.jp/syoushika/tohkei/Popular/Popular2023RE.asp?chap=4，（参照 2023-07-04）．
11) 日本性教育協会．「若者性」白書：第8回青少年の性行動全国調査．小学館，2019．
12) 日本財団．第39回18歳意識調査「テーマ：性行為」報告書．https://www.nippon-foundation.or.jp/app/uploads/2021/07/new_pr_20210728_2.pdf，（参照 2023-07-04）．
13) Centers for Disease Control and Prevention. Youth Risk Behavior Surveillance System：Results. https://www.cdc.gov/healthyyouth/data/yrbs/results.htm，（参照 2023-07-04）．
14) 厚生労働省．性感染症報告数．https://www.mhlw.go.jp/topics/2005/04/tp0411-1.html，（参照 2023-07-04）．
15) 厚生労働省エイズ動向委員会．“令和3（2021）年エイズ発生動向年報（1月1日～12月31日）”．エイズ予防情報ネット．2022-08-12．https://api-net.jfap.or.jp/status/japan/nenpo.html，（参照 2023-07-04）．
16) 山崎勉．“思春期を診る：性感染症”．小児科．2018，59（5），p.607-617．

重要用語

人口動態統計	新生児死亡率	性感染症
出生率	世帯	性器クラミジア感染症
合計特殊出生率	社会的養護	性器ヘルペスウイルス感染症
妊産婦死亡率	里親	尖圭コンジローマ感染症
死産率	特別養子縁組	淋菌感染症
周産期死亡率	在留外国人	梅毒
乳児死亡率	性行動	HIV/AIDS

◆ 学習参考文献

❶ **厚生労働統計協会編．国民衛生の動向．厚生の指標増刊．**

日本および世界の健康状態や施策について記載されている．年刊なので最新のものを参考にしてほしい．

梅毒の流行が私たちに問いかけるものは？

一体，何が起こっているのだろうか．コロナ禍でセクシュアルヘルス，性の健康の課題が，より顕著に見える化しているように思える．梅毒についての公開情報をもとに考えてみたい．

● 梅毒の感染状況

国立感染症研究所がまとめた報告に基づく分析によると，2011年ごろから梅毒の年間の報告数が増加傾向となった．2019年からコロナ禍に入った2020年にいったん減少したものの，2021年以降大きく増加している．2022年は約13,000人に上り，2023年に入っても増加傾向は衰えていない．その前から男性同性間の性行為による感染は増えていたが，今回の流行の特徴は，異性間の性行為による感染拡大が最も大きな要因である．年齢階層別にみてみると，男性では20～50代，女性では20代が突出しており，10代の報告もある．

● 梅毒の届出様式の変更

妊娠初期時に実施される妊婦健診で性感染症のチェックを受け，そこで梅毒感染が判明することで，早期の治療が母子感染の予防になるが，それ以降の時期に感染し，母子感染に至ったという事例報告が増えているという．妊娠中の女性は，避妊を考えなくてもよいが，性感染症予防は必要な健康管理の一つだ．先天梅毒の発生やさらなる拡大防止等の対策につなげるために，2019年から梅毒の届出様式が変更され，診断した医師に「妊娠の有無」と「直近6カ月以内の性風俗産業の従事歴の有無」についての報告がつけ加えられた．

● 報告の状況

女性の感染者は，2019年2,255人，2020年1,965人，2021年2,686人で，うち妊娠に関する記載で妊娠の有無が確認できたのは，2019年80%，2020年82%，2021年82%であった．女性感染者のうち妊娠症例の割合は，2019年9%，2020年9%，2021年は7%で微減していた．一方，直近の性風俗産業従事歴に関する記載で従事歴の有無が確認できたのは，女性感染者のうち2019年85%，2020年84%，2021年86%だった．女性感染者のうち性風俗産業従事者の割合は，2019年33%，2020年34%、2021年は38%で増加していた．

2020年の四半期ごとの調査結果によると，男性の性風俗産業従事歴は2～3%，性風俗の利用歴は36～41%で，女性の性風俗産業従事歴は39～40%，利用歴は1～2%であった．

ただ，これらのデータは，医師による聴き取りをもとにした報告のため，個人的な関係の中での「金銭の授受を伴う性行為」，いわゆるパパ活や援助交際については，実態を把握するのには限界があると思われる．

● 電話相談

筆者らが実施する電話相談に寄せられた相談（合成事例）を紹介する．バイト先の経営状態が悪化し，休業やシフトの制限を受けた結果，奨学金の返済に支障がでたため，仕方なく性風俗の仕事を始めたが，そこでは，自分が望む予防や行為ができずに困惑しているというものだった．

また，どのような風俗店では働くかによっても，状況は大きく変わるという．ある女性セックスワーカーからの話では，定期的に性感染症のチェックを行い，結果を店舗に提出している．もし陽性となった場合，休業を余儀なくされる．しかし，経済的に厳しい状況にある場合には，休むわけにはいかないという人もいる．

● 出会い系アプリ

最近，若い女性たちと話す機会があった．出会い系アプリの流行で，よりカジュアルに出会いや性行動が手に入るようになっているという．こうした中には，経済的な支援を受けるという割り切った関係性も含まれている．これはゲイ男性の世界でも同様である．

梅毒感染の拡大という現象の背景には，経済的な要因，例えばホストクラブに金銭を注ぎ込み借金を抱えた事例など，何らかの依存的な傾向などが根底に存在する場合もあるだろう．地域支援者は，背景要因を見定めながら，多様な支援リソースと連動しつつ，健康支援を展開していくことが望まれている．

引用・参考文献

1) 厚生労働省．梅毒．https://www.mhlw.go.jp/stf/seisakunitsuite/bunya/kenkou_iryou/kenkou/kekkaku-kansenshou/seikansenshou/syphilis.html，（参照 2023-07-28）．

2) 国立感染症研究所 感染症疫学センター．感染症発生動向調査における梅毒妊娠症例 2019年～2021年．国立感染症研究所．2023-02-09．https://www.niid.go.jp/niid/ja/syphilis-m-3/syphilis-idwrs/11654-syphilis-20221130.html，（参照 2023-07-28）．

3) 国立感染症研究所 感染症疫学センター・実地疫学研究センター・細菌第一部．日本の梅毒症例の動向について（2023年7月5日現在）．国立感染症研究所．2023-07-18．https://www.niid.go.jp/niid/images/epi/syphilis/2023q2/syphilis2023q2.pdf，（参照 2023-07-28）．

4 セクシュアル・リプロダクティブヘルスに関する法や施策と支援

学習目標

- 母子保健のためのさまざまな法律や施策を理解する.
- 女性に関する法律や施策を理解する.
- 就労に関する法律や施策を理解する.
- 子育て支援に関する制度や施策を理解する.
- 女性・子どもへの暴力・虐待の現状および法律と支援について理解する.

1 母子保健に関する法律

日本では，母子保健に関わる法律が制定されており，この法律を基盤とした施策が各自治体で実施されている．母子保健に関わる法律について理解することで，母性看護の実践の場で社会資源として活用することができる（表4-1）．

1 戦後の母子保健

1 第二次世界大戦後から母子保健法制定までの母子保健

第二次世界大戦後，日本の母子保健行政は，大きく進歩した（表4-2）．

表4-1 母性看護に関する法律

法律名	法規定
児童福祉法	第19条 身体障害児童への療育指導の実施 第19条の二 小児慢性特定疾病医療費の支給 第20条 療育の給付 第21条の五の二 障害児通所給付費の支給 第22条 助産施設への入所 第23条 母子生活支援施設への入所 第24条 保育所への入所 第24条の二 障害児入所給付費の支給 第25条 要保護児童発見者の通告義務
母子保健法	第9条 母子保健に関する知識の普及 第10条 妊産婦，配偶者，乳幼児の保護者に対する保健指導の実施 第11条 新生児訪問指導の実施 第12条 1歳6カ月児，3歳児に対する健康診査の実施 第13条 妊産婦，乳幼児に対する健康診査の実施 第14条 妊産婦，乳幼児に対する栄養摂取に関する援助 第15条 妊娠の届出 第16条 母子健康手帳の交付および記載 第17条 妊産婦訪問指導および医療援助 第17条の二 産後ケア事業 第18条 低出生体重児の届出 第19条 未熟児訪問指導の実施 第20条 未熟児養育医療の給付および必要な医療施設の整備 第22条 母子健康包括支援センターの設置
母体保護法	第3条 医師による不妊手術の実施 第14条 医師の認定による人工妊娠中絶の実施 第15条 受胎調節の実地指導 第27条 従事者の秘密の保持
成育基本法	第3条 基本理念 第12条～16条 基本施策
労働基準法	第64条の二～三 坑内業務・危険有害業務の就業制限 第65条 産前産後の休業 第66条 妊産婦の時間外労働・休日労働・深夜業の制限 第67条 育児時間の確保 第68条 生理日の就業が著しく困難な女性に対する措置
男女雇用機会均等法	第9条 婚姻，妊娠，出産などを理由とする不利益取扱いの禁止 第12条 妊娠中および出産後の保健指導・健康診査を受けるための時間確保
育児・介護休業法	第5条～10条 育児休業制度 第16条の二～四 小学校就学前の子の看護休暇 第17条 小学校就学前の子を養育する労働者の時間外労働の制限 第19条 小学校就学前の子を養育する労働者の深夜業の制限 第23条 3歳に満たない子を養育する労働者の労働時間の短縮

表4-2 戦後の母子保健施策

1947（昭和 22）	児童福祉法公布
1948（昭和 23）	妊産婦・乳幼児の保健指導，母子衛生対策要綱
1954（昭和 29）	育成医療
1958（昭和 33）	未熟児養育医療と保健指導，母子健康センターの設置
1961（昭和 36）	新生児訪問指導，３歳児健康診査
1965（昭和 40）	母子保健法公布
1968（昭和 43）	母子保健推進員制度，先天性代謝異常医療援助
1969（昭和 44）	妊産婦健康診査の公費負担制度，乳幼児の精密健康診査制度
1974（昭和 49）	小児慢性特定疾患治療研究事業
1977（昭和 52）	１歳６カ月児健康診査，先天性代謝異常のマススクリーニングの実施
1980（昭和 55）	先天性代謝異常症に対する特殊ミルク共同安全開発事業
1984（昭和 59）	神経芽細胞腫検査事業，健全母性育成事業，周産期医療施設整備事業
1985（昭和 60）	B型肝炎母子感染防止事業
1987（昭和 62）	１歳６カ月児精密健康診査
1990（平成 2）	３歳児健康診査に視聴覚検査導入，小児肥満予防教室，思春期教室，地域母子保健特別モデル事業
1991（平成 3）	思春期における保健・福祉体験学習事業，周産期救急システムの整備充実
1992（平成 4）	出産前小児保健指導（プレネイタル・ビジット）事業，病児デイケアパイロット事業
1994（平成 6）	地域保健法公布 病後児デイサービスモデル事業，共働き家庭子育て休日相談等支援事業
1996（平成 8）	不妊専門相談センター事業，女性健康支援事業，総合周産期母子医療センターの運営費補助，乳幼児発達相談指導事業，都道府県母子保健医療推進事業
1998（平成 10）	乳幼児健康支援一時預かり事業
1999（平成 11）	周産期医療ネットワークの整備
2000（平成 12）	児童虐待防止市町村ネットワーク事業，休日健診・相談等事業，新生児聴覚検査
2001（平成 13）	乳幼児健診における育児支援強化事業
2003（平成 15）	食育等推進事業
2004（平成 16）	特定不妊治療費助成事業
2008（平成 20）	子どもの心の診療拠点病院機構推進事業
2011（平成 23）	タンデムマス法を用いた新生児マススクリーニング検査の導入
2012（平成 24）	便カラーカードの母子健康手帳への導入，児童虐待防止医療ネットワーク事業
2013（平成 25）	未熟児養育医療および未熟児訪問指導の市町村への権限移譲
2014（平成 26）	妊娠・出産包括支援モデル事業（産前・産後サポート事業，産後ケア事業） 小児慢性特定疾病治療研究事業の見直し
2015（平成 27）	子育て世代包括支援センター（母子健康センター）の本格実施
2017（平成 29）	産婦健康診査事業
2019（令和元）	成育基本法施行
2021（令和 3）	産後ケア事業の法制化（努力義務）
2022（令和 4）	性と健康の相談センター事業（健康教育事業，女性健康支援センター事業，不妊専門相談センター事業を合わせたもの），多胎妊娠の妊婦健康診査支援事業，不育症検査費用助成事業 不妊治療の保険適用
2023（令和 5）	こども家庭庁創設，こども基本法施行
2024（令和 6）	こども家庭センター設置（努力義務）

1947（昭和22）年に厚生省（現厚生労働省）に児童局が設置され，局内に置かれた母子衛生課で母子保健行政を所管することとなった．同年の**児童福祉法**の制定に続き，翌1948（昭和23）年には母子衛生対策要綱が策定され，母子保健の向上が図られることになった．

児童福祉法に基づき，1948（昭和23）年に妊産婦・乳幼児の保健指導，1954（昭和29）年に育成医療，1958（昭和33）年に未熟児養育医療と保健指導，1961（昭和36）年に新生児訪問指導，３歳児健康診査などの保健福祉施策が実施され，日本の母子保健の水準は，戦前とは比較できないほど著しく向上した．しかし，乳児死亡率の地域格差や妊産婦死亡率の高さなど，まだ改善されない課題も多く残った．

残された課題を解決するためには，児童の健全育成の基盤となる母性の保護と乳幼児の健全な発育・発達を図る新たな法律が求められ，1965（昭和40）年に，母性と乳幼児の健康管理を目的とした**母子保健法**が制定された．これが現行の母子保健の土台となっている．これまでの母子手帳も母子健康手帳に改名された．

2 母子保健法制定後の母子保健

母子保健法に基づき，思春期の母性から乳幼児の健全育成までを含めた母子の一貫した総合的な母子保健対策が推進されてきた（**表4-2**）．

1968（昭和43）年に母子保健推進員制度，先天性代謝異常医療援助が開始された．1969（昭和44）年に妊産婦健康診査の公費負担制度，1974（昭和49）年に小児慢性特定疾患治療研究事業，1977（昭和52）年に1歳6カ月児健康診査，先天性代謝異常のマススクリーニングの実施，1980（昭和55）年に先天性代謝異常症に対する特殊ミルク共同安全開発事業など，多くの事業が次々と進められた．

その後も母子健康の推進の方向性等の検討が重ねられ，1985（昭和60）年にB型肝炎母子感染防止事業，1990（平成2）年に思春期教室，1991（平成3）年に思春期における保健・福祉体験学習事業，周産期救急システムの整備充実などの事業が進められた．

1994（平成6）年に保健所法が**地域保健法**に改正されたのに伴い，住民へのより身近な母子保健サービスの提供を目指して母子保健法の一部が改正され，1997（平成9）年4月から，3歳児健康診査などの基本的な母子保健サービスは市町村が提供するようになった．

2004（平成16）年には，少子化や生殖補助医療技術の発展などの社会背景から，特定不妊治療費助成事業が開始された．

厚生労働省は，地域レベルでの，結婚から妊娠・出産を経て子育て期に至るまでの切れ目ない支援を目的に，2014（平成26）年度に母子保健相談支援事業，産前・産後サポート事業，産後ケア事業の3事業からなる**妊娠・出産包括支援モデル事業**を創設した．2015（平成27）年度からは母子保健相談支援事業の取り組みをさらに強化し，総合的相談支援を提供する**子育て世代包括支援センター**を本格実施した．

2019（令和元）年の母子保健法改正により，市町村における産後ケア事業が努力義務化され〔2021（令和3）年度施行〕，2024（令和6）年度末までに全国での展開を目指している．2022（令和4）年度には，男女問わず性や生殖に関する健康支援を総合的に推進することを目的として，従来の健康教育事業，女性健康支援センター事業，不妊専門相談センター事業を合わせた「**性と健康の相談センター事業**」が実施されている．

このように，日本の母子保健が前進してきた一方で，少子化や人口減少に歯止めがかからない現状にある．さらには，児童虐待や子どもの自殺が増加するなど，子どもを取り巻く状況が深刻化している．そこで，子どもや若者に関す

用語解説*

こども家庭センター

従来の子ども家庭総合支援拠点*と子育て世代包括支援センターの設立の意義や機能は維持した上で組織を見直し，すべての妊産婦，子育て世帯，子どもへ一体的に相談支援を行う機能を有する．できる限り妊産婦，子どもや保護者の意見，希望を汲み取りつつ，関係機関のコーディネートを行い，地域のリソースや必要なサービスと有機的につないでいくソーシャルワークの中心的な役割を担う．

用語解説*

子ども家庭総合支援拠点

児童福祉法に基づいて設置され，市区町村に所在するすべての子どもとその家庭および妊産婦等を対象とし，その福祉に関し，必要な支援に関わる業務を行い，特に要支援児童および要保護児童等への支援業務の強化を図る．令和3年4月時点で716カ所に設置．

る施策を強力に推進するために，2021（令和3）年6月に**こども基本法**が成立，12月に「こども政策の新たな推進体制に関する基本方針」が閣議決定された．この基本方針は，子どもの視点で，子どもを取り巻くあらゆる環境を視野に入れ，子どもの権利を保障し，子どもを誰一人とり残さず，健やかな成長を社会全体で後押しする「こどもまんなか社会」を目指すこととしている．そのための司令塔として，2023（令和5）年4月に**こども家庭庁**が創設され，こども基本法が施行された．

さらに，児童虐待の相談対応件数の増加など，子育てに困難を抱える世帯がこれまで以上に顕在化してきている状況等を踏まえ，子育て世帯に対する包括的な支援のための体制強化等を行うために，2022年6月に「児童福祉法等の一部を改正する法律」が成立し，児童福祉法において，2024（令和6）年4月から全国の市区町村に，すべての妊産婦・子育て世帯・子どもの包括的な相談支援を行う**こども家庭センター***の設置が努力義務化される．

2 児童福祉法

児童福祉法は，児童の権利と児童の福祉を保障するための法律であり，子どもの健全育成と福祉を図ることを目的に，1947（昭和22）年に制定された．

2016（平成28）年の改正では，第1条および第2条が制定後初めて改正され，第1条では「すべて児童は，児童の権利に関する条約の精神にのっとり，適切に養育されること，その生活を保障されること，愛され，保護されること，その心身の健やかな成長および発達ならびにその自立が図られることその他の福祉を等しく保障される権利を有する」と，子ども自身が権利を有する主体であることが明確に示された．

1 児童福祉の理念

すべての国民は，児童が良好な環境で生まれ，かつ，心身ともに健やかに育成されるよう努めなければならない（国民の義務：第2条第1項）．児童の保護者は，児童を心身ともに健やかに育成する第一義的責任を負う（保護者の責任：第2条第2項）．国および地方公共団体は，児童の保護者と共に，児童を心身ともに健やかに育成する責任を負う（国および地方公共団体の責任：第2条第3項）．

2 児童相談所，児童福祉施設

児童相談所は，各都道府県に設けられた児童福祉の専門機関である．児童に関する相談，児童および家庭に関する調査や指導，児童の一時保護を業務とする（第12条）．

児童福祉法で定められている児童福祉施設には，助産施設，乳児院，母子生活支援施設*，保育所，幼保連携型認定こども園，児童厚生施設，児童養護施設，障害児入所施設，児童発達支援センター，児童心理治療施設*，児童自立支援施設，児童家庭支援センターがある（第7条）．

plus α

児童福祉法における母子に関する用語の定義

乳児：1歳に満たない者
幼児：満1歳から小学校就学の始期に達するまでの者
児童：満18歳に満たない者
少年：小学校就学の始期から満18歳に達するまでの者
障害児：身体に障害のある児童，知的障害のある児童，精神に障害のある児童（発達障害児も含む）または治療方法が確立していない疾病による障害のある児童
妊産婦：妊娠中または出産後1年以内の女子
保護者：親権を行う者，未成年後見人その他の者で，児童を現に監護する者

用語解説*

母子生活支援施設

生活に困窮する母子家庭に住む場所を提供し，自立の促進のためにその生活を支援する．

用語解説*

児童心理治療施設

心理的・精神的問題を抱え，日常生活の多岐にわたり支障を来している子どもに，医療的な観点から生活支援を基盤とした心理治療を行う．

表4-3　児童福祉法における母性看護に関連する支援

出産・育児に関連する支援	虐待防止対策に関連する支援	障害児に対する支援	小児慢性特定疾病／結核に関する支援
• 助産の実施（助産施設） • 乳児家庭全戸訪問事業 • 子育て短期支援事業 • 一時預かり事業 • 地域子育て支援拠点事業	• 養育支援訪問事業 • 小規模住居型児童養育事業	• 障害児通所支援 • 障害児入所支援 • 障害児通所／入所給付金の支給	• 小児慢性特定疾病医療費の支給 • 小児慢性特定疾病児童等自立支援事業 • 結核児童の療養給付

3 母性看護に関連する支援（表4-3）

|1| 出産・育児に関連する支援

a 助産の実施（助産施設）

妊産婦が，保健上必要であるにもかかわらず，経済的な理由から入院助産を受けることができない場合，その妊産婦に対し助産施設で助産を行う．産科病院や助産所などが，助産施設として指定されている（第22条）．

b 乳児家庭全戸訪問事業（こんにちは赤ちゃん事業）

生後４カ月までの乳児の家庭を訪問し，健康や育児に関する悩みを聴いて，子育て支援に関する情報を提供する．支援が必要な家庭には，適切なサービス提供に結び付ける（第６条の三第４項）．

|2| 虐待防止対策に関連する支援

a 養育支援訪問事業

乳児家庭全戸訪問事業の実施や妊婦健康診査（妊婦健診），乳児健康診査（乳児健診）などによって把握した，保護者の養育支援が特に必要と認められる児童（**要支援児童**）の家庭，**特定妊婦**の家庭，育児ストレスや産後うつ病などで子育てに対して不安や孤独を抱えている家庭，さまざまな原因で養育支援が必要となっている家庭に対して，その養育が適切に行われるように，訪問による養育相談，指導，助言などの支援を行う（第６条の三第５項）．

b 小規模住居型児童養育事業

保護者のない児童または保護者に監護させることが不適当であると認められる児童（**要保護児童**）の養育に関し，相当の経験を有する者などの住居（ファミリーホーム）において養育を行う（第６条の三第８項）．要保護児童には，被虐待児が多いことが報告されている．

|3| 障害児に対する支援

a 障害児通所支援

障害児通所支援の児童発達支援，医療型児童発達支援，放課後等デイサービスは，施設に通所してくる障害児に対して，必要な訓練や支援，治療を行う．居宅型訪問児童発達支援は，外出の困難な障害児に対し，居宅を訪問して訓練や指導などを行う．保育所等訪問支援は，障害児が通う保育所などを訪問して，集団生活適応のための支援を行う（第６条の二の二）．

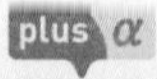

児童の権利に関する条約（子どもの権利条約）

児童（18歳未満の者）の基本的人権を国際的に保障するために定められたもの．1989年に国連で採択，1990年に発効した．日本は1994年に批准．2019年現在，締約国・地域の数は196．子どもにとって大切な四つの権利として，生きる権利，育つ権利，守られる権利，参加する権利を挙げている．

plus α

児童福祉司

児童相談所に置かなければならない職員で，児童の保護その他児童の福祉について，専門的技術をもとに相談・指導を行う．

plus α

乳児家庭の訪問者

看護師のほか，母子保健推進員，愛育班員，子育て経験者などが訪問する．
母子保健推進員：市町村長から委嘱を受け，保健所や市町村の母子保健事業に積極的に協力し，保健所や市町村が行う各種サービスを，妊婦や子育て中の母親に紹介するなど，行政とのパイプ役として活動する（母子保健法で規定）．
愛育班員：ボランティアとして一般住民が中心となり，受け持ち家庭の構成員全員の保健問題について相談を受ける．

➡ 特定妊婦については，10章1節1項p.234参照．

b 障害児入所支援

障害児入所施設に入所，または指定発達支援医療機関に入院する障害児に対して，必要な訓練や支援，治療を行う（第７条）．

4 小児慢性特定疾病等に関連する支援

a 小児慢性特定疾病医療費助成制度

指定の**小児慢性特定疾病**により，長期にわたり療養を必要とし，療養のために多額な費用を要する児童および保護者に医療費助成を行う（第19条の二）．

b 小児慢性特定疾病児童等自立支援事業

小児慢性特定疾病児童等およびその家族からの相談に応じ，必要な情報の提供・助言を行う．また，関係機関との連絡調整を行う（第19条の二十二）．

3 母子保健法

母子保健法は，「母性並びに乳児及び幼児の健康の保持及び増進を図るため，母子保健に関する原理を明らかにするとともに，母性並びに乳児及び幼児に対する保健指導，健康診査，医療その他の措置を講じ，もつて国民保健の向上に寄与すること」（第１条）を目的として，1965（昭和40）年に制定された．

1 母子保健法の理念

母性は，すべての児童が健やかに生まれ，育てられる基盤であることから，尊重され，保護されなければならない（母性の尊重：第２条）．

乳幼児は，心身ともに健全な人として成長してゆくために，健康が保持され，増進されなければならない（乳幼児の健康の保持増進：第３条）．

母性は，自ら進んで妊娠・出産・育児についての正しい理解を深め，乳幼児の健康の保持・増進に努めなければならない．乳幼児の保護者は，自ら進んで育児についての正しい理解を深め，乳幼児の健康の保持・増進に努めなければならない（母性および保護者の努力：第４条）．

国および地方公共団体は，母性および乳幼児の健康の保持・増進に努めなければならない（国および地方公共団体の責務：第５条）．

2 母子保健の向上に関する措置

a 知識の普及

都道府県および市町村は，母性または乳幼児の健康の保持・増進のため，妊娠・出産・育児に関する相談に応じ，個別的または集団的に，必要な指導および助言を行う．また，地域住民の活動を支援することなどにより，母子保健に関する知識の普及に努めなければならない（第９条）．

b 保健指導

市町村は，妊産婦またはその配偶者，乳幼児の保護者に対して，妊娠・出産・育児に関し，必要な保健指導を行い，医師・歯科医師・助産師・保健師に保健指導を受けることを勧奨しなければならない（第10条）．

plus α

小児慢性特定疾病

医療費助成の対象となるのは，2021（令和3）年11月時点で，788疾病（包括的病名を含めて845疾患）に拡大されている．

plus α

母子保健法における母子に関する用語の定義

妊産婦：妊娠中または出産後１年以内の女子
保護者：親権を行う者，未成年後見人その他の者で，乳児または幼児を現に監護する者
新生児：生後28日を経過しない乳児
未熟児：身体の発育が未熟のまま出生した乳児であって，正常児が出生時に有する諸機能を得るに至るまでの者
乳児：１歳に満たない者
幼児：満１歳から小学校就学の始期に達するまでの者

c 訪問指導

市町村長は，保健指導の結果，新生児に育児上必要があると判断したときは，医師・保健師・助産師・その他の職員に新生児の保護者を訪問させ，必要な指導を行わせる．その新生児が，新生児でなくなった後においても，継続することができる（第11条）．

市町村長は，健康診査の結果，妊産婦に保健指導の必要があると判断したときは，医師・助産師・保健師・その他の職員に妊産婦を訪問させ，必要な指導を行わせる．妊娠・出産に支障を及ぼす恐れのある疾病に罹患している疑いのある者については，医師または歯科医師の診療を受けることを勧奨し，受診のために必要な援助を与えるように努めなければならない（第17条）．

市町村長は，未熟児について，養育上必要があると判断したときは，医師・保健師・助産師・その他の職員に未熟児の保護者を訪問させ，必要な指導を行わせる（第19条）．

d 健康診査

市町村は，満１歳６カ月を超え満２歳に達しない幼児，満３歳を超え満４歳に達しない幼児に対し，健康診査を行わなければならない（第12条）．

市町村長は，必要に応じ，妊産婦または乳幼児に対して，健康診査を行う．または健康診査を受けることを勧奨しなければならない（第13条）．

e 栄養の摂取に関する援助

市町村は，妊産婦または乳幼児に対して，栄養の摂取について必要な援助をするように努めるものとする（第14条）．

f 妊娠の届出，母子健康手帳

妊娠した者は，速やかに市町村長に妊娠の届出をしなければならない（第15条）．市町村は，妊娠の届出をした者に対して，母子健康手帳を交付しなければならない（第16条第１項）．

妊産婦は，医師・歯科医師・助産師・保健師から健康診査または保健指導を受けたときは，その都度，母子健康手帳に必要な事項の記載を受けなければならない．乳幼児の健康診査または保健指導を受けた乳幼児の保護者についても同様とする（第16条第２項）．

g 産後ケア事業

市町村は，出産後１年以内の女子や乳児の心身の状態に応じた保健指導，療養に伴う世話または育児に関する指導，相談その他の援助を必要とする出産後１年以内の女子や乳児に対して，産後ケア事業を行うよう努めなければならない（第17条の二）．

h 低体重児の届出

体重が2,500g未満の乳児が出生したときは，保護者は速やかに，現在地の市町村に届け出なければならない（第18条）．

plus α

産後ケア事業の実施方法

①短期入所（ショートステイ）型：利用者を短期入所させて産後ケアを行う．原則7日以内
②通所（デイサービス）型：個別または集団（複数の利用者）に対して，病院等に来院させて産後ケアを行う．
③居宅訪問（アウトリーチ）型：利用者の居宅を訪問して保健指導やケアを行う．
実施担当者は，助産師等の看護職を1人以上配置する．必要に応じて，心理や育児等に関する知識のある者を置く．

健康診査の公費負担

妊婦健康診査

妊婦は，市町村の委託を受けた医療機関を受診して公費で健康診査を受けることができる．現在ほとんどの市区町村が，望ましいとされる14回以上の公費負担を実施している．

産婦健康診査

産後うつの予防や新生児への虐待予防等を図る観点から，産後２週間，産後１カ月など出産後間もない時期の産婦に対する健康診査の重要性が指摘されている．このため，2017（平成29）年度から市町村で実施される産婦健康診査２回分の費用が助成され，産後の初期段階における母子に対する支援を強化し，妊娠期から子育て期にわたる切れ目のない支援体制の整備が図られている．

助成に当たっては，①母体の身体機能の回復や授乳状況，精神状態などの把握，②健診の結果が実施機関から速やかに市町村へ報告される体制の整備，③健診の結果，支援が必要と判断される産婦に対する産後ケア事業の実施，を要件としている．

乳幼児健康診査

乳児健康診査は，３～６カ月と９～11カ月の各１回ずつ公費で受けることができ，必要に応じて精密検査が行われる．

幼児健康診査は，１歳６カ月児健康診査と３歳児健康診査が公費で実施されている．１歳６カ月児健康診査は，精神・運動機能の発達障害の早期発見を，３歳児健康診査は，精神・運動機能の発達障害に加えて視聴覚障害の早期発見を目的としている．健診の結果を受けて，養育者に育児指導が行われる．

乳幼児健康診査には，市町村保健センターなどで行う集団健診と，医療機関に委託して行う個別健診があり，実施方法や対象時期は，市町村によりさまざまである．

i 養育医療

市町村は，養育のため病院または診療所に入院する必要がある未熟児に対し，養育に必要な医療（養育医療）の給付を行う．または，養育医療に要する費用を支給することができる（第20条）．

j 医療施設の整備

国および地方公共団体は，妊産婦と乳幼児の心身の特性に応じた高度の医療が適切に提供されるよう，必要な医療施設の整備に努めなければならない（第20条の二）．

k 子育て世代包括支援センター（母子健康包括支援センター）

市町村は，母性および乳幼児の健康の保持・増進に関する包括的な支援を行うことを目的として，必要に応じ，母子健康包括支援センターを設置するよう努めなければならない（第22条）．

子育て世代包括支援センターは，妊娠・出産・子育てに関するリスクの有無にかかわらず，すべての妊産婦・乳幼児等を対象とする，予防的な視点を中心としたポピュレーションアプローチ*を基本としている．妊娠期から子育て期にわたる切れ目のない支援の提供を目的に，①妊産婦・乳幼児等の実情を把握すること，②妊娠・出産・子育てに関する各種の相談に応じ，必要な情報提供・助言・保健指導を行うこと，③支援プランを策定すること，④保健医療・福祉の関係機関との連絡調整を行うこと，を必須業務とし，マネジメント

用語解説*

ポピュレーションアプローチ

対象者を限定せずに集団全体へ働き掛け，全体としてリスクを下げるアプローチを指す．一方，リスクの高い対象者に絞り込んで対処していく方法をハイリスクアプローチという．

機能を発揮して包括的支援体制の構築が期待されている．これらの役割を担うために，保健師・助産師等を１名以上配置し，精神保健福祉士，ソーシャルワーカー（社会福祉士等），利用者支援専門員，地域子育て支援拠点事業所の専任職員といった福祉職を配置することが望ましいとされている．

4 成育基本法

成育過程*にある者及びその保護者並びに妊産婦に対し必要な成育医療等を切れ目なく提供するための施策の総合的な推進に関する法律（成育基本法）は，成育過程にある者等に対して，医療，保健，教育，福祉など，より幅広い関係分野の施策の相互連携を図りつつ，子どもの権利を尊重した成育医療等が提供されるよう，横断的な視点での総合的な取り組みを推進することを目的として，2018（平成30）年に成立，2019（令和元）年に施行された．

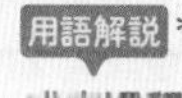

*

成育過程

出生に始まり，新生児期，乳幼児期，学童期，思春期の各段階を経て，おとなになるまでの一連の成長過程をいう．

1 基本理念

成育過程にある者の心身の健やかな成育が図られることを保障される権利を尊重して推進されなければならない（第３条第１項）．社会環境の変化に即応するとともに，多様化し，高度化する成育過程にある者等の需要に適確に対応した成育医療等が切れ目なく提供されるよう，施策間の連携を図り総合的に推進されなければならない（第３条第２項）．居住する地域にかかわらず等しく科学的知見に基づく適切な成育医療等が提供されるよう推進されなければならない（第３条第３項）．成育過程にある者等に対し情報が適切提供され，社会的・経済的状況にかかわらず安心して子どもを生み，育てることができる環境が整備されるよう推進されなければならない（第３条第４項）．

2 基本的施策

a 成育過程にある者および妊産婦に対する医療

国および地方公共団体は，成育過程にある者および妊産婦に対し，成育過程の各段階等に応じた良質かつ適切な医療が提供されるよう，医療の提供体制の整備，救急医療の充実，その他の必要な施策を講ずる（第12条）．

b 成育過程にある者等に対する保健

国および地方公共団体は，成育過程にある者および妊産婦の健康の保持・増進を図り，成育過程にある者の保護者および妊産婦の社会からの孤立の防止と不安の緩和，成育過程にある者に対する虐待の予防と早期発見に寄与するよう，地域や学校での健康診査や健康診断を適切に実施し，成育過程にある者等の心身の健康等に関する相談支援体制の整備，その他の必要な施策を講ずる（第13条）．

c 教育および普及啓発

国および地方公共団体は，国民が成育過程における心身の健康に関する知識と，妊娠・出産・育児および科学的知見に基づく愛着形成に関する知識をもつとともに，それらの知識を活用して成育過程にある者および妊産婦の心身の健康の保持・増進等に向けた取り組みが行われることを促進するため，食育を含む教育，広報活動などによる取り組みの普及啓発，その他の必要な施策を講ずる（第14条）．

d 記録の収集などに関する体制の整備等

国および地方公共団体は，個人情報の特性に配慮しつつ，成育過程にある者に対する予防接種や健康診査，健康診断に関する記録の収集と管理，その情報活用に関する体制の整備，データベースの整備，その他の必要な施策を講ずる（第15条第１項）．国および地方公共団体は，成育過程にある者が死亡した場合の死亡原因に関する情報の収集・管理・活用等に関する体制の整備，データベースの整備，その他の必要な施策を講ずる（第15条第２項）．

e 調査研究

国および地方公共団体は，成育医療等の提供に関する施策を適正に策定・実施するため，妊娠・出産・育児に関する問題，成育過程の各段階において生じる心身の健康に関する問題等に関する調査・研究，その他の必要な施策を講ずる（第16条）．

2 女性に関する法律

1 母体保護法

母体保護法は，1948（昭和23）年に制定された**優生保護法**が，1996（平成8）年の改正に伴い名称変更されたものである．優生保護法は，その目的を「優生上の見地から不良な子孫の出生を防止するとともに，母性の生命健康を保護すること」としていたが，「不良な子孫の出生を防止する」という優生思想に基づく部分が障害者に対する差別に当たることから，優生思想に基づく規定が削除され，名称も母体保護法に変更された[3)]．

母体保護法は，「不妊手術及び人工妊娠中絶に関する事項を定めること等により，母性の生命健康を保護すること」（第１条）を目的とし，**堕胎罪**（刑法第212～216条）の違法性を阻却する機能をもつ．2023（令和5）年４月から母体保護法の管轄が厚生労働省からこども家庭庁に移管されている．

a 不妊手術

不妊手術とは，生殖腺を除去することなしに，生殖を不能にする手術をいう（第２条第１項）．

医師は，①妊娠または分娩が，母体の生命に危険を及ぼす恐れのある者，②現に数人の子を有し，分娩ごとに母体の健康度を著しく低下する恐れのある者に対して，本人の同意および配偶者（事実婚を含む）があるときはその同意を得て，不妊手術を行うことができる．ただし未成年者については不妊手術を行うことはできない（第３条第１項）．また，誰も理由なく，生殖を不能にすることを目的として手術またはレントゲン照射を行ってはならない（第28条）．

plus α

配偶者の同意

母体保護法の規定する不妊手術と人工妊娠中絶には「配偶者の同意」の要件がある．WHOや国連女性差別撤廃委員会などの国際機関は，第三者の同意を必要とする規定は安全な中絶へのアクセスを妨げ，女性の健康と人権を侵害するものとして，撤廃を勧告している．

b 人工妊娠中絶

人工妊娠中絶とは，胎児が，母体外において生命を保続することのできない時期に，人工的に，胎児およびその付属物を母体外に排出することをいう（第2条第2項）．生命を保続できない時期は，1991（平成3）年に旧厚生省によって妊娠24週未満から妊娠22週未満に変更されて以来，現在も「妊娠22週未満」で運用されている．

都道府県医師会の指定する医師（母体保護法指定医師）は，①妊娠の継続・分娩が身体的または経済的理由により母体の健康を著しく害する恐れのある者，②暴行，脅迫，または抵抗や拒絶ができない間に姦淫（かんいん）されて妊娠した者に対して，本人および配偶者の同意を得て，人工妊娠中絶を行うことができる（第14条第1項）．ただし，配偶者が知れないとき，その意思を表示することができないとき，妊娠後に配偶者が亡くなったときには，本人の同意だけで足りる（第14条第2項）．

また，強制性交等の加害者の同意は不要であり，妊婦が夫のDV被害を受けているなど，婚姻関係が実質破綻しており配偶者の同意を得ることが困難な場合は，配偶者の同意は不要とされている．

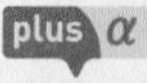

初期中絶

日本産婦人科医会の2019年調査によると，日本では初期中絶を掻爬法または吸引法＋掻爬法で行う施設が6割以上を占めている．WHOは，掻爬法は時代遅れな方法と述べ，安全な中絶としては経口中絶薬や吸引法，またはその組み合わせを推奨している[4]．2023年4月に日本で初めて経口人工妊娠中絶薬（ミフェプリストン／ミソプロストール製剤）が承認された．

c 受胎調節の実地指導

女子に対して，厚生労働大臣が指定する避妊用の器具を使用する受胎調節の実地指導は，医師のほかは，都道府県知事の指定を受けた者（受胎調節実地指導員*）でなければ業として行ってはならない．ただし，子宮腔内に避妊用の器具を挿入する行為は，医師でなければ業として行ってはならない（第15条）．

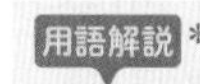

受胎調節実地指導員

受胎調節実地指導員講習を受講して修了した助産師・保健師・看護師は，厚生労働大臣が指定する避妊用の器具を使用して受胎調節の実地指導を実施できる．また，医薬品医療機器等法の規定にかかわらずペッサリーなどの避妊具を販売することができる．

d 届出と秘密の保持

医師または指定医師は，不妊手術または人工妊娠中絶を行った場合は，月ごとに手術結果を取りまとめて，理由を記して都道府県知事に届け出なければならない（第25条）．

不妊手術または人工妊娠中絶の施行の事務に従事した者は，職務上知り得た人の秘密を漏らしてはならない．その職を退いた後においても同様とする（第27条）．

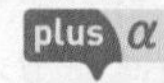

旧優生保護法一時金

2019（平成31）年4月に「旧優生保護法に基づく優生手術等を受けた者に対する一時金の支給等に関する法律」が成立した．認定されると一律320万円の一時金が支給される．請求期限は施行後5年間だが，優生手術を受けたことを知らなかったり，知っていても名乗り出ることをためらったり，一人で手続きをすることが困難な立場にある（高齢・障害）など，支給が進みにくい現状がある．

母体保護法をめぐる歴史

日本の刑法には明治41（1907）年から現在に至るまで堕胎罪がある．昭和15（1940）年に制定された国民優生法では大幅な中絶制限も行われた．戦時中，国民の資質向上と人口増加が図られたためである．国民優生法では，優生断種手術の制度化と不妊手術の禁止も行われた．第二次世界対戦後の昭和23（1948）年には一転，食糧難と人口増加に対処するために，中絶合法化と受胎調節実地指導などを盛り込んだ優生保護法が制定された．国民優生法時代より優生色が強まり，本人の同意なく優生手術をする規定強化も行われた．平成8（1996）年，優生思想への反省から優生保護法の優生条項はすべて削除され，名前も母体保護法に変更され，いまに至っている．

2 困難な問題を抱える女性への支援に関する法律

困難な問題を抱える女性*への支援に関する法律（困難女性支援法）は，2022（令和4）年に成立し，2024（令和6）年4月から施行される．これまで，居場所がなく家出した若年女性，性虐待・性的搾取の被害者，家庭関係の破綻，生活困窮などを抱える女性に対する支援は，1956（昭和31）年に制定された**売春防止法***に基づく婦人保護事業によって行われてきたが，女性が抱える問題は多様化，複合化，複雑化してきたことから，ニーズに応じた新たな支援の枠組みが求められ制定に至った．

厚生労働省は，2023（令和5）年4月から困難に直面する女性への支援ができるよう，女性支援室を新たに設けている．

1 目的

女性が日常生活や社会生活を営むに当たり，女性であることによりさまざまな困難な問題に直面することが多いことに鑑み，困難な問題を抱える女性の福祉を増進するため，支援に関する必要な事項を定め施策を推進することで，女性の人権が尊重され，女性が安心して，かつ自立して暮らせる社会の実現に寄与することを目的とする（第1条）．

2 基本理念

次に掲げる基本理念を踏まえて施策を行う（第3条）．

①女性の抱える問題が多様化，複合化，複雑化していることを踏まえ，困難な問題を抱える女性が，意思を尊重されながら，抱えている問題およびその背景，心身の状況等に応じた最適な支援を受けられ，その福祉が増進されるよう，その発見，相談，心身の健康の回復のための援助，自立して生活するための援助等の多様な支援を包括的に提供する体制を整備すること．

②困難な問題を抱える女性への支援が，関係機関および民間の団体の協働により，早期から切れ目なく実施されるようにすること．

③人権の擁護を図るとともに，男女平等の実現に資することを旨とすること．

3 施策の実施に当たって

a 関連施策の活用と緊密な連携

国と地方公共団体は，施策を講ずるに当たり，必要に応じて福祉，保健医療，労働，住まい，教育に関する施策その他の関連施策の活用が図られるよう努めなければならない（第5条）．国と地方公共団体は，①関係地方公共団体相互間，②支援を行う機関と福祉事務所，児童相談所，児童福祉施設，保健所，医療機関，職業紹介機関，職業訓練機関，教育機関，都道府県警察，日本司法支援センター，配偶者暴力相談支援センターその他の関係機関，の緊密な連携が図られるよう配慮しなければならない（第6条）．

b 女性相談支援センター

都道府県は，**女性相談支援センター**を設置しなければならない．女性相談支

用語解説*
困難な問題を抱える女性
性的な被害，家庭の状況，地域社会との関係性その他のさまざまな事情により，日常生活や社会生活を円滑に営む上で困難な問題を抱える女性（その恐れのある女性を含む）をいう（第2条）．

用語解説*
売春防止法
1956（昭和31）年に売春を行う恐れのある女子に対する補導処分および保護更生措置を講ずることによって売春防止を図ることを目的として制定された．困難な問題を抱える女性への支援に関する法律成立に伴い，補導処分と保護更生に関する条文（第17～40条）は削除される（2024年4月施行）．

表4-4　若年女性が直面する複合的困難

①家族関係の悪化や家族の崩壊，きょうだい間の差別
②親からの暴力，親やきょうだいからの性虐待，性暴力・性被害
③貧困・経済的困窮
④性搾取
⑤居場所の喪失，社会的孤立
⑥学校教育からのドロップアウト（いじめ，不登校，高校中退）
⑦就労機会・継続からの排除やドロップアウト，不安定な就労環境・低賃金
⑧予期せぬ妊娠，中絶とそのトラウマ，孤立した環境での出産と子育て
⑨心身の健康の侵害や障害：うつ，精神疾患や精神障害，知的障害，発達障害
⑩自死念慮，自殺未遂，リストカット・オーバードーズ（自傷行為）　など

厚生労働省「困難な問題を抱える若年女性の包括的な支援に関する調査研究」ワーキングチーム．困難な問題を抱える若年女性に対する支援スタートアップマニュアル．第1.0版，2022，p.3．より作成．https://www.mhlw.go.jp/content/000941620.pdf，（参照 2023-08-28）．

援センターは，現行の婦人相談所から名称変更し，①対象女性の立場に立った相談，②一時保護（同伴児童の学習も支援），③医学的・心理学的な援助，④自立して生活するための関連制度に関する情報提供等，⑤居住して保護を受けることができる施設の利用に関する情報提供等を行う（第９条）．

c 女性相談支援員

都道府県は，困難な問題を抱える女性の発見に努め，その立場に立って相談に応じ，専門的技術に基づいて必要な援助を行う**女性相談支援員**を置くものとする（第11条）．女性相談支援員は現行の婦人相談員から名称変更された．

d 女性自立支援施設

都道府県は，困難な問題を抱える女性の意向を踏まえながら，入所・保護，医学的・心理学的な援助，自立の促進のための生活支援を行い，退所した者についての相談等を行う**女性自立支援施設**を設置することができる（第12条第１項）．同伴児童の学習・生活も支援する（第12条第３項）．女性自立支援施設は現行の婦人保護施設から名称変更された．

4 困難な問題を抱える若年女性の支援

若年女性の問題（表4-4）は，これまで社会課題としてとらえられず，顕在化してこなかった．その理由として，困難な問題を抱えた若年女性は自ら悩みを抱え込み内面化してしまう人が多く，見えにくい存在であったことが指摘されている．公的な支援につながりにくい若年女性に対して，公的機関と民間団体が密接に連携し，個々のケースに応じたきめ細かな支援を行うことが必要とされている．

3 就労に関する法律と課題

1 労働基準法

労働基準法は，労働者が一定以上の生活ができるように最低限の基準を定めて，労働者の生活を向上させることを目的として，1947（昭和22）年に制定された．妊娠・出産に関連することや生理日の休暇*など，女性労働者に対す

用語解説*
生理休暇
労働基準法第68条に，生理日の就業が著しく困難な女性に対する措置が規定されている．

る母性保護についての規定がある．

a 坑内業務の就業制限

使用者は，妊娠中の女性および坑内で行われる業務に従事しない旨を申し出た産後１年を経過していない女性を，坑内で行われるすべての業務に就かせてはならない（第64条の二）．

b 危険有害業務の就業制限

使用者は，妊娠中の女性および産後１年を経過しない女性（妊産婦）を，重量物を取り扱う業務，有害ガスを発散する場所における業務，妊娠・出産・哺育などに有害な業務に就かせてはならない（第64条の三）．

c 産前産後休業

使用者は，６週間（多胎妊娠の場合は14週間）以内に出産する予定の女性が休業を請求した場合には，その者を就業させてはならない（第65条第１項）．使用者は，産後８週間を経過しない女性を就業させてはならない．ただし，産後６週間を経過した女性が請求した場合は，医師が支障なしと認めた業務に就かせることができる（第65条第２項）．使用者は，妊娠中の女性が請求した場合は，他の軽易な業務に転換させなければならない（第65条第３項）．

d 労働時間，時間外・休日・深夜労働

使用者は，妊産婦が請求した場合は，１日８時間，１週間40時間を超えて労働させてはならない（第66条第１項）．使用者は，妊産婦が請求した場合は，時間外労働，休日労働，深夜業をさせてはならない（第66条第２・３項）．

e 育児時間

生後満１年に達しない生児を育てる女性は，休憩時間のほかに，１日２回おのおの少なくとも30分の育児時間を請求することができる（第67条）．

2 男女雇用機会均等法

雇用の分野における男女の均等な機会及び待遇の確保等に関する法律（**男女雇用機会均等法**）は，「雇用の分野における男女の均等な機会及び待遇の確保を図るとともに，女性労働者の就業に関して妊娠中及び出産後の健康の確保を図る等の措置を推進すること」（第１条）を目的として，1972（昭和47）年に制定された．この法律は，労働者が性別により差別されることなく，また，女性労働者が母性を尊重されつつ充実した職業生活を営むことができるようにすることを基本的理念としている．

a 婚姻，妊娠・出産等を理由とする不利益取扱いの禁止

事業主は，女性労働者が婚姻し，妊娠し，または出産したことを退職理由として予定する定めをしてはならない（第９条第１項）．事業主は，女性労働者が婚姻したこと，妊娠したこと，出産したこと，産前産後の休業の請求もしくは休業したことを理由に解雇その他不利益な取扱いをしてはならない（第９条第２・３項）．妊娠中の女性労働者および出産後１年を経過しない女性労働者に対してなされた解雇は，無効とする（第９条第４項）.

b セクシュアルハラスメント防止措置

事業主は，職場において行われる性的な言動に対する労働者の対応によりその労働者が労働条件について不利益を受けたり，性的な言動により就業環境が害されることのないよう，労働者からの相談に応じ，適切に対応するために必要な体制の整備や雇用管理上の必要な措置を講じなければならない（第11条第１項）．事業主は，労働者が相談を行ったこと，相談への対応に協力したことを理由に，解雇や不利益な取扱いをしてはならない（第11条第２項）．事業主は，他の事業主から雇用管理上の必要な措置の実施に関し協力を求められた場合には，これに応ずるように努めなければならない（第11条第３項）.

事業主は，性的言動問題に対する労働者の関心と理解を深めるとともに，他の労働者に対する言動に必要な注意を払うよう，研修や必要な配慮などに努めなければならない（第11条の二第２項）．事業主は，自らも，性的言動問題に関心と理解を深め，労働者に対する言動に必要な注意を払うように努めなければならない（第11条の二第３項）.

c 妊娠・出産等に対するハラスメント防止措置

事業主は，職場において女性労働者が妊娠したこと，出産したこと，産前産後の休業の請求，もしくは休業などに関する言動により女性労働者の就業環境が害されることのないよう，女性労働者からの相談に応じ，適切に対応するために必要な体制の整備や雇用管理上必要な措置を講じなければならない（第11条の三第１項）.

事業主は，女性労働者が相談を行ったこと，相談への対応に協力したことを理由に，解雇など不利益な取扱いをしてはならない（第11条の三第２項）.

事業主は，妊娠・出産等関係言動問題に対する労働者の関心と理解を深めるとともに，他の労働者に対する言動に必要な注意を払うよう，研修の実施や必要な配慮などに努めなければならない（第11条の四第２項）.

事業主は，自らも，妊娠・出産等関係言動問題に関心と理解を深め，労働者に対する言動に必要な注意を払うように努めなければならない（第11条の四第３項）.

d 妊娠中および出産後の健康管理に関する措置

事業主は，女性労働者が母子保健法の規定による保健指導または健康診査を受けるための必要な時間を確保できるようにしなければならない（第12条）.

事業主は，女性労働者が保健指導または健康診査に基づく指導事項を守ることができるようにするため，勤務時間の変更，勤務の軽減などの必要な措置を講じなければならない（第13条）.

> plus α
> **母性健康管理指導事項連絡カード**
> 主治医等が行った指導事項の内容を，妊産婦である女性労働者から事業主へ的確に伝えるためのカードである．事業主は，カードの記載内容に応じて，時差通勤や休憩時間の延長などの措置を講じる義務がある．母性健康管理指導事項連絡カードは，妊娠中だけでなく出産後１年以内も使用することができる.

3 育児・介護休業法

育児休業，介護休業等育児又は家族介護を行う労働者の福祉に関する法律

（**育児・介護休業法**）は，子の養育または家族の介護を行う労働者等に対して支援を行うことで，雇用の継続および再就職の促進を図り，職業生活と家庭生活との両立に寄与することを目的として，1991（平成３）年に制定された．ここでは，育児を行う労働者に関する規定について説明する．

a 育児休業

労働者は，養育する１歳に満たない子について，事業主に申し出ることにより，育児休業（２回まで分割可）をすることができる（第５条第１・２項）．一定の条件を満たす場合は，２歳に達するまでの子についても育児休業をすることができる（第５条第３・４項）．

事業主は，労働者からの育児休業の申出を拒むことができない（第６条第１項）．

b 出生児育児休業（産後パパ育休）

労働者は，養育する子について，事業主に申し出ることにより，出生後８週間以内に４週間までの出生児育児休業（２回まで分割可）をすることができる（第９条の二第１・２項）．事業主は，労働者からの出生児育児休業申出を拒むことができない（第９条の三第１項）．

事業主は，労働者からの育児休業の申出，または育児休業をしたことを理由に，解雇など不利益な取扱いをしてはならない（第10条）．

c 子の看護休暇

小学校就学前の子を養育する労働者は，事業主に申し出ることにより，１年度において５日（養育する小学校就学前の子が２人以上の場合は10日）を限度として，子の世話を行うための休暇を取得することができる（第16条の二）．事業主は，労働者からの子の看護休暇の申出を拒むことができない（第16条の三）．

d 所定外労働の制限

事業主は，３歳に満たない子を養育する労働者からその養育のために請求があった場合は，所定労働時間を超えて労働させてはならない（第16条の八）．

e 時間外労働の制限

事業主は，労働時間を延長できる場合において，小学校就学前の子を養育する労働者がその養育のために請求したときは，制限時間（1月24時間，1年150時間）を超えて労働時間を延長してはならない（第17条）．

事業主は，労働者が制限時間を超えて労働しなかったことを理由に，解雇その他不利益な取扱いをしてはならない（第18条の二）．

f 深夜業の制限

事業主は，小学校就学前の子を養育する労働者がその養育のために請求した場合は，午後10時から午前５時までの間（深夜），労働させてはならない（第19条）．

g 育児休業等に関するハラスメント防止措置

事業主は，職場において労働者に対する育児休業等の利用に関する言動により就業環境が害されることのないよう，労働者からの相談に応じ，適切に対応するために必要な体制の整備や雇用管理上必要な措置を講じなければならない（第25条第１項）．事業主は，労働者が相談や相談への対応に協力したことを理由に，解雇など不利益な取扱いをしてはならない（第25条第２項）．

事業主は，育児休業等関係言動問題に対する労働者の関心と理解を深めるとともに，他の労働者に対する言動に必要な注意を払うよう，研修の実施や必要な配慮などに努めなければならない（第25条の二第２項）．事業主は，自らも，育児休業等関係言動問題に関心と理解を深め，労働者に対する言動に必要な注意を払うように努めなければならない（第25条の二第３項）．

父親の育児休業取得促進の取り組み

2010（平成22）年４月～

- **パパ・ママ育休プラス**

育児休業は母親だけでなく父親も取得できる．父親と母親がともに育児休業を取得する場合，育児休業取得期間を子が１歳２カ月に達するまで延長することができ，それぞれの育児休業期間は１年間（母親は産後休業を含む）．

2022（令和４）年４月～

- **個別の制度等の周知・休業取得意向確認の措置**

本人または配偶者の妊娠・出産等を申し出た労働者に対して，事業主は制度に関する周知と休業取得の意向確認の措置を，個別に行わなければならない．

- **育児休業を取得しやすい雇用環境の整備**

事業主は，育児休業の申出が円滑に行われるように，制度に関する研修の実施，相談窓口の設置，自社の取得事例の収集・提供，自社の制度と取得促進に関する方針の周知，のいずれかの措置を講じなければならない．

- **有期雇用労働者の休業取得要件の緩和**

有期雇用労働者の「引き続き雇用された期間が１年以上」の休業取得要件が撤廃された．

2022（令和４）年10月～

- **産後パパ育休（出生児育児休業）**

育児休業とは別に取得できる．

- **育児休業の分割取得**

１歳までの育児休業を分割して２回取得できるようになった．

2023（令和５）年４月～

- **育児休業取得状況の公表の義務化**

常用労働者数が1,000人を超える事業主は，育児休業等の取得の状況を年１回公表することが義務付けられた．

4 職場におけるハラスメント防止対策

多様な働き方の促進を目的としている「**労働施策の総合的な推進並びに労働者の雇用の安定及び職業生活の充実等に関する法律**」（**労働施策総合推進法**）が2019（令和元）年５月に改正され，職場におけるパワーハラスメント対策の強化が図られたことにより「パワハラ防止法」とも呼ばれるようになった．

この改正では，国の施策として「職場における労働者の就業環境に関する言動に起因する問題の解決の促進」が明示され（第４条第１項第15号），パワーハラスメント防止対策も法制化された（第30条の二～第30条の八）．2020（令和２）年６月から大企業は職場におけるパワーハラスメント防止対策が義務化され，2022（令和4）年からは中小企業もその対象となった．パワーハラスメントとは，①優越的な関係を背景にした，②業務上必要かつ相当な範囲を超えた言動により，③就業環境を害すること（身体的，精神的な苦痛を与えること）をいう．

職場におけるハラスメント防止対策には，セクシュアルハラスメント（セクハラ）や妊娠・出産・育児休業等に関するハラスメント（マタニティーハラスメント，マタハラや，育児休業ハラスメント，イクハラ）の防止対策も含まれ，労働施策総合推進法だけでなく，男女雇用機会均等法や育児・介護休業法にも対策について国，事業主および労働者の責務が明示された．セクシュアルハラスメント防止対策には，自社の労働者が他者の労働者にセクハラを行った場合の協力対応も努力義務となった．

セクハラは，例えば，性的な事実関係の質問，性的な冗談やからかい，食事やデートへの執拗な誘いや性的な関係の強要，必要のない身体へ接触などが挙げられるほか，異性からによるものだけなく同性に対するものも対象となる．性的指向や性自認に関して行われる嫌がらせ，差別的言動等のハラスメントであるSOGIハラスメント（ソジハラ）についても含まれることを知っておきたい．

5 男女格差

世界経済フォーラム（WEF）が発表している「Global Gender Gap Report」によると，2023年の日本の**ジェンダーギャップ指数***は0.647で146カ国中125位と，前年の0.650からスコアはわずかな後退であるが，順位は前年の116位から9ランクも下がり，先進国の中で最下位だった．2006年の調査開始以来，過去最低となっている．分野別にみると，教育47位，健康59位，経済123位で，政治おいては138位と最も低かった．

用語解説*
ジェンダーギャップ指数
男女格差を経済，教育，健康，政治の4分野で評価し，ジェンダー平等の達成度を指数にしたもの．0が完全不平等，1が完全平等を示し，数値が小さいほどジェンダーギャップが大きい．

1 日本における男女格差

a 学歴

近年，高校卒業率の男女の差はほとんどなくなったが，大学進学率，大学院進学率については違いがある（図4-1）．また，どのような学歴を達成したいかという教育アスピレーション（教育達成の期待や目標）についても，ジェンダー差があることがわかっている．子どもが育つ過程で，学業達成や職業達成，職種や業種，志向性や能力，ライフコース，生き方に，ジェンダーによって違いがあるという「隠れたカリキュラム*」が教育や社会に内面化してしまうことや，個人が社会構造にあらがえないという「ガラスの天井」の認識は，教育アスピレーションを低下させるだろう．

用語解説*
隠れたカリキュラム
学校の公式的な，明文化されたカリキュラムではなく，教員や学校の中にある雰囲気や意識のもち方を意味する．

b 就業率・雇用形態

女性のM字型就労*はボトムアップし，男性や諸外国の女性と同じ台形に近づいているように見えるが，雇用形態別にみると子育て期以降は非正規就労の割合が高い（図4-2）．日本では，同一労働同一賃金が課題である通り，非正

用語解説*
M字型就労
子育て期に無就業になるライフコースをいう．

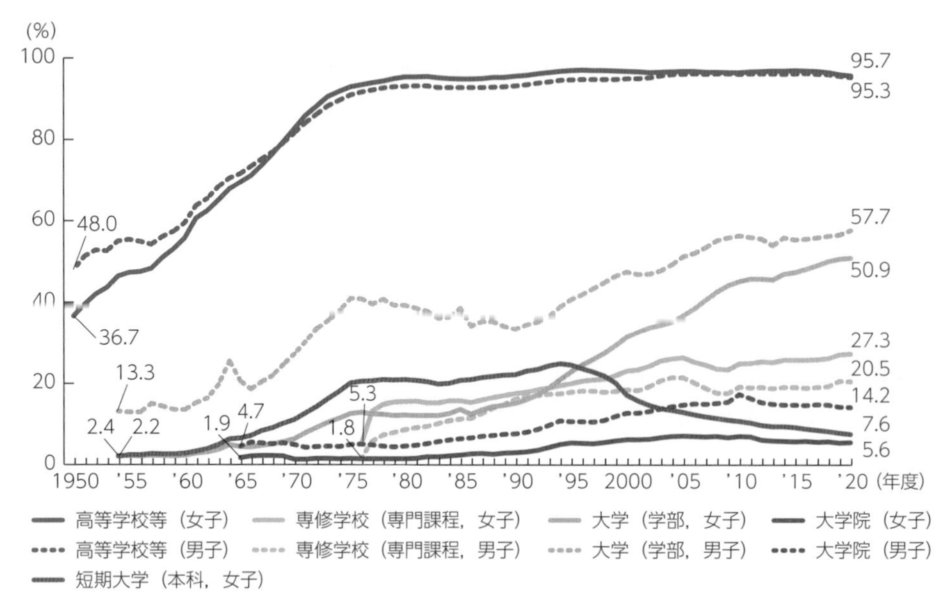

内閣府「男女共同参画白書 令和3年版」より

図4-1 学校種類別進学率の推移

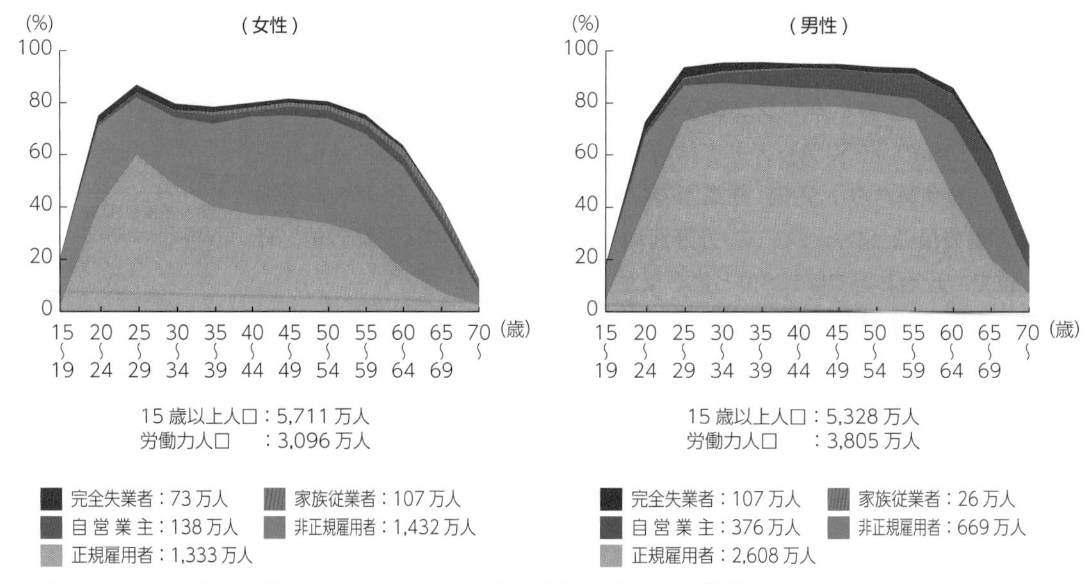

※正規雇用者は「正規の職員・従業員」と「役員」の合計．非正規雇用者は「非正規の職員・従業員」．
総務省「2022年労働力調査（基本集計）」を基に作成．

図4-2 年齢階級別労働力率の就業形態別内訳（男女別，2022年）

規労働者は低賃金で，昇進や昇給の見込みが低く，社会保険や有給休暇，福利厚生も乏しく，雇用関係も不安定になりがちで，フルタイムで働いても「ワーキングプア」状態といわれている．

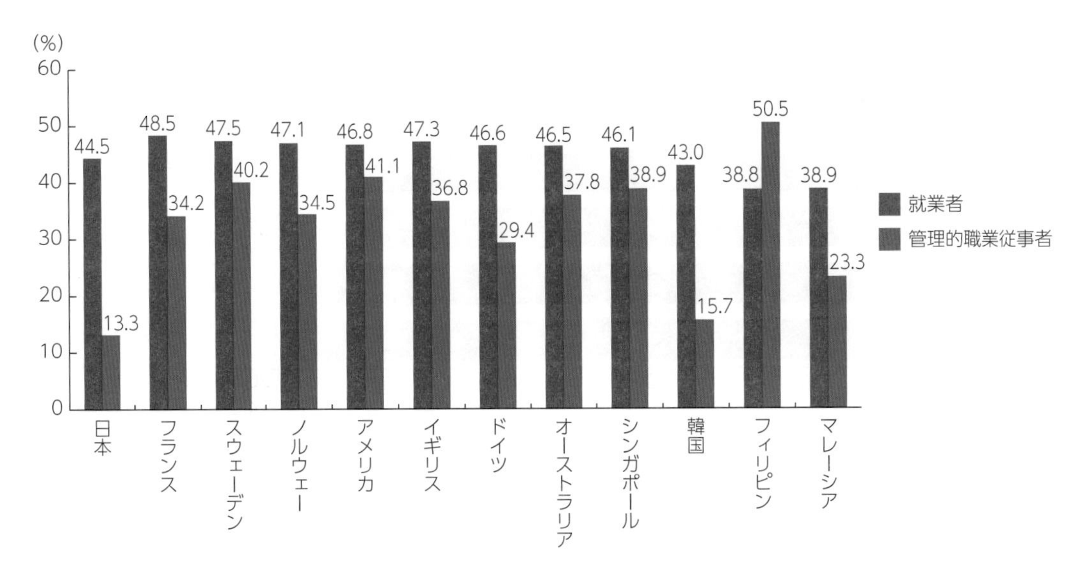

内閣府「男女共同参画白書 令和3年版」より.

図4-3 就業者および管理的職業従事者に占める女性の割合（国際比較）

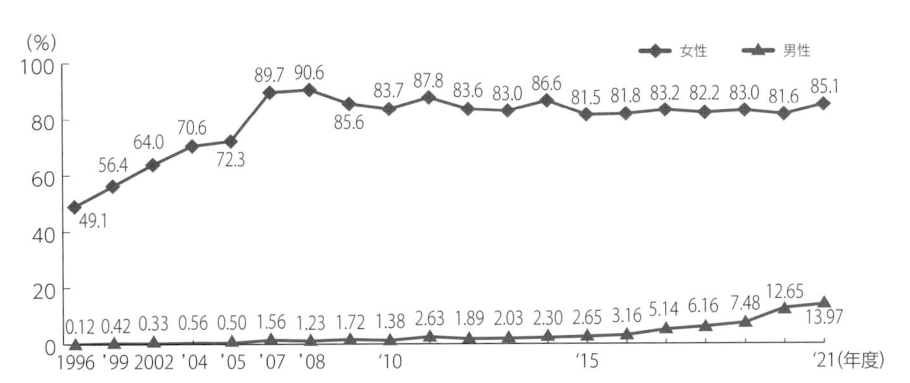

育児休業取得率＝〔出産者のうち，調査年の10月1日までに育児休業を開始した者（開始予定の申出をしている者を含む）の数／調査前年の9月30日までの1年間の出産者（男性の場合は配偶者が出産した者）の数〕
1. 2010年度以前調査においては，調査年度の1年間.
2. 2011年度の［ ］内の割合は，岩手県，宮城県および福島県を除く全国の結果.
厚生労働省「令和3年度雇用均等基本調査」をもとに作成.

図4-4 育児休業所得率の推移

c 管理的職業従事者

図4-3は，就業者と管理的職業従事者に占める女性の割合の国際比較である．フィリピン以外は女性の管理職者の割合が小さいことがわかる．これは，勤続年数，職種，雇用形態，キャリアトラック（キャリアマネジメント）の違いなどが組み合わさった結果である．正規雇用率にジェンダー差があることはすでに見たとおりであり，こうした職業キャリアでは昇進が見込みにくい．

d 育児休業取得率

女性は高い割合で育児休業を取得しているのに対して，男性は1割程度であり（図4-4），取得期間も女性は9割以上が6カ月以上で，男性は約5割が2

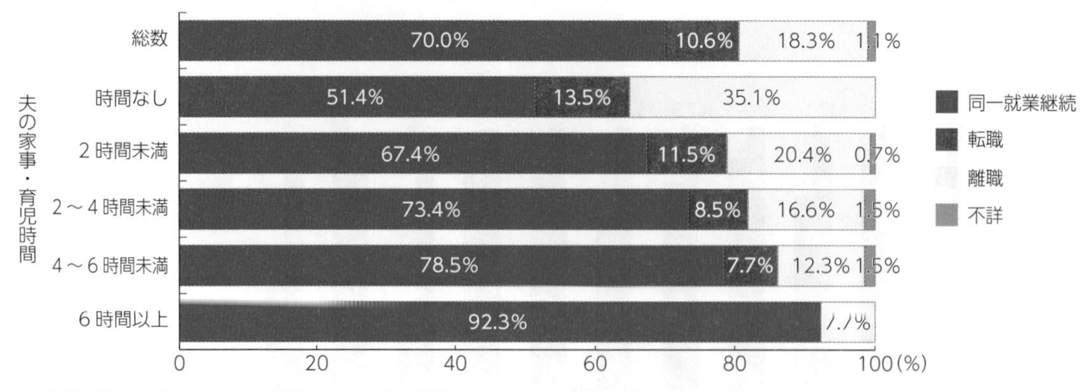

1. 集計対象は，①または②に該当し，かつ③に該当するこの9年間に子どもが生まれた同居夫婦.
 ①第1回から第10回まで双方が回答した夫婦
 ②第1回に独身で第9回までの間に結婚し，第10回まで回答した夫婦
 ③妻が出産前に仕事ありで，かつ，第1回の「女性票」の対象者
2. 9年間で2人以上出生ありの場合は，末子について計上.
3. 総数には、正規・非正規以外の就業形態等を含む.

厚生労働省「21世紀成年者縦断調査（平成24年成年者）：第10回21世紀成年者縦断調査」をもとに作成.

図4-5 夫の平日の家事・育児時間別にみた妻の就業継続割合

週間未満であった．育児休業の取得率の差は，男女の職業キャリアの構造的な違いや収入の違いとの関連が考えられる．育児休業給付金は取得者の育児休業開始時における日額給与の67%が基準となるため，夫婦のうちの高所得者が育児休業を取得すると家計に与える影響がより大きくなる．また，復帰後のキャリア構築にも影響をもたらすのではないかという懸念があることも知られている．諸外国ではクオータ制*を導入して男性の育児休業取得を促進しているが，日本ではまだその導入には至っていない.

e 家事・育児時間

小さい子どものいる夫の平日の家事・育児時間別にみた妻の出産前後の継続就業割合をみると，夫の家事・育児時間が多くなるほど妻の継続就業割合は高くなっている（図4-5）．しかし，夫の家事・育児時間なしで5割以上の妻が就業を継続しており，子どもがいる女性が働くときには，仕事だけでなく家事や育児を一手に引き受けたままの「ダブルワーク」や「ワンオペ育児」であることが伺える．これは，家事・育児遂行に関する性別役割分業意識や技能習得の違いだけでなく，男性の長時間労働，柔軟ではない固定的な働き方など，労働環境の違いも反映しているといえるだろう.

2 格差をなくすために

男性のほうが管理的位置に就きがちで，女性のほうがケア役割を担いがちであることが，職場，町内会やPTAなどの地域社会での役割に反映されている．家庭内や夫婦の関係においても，経済力があるほうが重大な意思決定に影響を与えることがわかる．この無意識の思い込みや偏見（アンコンシャスバイアス），構造的な差に気付き，一人ひとりの能力を伸ばし，希望を達成し，ウェルビーングや幸福度が高い社会の醸成が望まれる.

用語解説*

クオータ制

1993年にノルウェーは「パパ・クオータ制」と呼ばれる，父親だけが取得できる育児休業期間（当初は4週間，現在は6週間）を設けた．クオータとは割り当てという意味で，割り当て分の育児休業を取得しないと，育児休業全体の期間が短縮されてしまう制度である．ドイツやスウェーデンなどでも，独自のクオータ制を設けている.

plus α

貧困の女性化

Feminization of poverty．男女格差による貧困がより拡大している状態を指す．社会構造上，男性より女性のほうが貧困に陥りやすい．特に高齢単身女性の貧困は顕著であるが，世帯1人当たりの所得をみると，母子家庭のほうが高齢単身女性より相対的貧困率は高い．生産年齢であり，就労し，ひとり親家庭等の手当があっても，所得再分配ではカバーしきれないほど貧困の女性化が，特に有子女性に生じている.

4 子育て支援に関する制度・施策

1 少子化対策

1994（平成 6）年に「今後の子育て支援のための施策の基本的方向について（**エンゼルプラン**）」および「当面の緊急保育対策等を推進するための基本的考え方」（緊急保育対策等５か年事業）が策定された（**表4-5**）．さらに，1999（平成11）年に「重点的に推進すべき少子化対策の具体的実施計画について（**新エンゼルプラン**）」が策定され，保育関係事業を中心とする目標を設定して，少子化対策が推進されてきた．しかし，少子化の流れを変えることはできなかった．

2003（平成15）年には，次世代を担う子どもを育成する家庭を社会全体で支援する観点から**次世代育成支援対策推進法**が制定され，2005（平成17）年から10年間の時限立法として施行された．地方公共団体および事業主に対し，次世代育成支援のための行動計画の策定を義務付け，集中的・計画的な取り組みの促進が図られた．

2004（平成16）年に「少子化社会対策大綱に基づく重点施策の具体的実施計画について（**子ども・子育て応援プラン**）」が制定された．このプランでは，①若者の自立とたくましい子どもの育ち，②仕事と家庭の両立支援と働き方の見直し，③生命の大切さ，家庭の役割等についての理解，④子育ての

表4-5　少子化に対するこれまでの取り組み

年	合計特殊出生率	関連法律等	施　策
1990（平成2）	1.54		
1994（平成6）	1.5		エンゼルプラン 緊急保育対策等５か年事業 1995（平成7）年度～1999（平成11）年度
1999（平成11）	1.34	少子化対策推進基本方針	新エンゼルプラン 2000（平成12）年度～2004（平成16）年度
2003（平成15）	1.29	少子化社会対策基本法 次世代育成支援対策推進法	
2004（平成16）	1.29	少子化社会対策大綱	子ども・子育て応援プラン 2005（平成17）年度～2009（平成21）年度
2006（平成18）	1.32		新しい少子化対策について
2007（平成19）	1.34		「子どもと家族を応援する日本」重点戦略
2010（平成22）	1.39	子ども・子育てビジョン	
2012（平成24）	1.41	子ども・子育て支援法等子ども・子育て関連３法	
2014（平成26）	1.42	次世代育成支援対策推進法（10年延長）	
2015（平成27）	1.45	少子化社会対策大綱（第３次）	子ども・子育て支援新制度
2016（平成28）	1.44	ニッポン一億総活躍プラン	
2017（平成29）	1.43		子育て安心プラン
2019（令和元）	1.36	子ども・子育て支援法改正	
2020（令和2）	1.33	少子化社会対策大綱（第４次）	新子育て安心プラン
2021（令和3）	1.30	こども政策の新たな推進体制に関する基本方針	
2022（令和4）	1.26	こども家庭庁設置法	

新たな支え合いと連帯，の四つを重点課題として，若者の自立や働き方の見直しなどを含めた幅広い分野で具体的な目標が設定された．

2007（平成19）年に「子どもと家族を応援する日本」重点戦略がまとめられ，少子化・高齢化による人口減少および急激な労働力人口の減少に歯止めをかけるためには，仕事と生活の調和（ワーク・ライフ・バランス）の実現と包括的な次世代育成支援の枠組みが必要であることが示された．家族や親が子育てを担うのではなく，社会全体で子育てを支えるという基本的な考えをもとに，2010（平成22）年に**「子ども・子育てビジョン」**が策定された．このビジョンでは，①子どもの育ちを支え，若者が安心して成長できる社会へ，②妊娠，出産，子育ての希望が実現できる社会へ，③多様なネットワークで子育て力のある地域社会へ，④男性も女性も仕事と生活が調和する社会へ（ワーク・ライフ・バランスの実現），が目指すべき社会への政策の 4 本柱となっており，日本の少子化対応は従来の「少子化対策」から「子ども・子育て支援」へ移行して推進されることになった．

2012（平成24）年に**子ども・子育て支援法**が成立し，子ども・子育て関連3法に基づく**子ども・子育て支援新制度**が2015（平成27）年からスタートした．子ども・子育て支援新制度は，子育て支援の量の拡充と質の向上を進める制度で，認定こども園や地域型保育所の設置や，地域の実情に応じた子育て支援（地域子ども・子育て支援事業）が進められている．

2014（平成26）年には，次世代育成支援対策推進法の有効期限が10年間延長され，より高い水準で取り組みを行っている子育てサポート企業に新たな特例認定（プラチナくるみん認定）制度が創設された．また，母子・父子家庭に対する支援の拡充，児童扶養手当と公的年金給付の併給制限の見直しなど，職場・地域における子育てしやすい環境の整備に向け，内容等の充実が図られた．

2016（平成28）年には，あらゆる場で誰もが活躍できる全員参加型の社会を目指して「ニッポン一億総活躍プラン」が閣議決定され，その目標の一つである「希望出生率 1.8」の実現に向けて，子育て環境の整備，結婚支援の充実，若者・子育て世帯への支援などの取り組みが図られた．

2019（令和元）年の子ども・子育て支援法の改正において，3～5歳のすべての子どもおよび住民税非課税世帯の0～2歳の子どもについて，幼稚園，保育所，認定こども園等の利用料が無償化された．

2020（令和2）年には，人生100年時代の到来を見据えながら，全世代を幅広く支えていくために，「全世代型社会保障改革の方針」が発表され，不妊治療への保険適用，待機児童の解消，男性の育児休業取得促進も加えたトータルな形での少子化対策が示された．

2021（令和3）年には，こどもの視点に立ってさまざまな課題に対応するために，こども政策の方向性が検討され，「こども政策の新たな推進体制に関する基本方針」が閣議決定された．この基本方針を受け，2022（令和4）年にこ

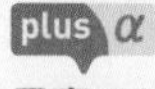

子育てサポート企業の認定

一定の基準を満たした企業は，子育てサポート企業として厚生労働大臣のくるみん認定，プラチナくるみん認定を受けられる．2022（令和4）年4月からこれら認定基準が引き上げられ，新たに「トライくるみん」認定制度もスタートした．認定基準はくるみんとほぼ同じだが，一部緩く設定されている．

ども家庭庁設置法および「こども家庭庁設置法の施行に伴う関係法律の整備に関する法律」が成立し，**こども家庭庁**は2023（令和5）年4月に創設された．こども政策の司令塔機能をこども家庭庁に一本化し，一元的に企画・立案・総合調整を行い，妊娠・出産の支援，母子保健，子育て支援，こどもの居場所づくりや，困難な状況にあるこどもや家庭への包括的支援など，少子化対策を含むこども政策をさらに強力に進めていくこととしている．

2 健やか親子 21

2001（平成13）年に，21世紀初頭における母子保健の国民運動計画として**「健やか親子21」**が策定された．この計画は，①思春期の保健対策の強化と健康教育の推進，②妊娠・出産に関する安全性と快適さの確保と不妊への支援，③小児保健医療水準を維持・向上させるための環境整備，④子どもの心の安らかな発達の促進と育児不安の軽減，の四つを主要課題とし，関係者，関係機関・団体が一体となって推進してきた．

2014（平成26）年に最終年度を迎え，最終評価報告書が取りまとめられ，この報告書で示された今後の課題や提言をもとに，2015（平成27）年度から**「健やか親子21（第2次）」**が開始された（**図4-6**）．

「健やか親子21（第2次）」では，「すべての子どもが健やかに育つ社会」の10年後の実現に向け，三つの基盤となる課題と二つの重点課題が設定されている（**表4-6**）．

基盤課題Aと基盤課題Bには従来から取り組んできたが，引き続き改善が必要な課題や，少子化や家族形態の多様化などを背景に新たに出現してきた課題

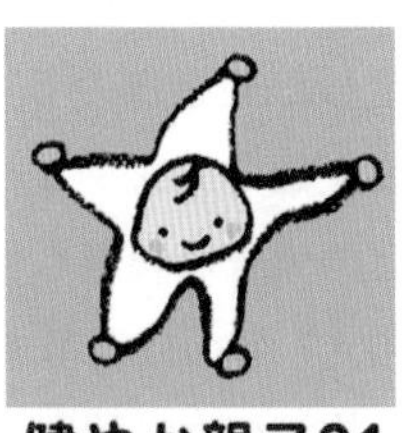

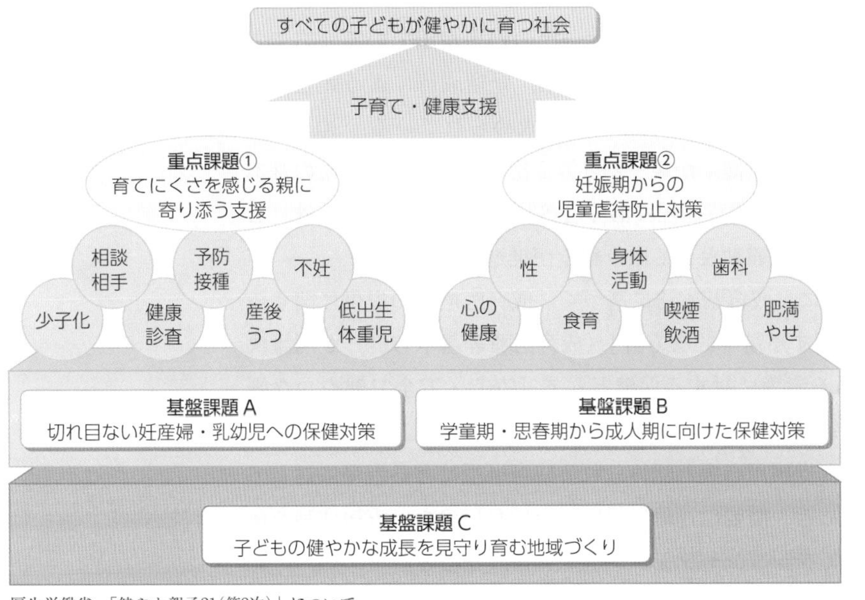

厚生労働省.「健やか親子21（第2次）」について

図4-6 健やか親子 21（第2次）イメージ図

表4-6 「健やか親子21(第2次)」10年後に目指す姿

課題名		課題の説明
基盤課題A	切れ目ない妊産婦・乳幼児への保健対策	妊娠・出産・育児期における母子保健対策の充実に取り組むとともに，各事業間や関連機関間の有機的な連携体制の強化や，情報の利活用，母子保健事業の評価・分析体制の構築を図ることにより，切れ目ない支援体制の構築を目指す.
基盤課題B	学童期・思春期から成人期に向けた保健対策	児童生徒自らが，心身の健康に関心をもち，より良い将来を生きるため，健康の維持・向上に取り組めるよう，多分野の協働による健康教育の推進と次世代の健康を支える社会の実現を目指す.
基盤課題C	子どもの健やかな成長を見守り育む地域づくり	社会全体で子どもの健やかな成長を見守り，子育て世代の親を孤立させないよう支えていく地域づくりを目指す．具体的には，国や地方公共団体による子育て支援施策の拡充に限らず，地域にあるさまざまな資源（NPOや民間団体，母子愛育会や母子保健推進員など）との連携や役割分担の明確化が挙げられる.
重点課題①	育てにくさを感じる親に寄り添う支援	親子が発信するさまざまな育てにくさ*のサインを受け止め，丁寧に向き合い，子育てに寄り添う支援の充実を図ることを重点課題の一つとする.
重点課題②	妊娠期からの児童虐待防止対策	児童虐待を防止するための対策として，①発生予防には，妊娠届出時など妊娠期から関わることが重要であること，②早期発見・早期対応には，新生児訪問などの母子保健事業と関係機関の連携強化が必要であることから重点課題の一つとする.

＊ 育てにくさとは，子育てにかかわる者が感じる育児上の困難感で，その背景として，子どもの要因，親の要因，親子関係に関する要因，支援状況を含めた環境に関する要因など多方面な要素を含む．育てにくさの概念は広く，一部には発達障害などが原因となっている場合がある.

厚生労働省.「健やか親子21（第2次）」について.

があり，ライフステージを通してこれらの課題の解決を図ることを目標にしている．また，基盤課題Cは，基盤課題Aと基盤課題Bを広く下支えする環境づくりを目指すための課題として設定されている．一方，重点課題①・②は，さまざまある母子保健課題の中でも，基盤課題A～Cでの取り組みをより一歩進めた形で，重点的に取り組む必要があるものとして設定されている．これらの課題には，10年後の目標を設けた52の指標と目標を設けていない28の参考指標が設定されている.

2019（令和元）年に報告された中間評価をみると，策定時に目標として設定した52指標のうち，34指標が改善するなど一定の効果が出ている一方で，妊産婦のメンタルヘルスケアや10代の自殺死亡率，児童虐待による死亡数などの大きな課題も残されており，引き続き対策が求められている．2019（令和元）年の成育基本法施行後，健やか親子21（第2次）は，成育基本法の基本的施策の中に位置付けられ，「成育過程にある者等に対する保健」と「教育および普及啓発」に基づく国民運動として取り組みが推進されている.

2021（令和3）年2月に，成育基本法に基づく「成育医療等の提供に関する施策の総合的な推進に関する基本的な方針」（成育医療等基本方針）が閣議決定され，成育過程にある者等に対する保健として「安心・安全で健やかな妊娠・出産，産後の健康管理を支援するため，プレコンセプションケアの実施などの支援を求める者や，支援が必要と認められる成育過程にある者等に対して適切に支援を実施するなど，需要に適確に対応した切れ目のない支援体制を構築する」ことと，初めてプレコンセプションケアに言及がなされた.

2023（令和5）年3月には「不妊，予期せぬ妊娠，性感染症等への適切な相談支援や，妊娠・出産，産後の健康管理に係る支援を行うため，男女ともに性や妊娠に関する正しい知識を身に付け，健康管理を行うよう促すプレコンセプションケアの推進を含め，需要に適確に対応した切れ目のない支援体制を構築する」ことと成育医療等基本方針が改められ，「性と健康の相談センター事業」の推進等により，男女を問わず，性や妊娠に関する正しい知識の普及を図り，健康管理を促すプレコンセプションケアの推進を講じるとしている．

プレコンセプションケア

プレコンセプションケア（preconception care）とは，「妊娠前の健康管理」を意味し，将来妊娠の可能性を考えながら女性やカップルが自分たちの生活や健康に向き合うことである，2006年にアメリカ疾病管理予防センター（CDC）が提唱し，2012年にWHOも本格的に推奨した．世界産婦人科連合（FIGO）はプレコンセプション期の栄養の重要性に関して言及している．

日本では，2015（平成27）年に国立成育医療研究センターにプレコンセプションケアセンターが開設され，プレコンセプションケアの普及に努めている（https://www.ncchd.go.jp/hospital/about/section/preconception/）．すべての女性やカップルに妊娠前にチェックしてほしい内容をまとめた男女それぞれのプレコン・チェックシートや，プレコンセプションケアのポイントを学びながら行動を起こす準備ができるプレコンノートなど，さまざまな情報を発信している．

3 特別養子縁組制度

総務省の2022（令和2）年の「要保護児童の社会的養護に関する実態調査」によると，2018（平成30）年度の**要保護児童**は44,258人で，少子化の進む中，これに見合った減少がみられない．2016（平成28）年の児童福祉法の改正で，実親が養育できないときは，家族と同様の環境の中で継続的に子どもが養育されるよう，養子縁組や里親，ファミリーホームへの委託が推進されている．**里親制度**とは，育てられない親の代わりに一時的に家庭内で子どもを預かって養育する制度で，里親と子どもに法的な親子関係はない．一方，**養子縁組**は民法に基づいて法的な親子関係を築く制度である．

養子縁組には，**特別養子縁組**とかつてからある養子縁組とがあり，特別養子縁組との区別で普通養子縁組と呼ばれている．特別養子縁組は，子どもの利益確保の観点から，1987（昭和62）年の民放改正で創設され，1988（昭和63）年から開始された．特別養子縁組では，実親との親子関係は終了し，戸籍には実親の名前は記載されず，実親子と同様の続柄で記載される．原則，離縁はできない（**表4-7**）．

2020（令和2）年に民法が改正され，特別養子縁組制度の対象年齢が，6歳未満（6歳に達する前から養親に監護されていた子どもは8歳未満）から15歳未満（15歳に達する前から監護されていた子どもは18歳未満）に引き上げられたが，特別養子縁組件数は2017年から600件を超えているがほぼ横ばい

plus α
プレコンセプションケアの目的

現在から将来にわたる自らの健康のみならず次世代の健康の保持および増進を図り，国民全体の健康を向上させること．

plus α
プレコンセプションケアの対象者

子どもや青少年（思春期），すぐに妊娠する意思のない成人，妊娠する意思のある成人，再び妊娠する意思のある成人の四つの行動フェーズに分けられる．各フェーズにより，妊娠へのゴール，特徴，介入の機会が異なる．

表4-7　養子縁組制度と里親制度の概略

	養子縁組制度		里親制度
	特別養子縁組	普通養子縁組	養育／専門／養子縁組／親族
法的根拠	民法（第817条の二～第817条の十一）	民法（第792～第810条）	児童福祉法（第6条の四）
資　格	児童相談所から受託する場合は里親認定，民間機関から受託する場合は機関での研修・登録	特になし（子どもの委託の場合を除く）	親族里親以外は研修が必要 都道府県知事による認定
養育者の年齢	原則として25歳以上の夫婦（ただし，一方が25歳以上であれば，一方は20歳以上でもよい	20歳以上	制限なし
子どもの年齢	原則として15歳未満	制限なし（ただし，養親より年下であること）	原則18歳まで（必要な場合は20歳まで）
縁組の成立	家庭裁判所が決定（6カ月以上の試験養育後）	養親と養子（15歳未満の場合は法定代理人）の同意	児童相談所からの委託
法的な親子関係	実親との法的親族関係は終了	実親との法的親族関係は終了しない	実親に親権
戸籍の表記	長男（長女）等，実親の名前の記載なし	養子（養女），実親の名前の記載あり	—
関係の解消（離縁）	原則認められない	認められる	実親のもとへ戻る，自立する等

で（➡p.59 図3-11参照），諸外国と比べると少ない．望まない妊娠や経済的理由など，子どもを育てられない場合の，親子の心身の健康とウェルビーイング（well-being）のために，特別養子縁組や里親などの社会的養育方法を広く周知させ，生みの親の周産期の支援，子どもを受託するときの養親希望者の支援，養子となる子どもの支援が求められる．

5 暴力・虐待の防止に関する法律と支援

1 ドメスティックバイオレンスに関する法律と支援

1 ドメスティックバイオレンスの現状

ドメスティックバイオレンス（domestic violence：**DV**）は，夫婦，婚約者，恋人などの親密な関係の中で起こる暴力のことである．ここには，元夫（妻），元婚約者，元恋人も含まれる．DVには，殴る，蹴るなどの身体的な暴力のみならず，精神的暴力，経済的暴力，性的暴力がある（**表4-8**）．

これらの暴力の根本には，パワーとコントロール（力と支配）が存在する．具体的には，男性が加害者である場合，女性を自分の意のままにコントロールする手段として，暴力を使うという例が挙げられる．さらに，暴力にはサイクルがあるといわれ，暴力を振るった後に，別人のように優しく振る舞ったり，謝ったりするが，時間がたつと再び暴力を振るうという行動を繰り返す．このサイクルにいる女性は，暴力の後に優しくされたとき「これが本当の彼だ」

表4-8　DVの種類

身体的暴力	殴る，蹴る，物を投げつける，突き飛ばすなどの身体に対する暴行
精神的暴力	人格を否定するような暴言，交友関係や行き先，電話・メールなどを細かく監視する，長時間無視するなどの精神的な嫌がらせ，あるいは，自分もしくは自分の家族に危害が加えられるのではないかと恐怖を感じるような強迫など
経済的暴力	生活費を渡さない，貯金を勝手に使われる，外で働くことを妨害するなど
性的暴力	嫌がっているのに性的な行為を強要される，見たくないポルノ映像などを見せられる，避妊に協力しないなど

内閣府男女共同参画局「男女間における暴力に関する調査報告書（平成29年度調査）」より作成．

「私も悪かった」などと考えてしまい，この関係を続けてしまうのである．

内閣府男女共同参画局の「男女間における暴力に関する調査（令和２年度調査）」によると，約17％の成人女性がこれまでに配偶者から「身体的暴行を受けたことがある」，14.6％が「心理的攻撃を受けたことがある」，さらに約8.6％が「性的強要をされたことがある」と回答している[13)]．いずれかのDV行為を一つでも受けたことがあると答えた成人女性は，約４人に１人で，約10人に１人は何度も受けたと回答していた．DVは決してまれな状況ではなく，身近に存在する問題であることがわかる．

2 ドメスティックバイオレンスに関する法律

2001（平成13）年に，**配偶者からの暴力の防止及び被害者の保護等に関する法律（DV防止法）**が制定された．DV防止法は，DV被害者支援の中核となる**配偶者暴力相談支援センター**の設置と機能を示し，配偶者からの暴力に関わる通報，被害者の相談，保護，自立支援などの体制を整備し，配偶者からの暴力の防止および被害者の保護を図ることを目的としている．

DV防止法は，配偶者からの暴力が，犯罪となる行為をも含む重大な人権侵害であることが示された，初めての法律として意義がある．また，DV防止法には，被害者がさらに暴力を受けて生命または身体に対する重大な危害を加えられることを防止するために，保護命令制度が設けられている．裁判所への申立てによって，裁判所が加害者に対し，被害者に近寄らないよう命じることができる制度である．保護命令には，接近禁止命令，退去命令，子への接近禁止命令，親族等への接近禁止命令，電話等禁止命令があり，違反した場合には罰則が規定されている．

DV防止法には，医療者を含め関係者への研修の実施，被害者発見時の通報と被害者への情報提供について規定されている．DVの早期発見と介入，そして支援機関との連携は，医療の果たすべき重要な役割であるといえる．井上の調査では，DVのスクリーニングを実施している分娩取扱施設は７％と少なかったが，40％の施設が，配偶者暴力相談支援センターまたは警察への通報を実施していた[14)]．この割合は徐々に増加しているが，いまだ十分とはいえない．

DV防止法における医療関係者の役割

第6条

2 医師その他の医療関係者は，その業務を行うに当たり，配偶者からの暴力によって負傷し又は疾病にかかったと認められる者を発見したときは，その旨を配偶者暴力相談支援センター又は警察官に通報することができる．この場合において，その者の意思を尊重するように努めるものとする．

4 医師その他の医療関係者は，その業務を行うに当たり，配偶者からの暴力によって負傷し又は疾病にかかったと認められる者を発見したしたときは，その者に対し，配偶者暴力相談支援センター等の利用について，その有する情報を提供するよう努めなければならない．

3 ドメスティックバイオレンス被害者への支援

コンテンツが視聴できます(p.2参照)

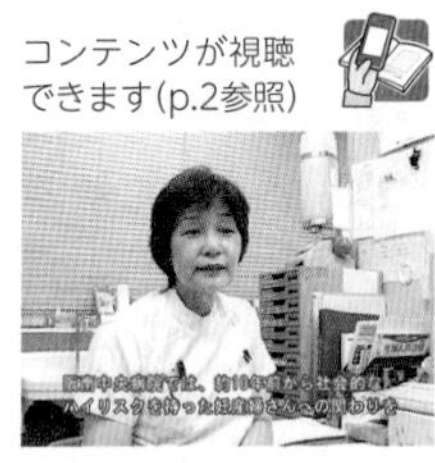

●ドメスティック・バイオレンス〜医療機関でできること〈動画〉

妊娠期から育児期におけるDVは，母子の健康および生命に影響が及ぶ恐れがあり，子どもの虐待との関連が多数報告されている．妊婦においてもDVは存在し，妊婦の20人に1人（約5%）にあると報告されている[15]．妊婦へのDVは，母親の外傷，腹部を蹴られることによる切迫流産・早産，精神面でのうつ症状や不安，PTSD（心的外傷後ストレス障害）と，低出生体重児，胎児機能不全など胎児への影響もある．周産期には，できるだけ早期にDVを把握し，支援を始めることが特に重要である．

1 妊婦へのDVスクリーニング

妊婦健診の場において，相談があった妊婦のみならず，全妊婦を対象としたDVのスクリーニングが推奨されている．スクリーニングとは，明らかな症状や徴候が見られない被害者，つまり潜在的な被害者を見つけ出すことである．通常では説明のつかないけが，うつや不定愁訴などの症状は，DV被害を見つけ出す手がかりとみなされている．そのため，すべての妊婦にDVの有無を問うという方法が適している．

DVがあるかどうかをスクリーニングするためには，適切なスクリーニングツールの使用が勧められる．さまざまなツールが作成されているが，日本では，**女性に対する暴力スクリーニング尺度**（violence against women screen: **VAWS**）がある（**表4-9**）．臨床での適用促進として，女性に対する暴力スクリーニング尺度の短縮版（No.2，4，5，6）もある．女性に対する暴力スクリーニング尺度は，7項目の質問で構成されており，2項目以上で，「たまにある」または「よくある」（「非常に難しい」または「ある程度難しい」）が選ばれるとDVリスク陽性と判定する．

また，DVスクリーニングの方法は，正確度の高いDVスクリーニングツールを用いて自記式，またはコンピュータの活用（プライバシーが守れる場所でコンピュータ画面を見て回答してもらう方法）が勧められる．

2 女性が安心してDVのことを話せる医療環境をつくる

DV被害に遭っている女性にとって，夫からの報復の恐れ，恥，無力感など

表4-9　女性に対する暴力スクリーニング尺度（VAWS）

No.	項　目			
1	あなたとパートナーの間でもめごとが起こったとき，話し合いで解決するのは難しいですか？	□非常に難しい	□ある程度難しい	□難しくない
2	あなたは，パートナーのやることや言うことを怖いと感じることはありますか？	□よくある	□たまにある	□まったくない
3	あなたのパートナーは，気に入らないことがあるとあなたを大きな声で怒鳴ったりすることがありますか？	□よくある	□たまにある	□まったくない
4	あなたのパートナーは，気に入らないことがあると怒って壁をたたいたり，物を投げたりすることがありますか？	□よくある	□たまにある	□まったくない
5	あなたは，気が進まないのにパートナーから性的な行為を強いられることがありますか？	□よくある	□たまにある	□まったくない
6	あなたのパートナーは，あなたをたたく，強く押す，腕をぐいっと引っ張るなど強引にふるまうことがありますか？	□よくある	□たまにある	□まったくない
7	あなたのパートナーは，あなたを殴る，蹴るなどの暴力を振るうことがありますか？	□よくある	□たまにある	□まったくない

片岡弥恵子．女性に対する暴力スクリーニング尺度の開発．日本看護科学学会誌．2005，25（3），p.51-60.

により，医療者に暴力のことを相談するのは容易なことではない．医療の中で，女性が安心してDVについて話せる環境をつくることが必要である．

まずは女性のプライバシーが守れる個室を準備する．問診や面接は1対1で行う．または，妊婦健診の中で夫や家族が同席しない面接の機会をつくる．看護者は，女性の擁護（ようご）者となる．つまり常に被害者である女性の側に立ち，暴力は犯罪であるという強い信念をもつ．

3　女性と子どもの安全を確保する

DV被害の可能性がある女性には，個別に話をする機会をもつ．その際，女性の気持ちをよく聴き，意思・選択を尊重する．女性と子どもの安全のアセスメントでは，「最近，暴力がエスカレートした」「凶器で脅された」「首を絞めるなど生命に危険を感じるような暴力があった」「子どもへの暴力があった」などの回答が得られた場合は，生命への危険性が高いと考えられる．安全性を評価しながら，女性と子どもの安全を守るため，セイフティープラン*を立てる．看護師は，女性の同意が得られたら，**配偶者暴力相談支援センター**や警察への通報を検討する．同時に，女性が利用できる社会資源に関する情報を提供することも重要である．

用語解説 *

セイフティープラン

・大切なもの（お金，保険証，運転免許証，印鑑，自宅の鍵，着替え，おむつなど）をバッグに入れてまとめておく．
・危険な状態になったときに，逃げる経路を考えておく．
・避難場所を確保しておく．

2　児童虐待の防止に関する法律と支援

1　児童虐待の現状

現在，**児童虐待**は大きな社会問題となっており，予防や早期発見・早期介入，再発防止に関するさまざまな取り組みが行われている．しかし，児童虐待による深刻な事例は後を絶たず，児童相談所における児童虐待対応件数は，年々増加傾向にある．

被虐待経験は，自己効力感の低下やうつ病の発症など，社会生活に障害を来し，生涯にわたって健康に深刻な影響を与える．虐待の早期発見と予防的介入は，医療者に課せられた重要な役割といえる．厚生労働省の「子どもの虐待による死亡事例等の検証結果等について（第13次報告）」によれば，心中以外の虐待死事例のうち，0歳児の死亡数は全体の約6割を占めていることからも，できるだけ早期に虐待を発見しなくてはならない．むしろ，虐待が発生する前に虐待リスクをスクリーニングし，早期介入をスタートさせる必要がある．

2 児童虐待の防止等に関する法律

児童虐待の防止等に関する法律（児童虐待防止法）は，2000（平成12）年11月に施行され，児童に対する虐待の禁止，児童虐待の予防および早期発見その他の児童虐待の防止に関する国および地方公共団体の責務，児童虐待を受けた児童の保護および自立の支援のための措置などを定めることにより，児童虐待の防止等に関する施策を促進し，もって児童の権利利益の擁護に資することを目的としている．

児童虐待防止法には，「何人（なんぴと）も，児童に対し，虐待をしてはならない」（第3条）と定められており，保護者に限らず，あらゆる者からの児童に対する虐待行為を禁じている．第4条には，国や地方公共団体の責務として，関係機関，民間団体との連携強化が盛り込まれ，第5条の児童虐待の早期発見と第6条児童虐待に係る通告は，学校教職員，児童福祉施設職員，保健師，弁護士，医療関係者などが，早期発見に向けて通告に努めることを規定している．

児童虐待の定義は，保護者がその監護する児童（18歳に満たないもの）に対し，表4-10に掲げる行為をいう．

3 虐待のリスクアセスメントと支援

アメリカでは，虐待に対する国家的な取り組みがあり，その活動を紹介する．Healthy Families America Initiative（HFA Initiative）は，親（褥婦と夫・パートナー）の子どもへの虐待リスクをアセスメントし，早期に集中的な家庭訪問やペアレンティングクラスへの参加を促すことで，虐待の発生を予防するのを目的としている．虐待スクリーニングは，問診・診療記録の情報からリスクを評価する第一次スクリーニングと，ハイリスク者の絞り込みをする第二次スクリーニングの2段階で実施される．

表4-10 児童虐待の種類

身体的虐待	児童の身体に外傷が生じる，または生じる恐れのある暴行を加えること
性的虐待	児童にわいせつな行為をすること，または児童にわいせつな行為をさせること
ネグレクト	児童の心身の正常な発達を妨げるような著しい減食または長時間の放置，保護者以外の同居人による身体的虐待・性的虐待・心理的虐待の放置，その他の保護者としての監護を著しく怠ること
心理的虐待	児童に対する著しい暴言，または著しく拒絶的な対応，児童が同居する家庭における配偶者に対する暴力その他の児童に著しい心理的外傷を与える言動を行うこと

第一次スクリーニングは，褥婦と夫・パートナーの虐待のリスクファクターの有無，例えば，婚姻状態（未婚／既婚），パートナーの職業，収入，住所の有無，電話の有無，学歴，薬物使用の既往，精神疾患の既往，人工妊娠中絶の既往，養子縁組の希望，夫婦・家族間の問題，うつ病の既往について，医療記録からリスクスクリーニングを行う．ハイリスクと判定された場合は，第二次スクリーニングを実施する．

第二次スクリーニングは，虐待スクリーニング尺度であるfamily stress checklist（FSC）を用い，インタビューによってアセスメントする．第二次スクリーニングでハイリスクと判定された褥婦には，フォローアップする担当助産師が決められる．担当助産師は，カウンセラーや医療ソーシャルワーカー，看護管理者など院内のリソースを活用して，退院後を視野に入れた適切な支援体制を整える．さらに院内の協働者とともに，地域の支援機関と連携していく．

HFA Initiativeでは，FSCで25点以上の場合に，集中的な家庭訪問を実施している．また，医療施設には，すべての褥婦が利用できるように，地域子育て相談窓口，夜間診療情報，地域子育てマップ，子ども虐待防止センター電話相談窓口などの資料や周辺地域で受けられる社会資源について，情報提供の準備を促している．

日本においても，親の虐待のリスクをアセスメントし，早期介入を行う試みが始まっている．各自治体においては，保健所・保健センターなどで母子健康手帳の交付の際に，助産師や保健師が面談して虐待や養育困難のリスクをアセスメントし，ハイリスクと判定された妊婦（特定妊婦など）には，妊娠中期の面談，産後の家庭訪問など個別に計画し，フォローアップしていく．病院においても，全妊婦に対し，虐待・養育困難のリスクスクリーニングを実施し，ハイリスク妊婦には，看護職，医師，医療ソーシャルワーカー，臨床心理士など多職種と協働し，家族調整，心理支援，社会的リソースの活用などの支援を行っている．退院時には，地域との連携を積極的に進めている．

plus α

日本語版FSC

アメリカで広く用いられているFSCをヘネシー（Hennessy, S.）が日本語に翻訳した．
10の領域「両親の生育歴と子ども時代の環境」「生活様式と精神保健」「親としての経験」「日常の問題解決技術と支援組織」「現在のストレス源」「怒りの処理の技術」「乳幼児の発達段階の知識と期待」「しつけの計画」「新しい赤ちゃんに対する想い」「アタッチメントとボンディング」に関して，評価基準を用いて各項目「0点」「5点」「10点」の3段階（合計0～100点）でスコア化する．得点が高いほどリスクが高いとみなし，25点以上で虐待のハイリスクと判定する．

3 性暴力に関する法律と支援

1 性暴力の現状

性暴力（sexual violence）には，身近な人・見知らぬ人からの強姦（ごうかん），望まない性的な誘いやセクシュアルハラスメント，性的虐待，避妊の拒否，強制的な人工妊娠中絶，性器切除などの女性の性に対する暴力行為，強制的な売春や性的搾取を目的とした人身売買などが含まれる[21]．性暴力の根底には「強制」があり，身体に対する力の行使だけでなく，心理的な威嚇（いかく）や脅し，また，酔っていたり，寝ていたり，意識のはっきりしないときなど，意思決定ができない状況においても起こる．

警察庁の「令和３年の犯罪情勢」によると，2009（平成21）年以降，年間の強姦認知件数は1,200～1,400件で，2016（平成28）年には69年ぶりに1,000件を下回ったが再び増加に転じ，2018（平成30）～2021（令和３）年は1,300件～1,400件で推移している．法務省の「第５回犯罪被害実態（暗数）調査」によれば，性犯罪の申告率は14.3％であることから，実際には少なくとも５倍以上の件数であることが予測される．内閣府男女共同参画局の「男女間における暴力に関する調査の報告書（令和２年度調査）」によると，女性の約14人に１人は，無理やりに性交等をされた経験があると回答しており，加害者は，交際相手・元交際相手が31.2％，配偶者・元配偶者が29.6％であり，全く知らない人は11.2％であった．潜在的な性暴力の被害は深刻であることがわかる．

2 性暴力に関する法律

性犯罪に関して，2023（令和）年に「刑法及び刑事訴訟法の一部を改正する法律」が成立し，強制性交等罪と準強制性交等罪を統合して，**不同意性交等罪**に改称された．不同意性交等罪は，「同意しない意思を形成し，表明し若しくは全うすることが困難な状態にさせ又はその状態にあることに乗じて」，性交等をした場合とされる．

不同意わいせつ罪とは，「同意しない意思を形成し，表明し若しくは全うすることが困難な状態にさせ又はその状態にあることに乗じて」，わいせつな行為をした場合である．

さらに，性交同意年齢は，従来の13歳から16歳に引き上げられ，相手が13歳以上16歳未満の場合は，行為者が５歳以上年長のとき，16歳未満との性行為は処罰される．盗撮や画像の提供を取り締まる撮影罪も新設された．

3 性暴力被害者への支援

2010（平成22）年の第３次男女共同参画基本計画では，性犯罪被害者が，被害を訴えることを躊躇(ちゅうちょ)せずに必要な相談を受けられるような相談体制と，被害申告の有無にかかわらず被害者の心身回復のための被害直後および中長期の支援が受けられる体制を整備することとし，性犯罪への対策の推進が図られた．2011（平成23）年の第２次犯罪被害者等基本計画では，各都道府県内に，少なくとも一つは，地域の事業として**性犯罪・性暴力被害者のためのワンストップ支援センター**の設置が推奨され，その促進のために「性犯罪・性暴力被害者のためのワンストップ支援センター開設・運営の手引」が作成された．性犯罪・性暴力被害者のためのワンストップ支援センターとは，性犯罪・性暴力被害者に，被害直後からの総合的な支援（産婦人科医療，相談・カウンセリングなどの心理的支援，捜査関連支援，法的支援など）を可能な限り１カ所で提供することにより，被害者の心身の負担を軽減し，その健康の回復を図るとともに，警察への届出の促進，被害の潜在化防止を目的としている．

さらに，第３次犯罪被害者等基本計画（2016年）では，犯罪被害者等に対して生活全般にわたる支援を提供できるよう，地方公共団体や犯罪被害者等の

plus α
強姦罪
2017年に強姦罪は強制性交等罪と改められ，2023年には不同意性交等罪に改称された．つまり，同意しない性行為は犯罪であることが明示されたといえる．

plus α
意思表明等が困難な状況
①暴行または強迫
②心身の障害
③アルコールや薬物の摂取
④睡眠その他の意識が明瞭でない状態
⑤同意しない意思を形成，表明または全うするいとまがない
⑥予想と異なる事態との直面による恐怖・驚愕
⑦虐待に起因する心理的反応
⑧経済的または社会的関係上の地位に基づく影響力によって受ける不利益の憂慮

plus α
性暴力被害者支援看護職
性暴力被害に遭った人へのケアには，専門的知識と技術をもつ人がケアに当たるべきであるとし，アメリカ各地およびカナダで広まった専門職をいう．日本では2000年にSANE養成講座が始まり，所定のカリキュラムを修了することで認定される．養成講座では，性暴力の実態や被害者への具体的な支援の方法，法的措置への対応方法などを学ぶ．

援助を行う民間の団体とともに，継ぎ目のない支援体制を構築し，犯罪被害者等を中長期的に支援するという視点からの体制整備への取り組みを行わなければならないことが明記された．

さらに，看護の視点では，**性暴力被害者支援看護職**（sexual assault nurse examiner：SANE）の養成が続けられており，さまざまな職種の支援者と協働しながら被害者を支援する活動が普及しつつある．

引用・参考文献

1) 厚生労働統計協会編．国民衛生の動向 2022/2023．厚生労働統計協会，2022，p.97-106.
2) 内閣府．令和4年版少子化社会対策白書．2022，p.33-49．https://www8.cao.go.jp/shoushi/shoushika/whitepaper/measures/w-2022/r04pdfhonpen/r04honpen.html，（参照 2023-06-29）．
3) 厚生事務次官通知．“優生保護法の一部を改正する法律等の施行について（抄）”．1996-09-25．https://www.mhlw.go.jp/web/t_doc?dataId=00ta9676&dataType=1&pageNo=1，（参照 2023-06-29）．
4) WHO．“中絶ケアガイドラインエグゼクティブサマリー”．リプラ（リプロダクティブライツ情報発信チーム）＆日本助産学会翻訳，2022-09-28．https://apps.who.int/iris/bitstream/handle/10665/352342/9789240045163-jpn.pdf，（参照 2023-06-29）．
5) 厚生労働省．“困難な問題を抱える女性への支援”．https://www.mhlw.go.jp/stf/seisakunitsuite/bunya/kodomo/kodomo_kosodate/dv/index_00023.html，（参照 2023-06-29）．
6)「困難な問題を抱える若年女性の包括的な支援に関する調査研究」ワーキングチーム．困難な問題を抱える若年女性に対する支援スタートアップマニュアル．第1.0版，厚生労働省．2022-03．https://www.mhlw.go.jp/content/000941620.pdf，（参照 2023-06-29）．
7) 内閣府．“女性に対する暴力の根絶”．https://www.gender.go.jp/policy/no_violence/index.html，（参照 2023-06-29）．
8) 厚生労働省都道府県労働局雇用環境・均等部．“育児・介護休業法のあらまし”．2022-11．https://www.mhlw.go.jp/content/11909000/000355354.pdf，（参照 2023-06-29）．
9) 厚生労働省．令和4年版厚生労働白書．2022，p.160-186．https://www.mhlw.go.jp/wp/hakusyo/kousei/21/dl/zentai.pdf，（参照 2023-06-29）．
10) 厚生労働省．“「健やか親子21（第2次）」について 検討会報告書（概要）”．https://www.mhlw.go.jp/file/05-Shingikai-11901000-Koyoukintoujidoukateikyoku-Soumuka/0000045627.pdf，（参照 2023-06-29）．
11) 厚生労働省．“「健やか親子21（第2次）」の中間評価等に関する検討会報告書”．2019-08-30．https://www.mhlw.go.jp/content/11901000/000614300.pdf，（参照 2023-06-29）．
12) 荒田尚子．プレコンセプションケア概論．産科と婦人科．2020，87（8），p.873–880.
13) 内閣府男女共同参画局．男女間における暴力に関する調査報告書．https://www.gender.go.jp/policy/no_violence/e-vaw/chousa/pdf/r02/r02danjokan-12.pdf，（参照 2023-09-27）．
14) 井上さとみ．全国の産科施設におけるローリスク妊産婦に対する妊娠・分娩期ケアの実態調査．2016年度聖路加国際大学大学院課題研究．2017.
15) 片岡弥恵子ほか．妊娠期におけるドメスティック・バイオレンス．日本公衆衛生雑誌．2005，52（9），p.785-795.
16) 片岡弥恵子．女性に対する暴力スクリーニング尺度の開発．日本看護科学会誌．2005，25（3），p.51-60.
17) Kataoka, Y. et al. Self-administered questionnaire versus interview as a screening method for intimate partner violence in the prenatal setting in Japan：a randomised controlled trial. BMC Pregnancy and Childbirth. 2010, 10（1）.
18) 厚生労働省．子ども虐待による死亡事例等の検証結果等について（第13次報告）．https://www.mhlw.go.jp/file/06-Seisakujouhou-11900000-Koyoukintoujidoukateikyoku/0000177954.pdf，（参照 2023-09-27）．
19) Galano, J. The Healthy Families America initiative：integrating research,theory and practice. Haworth Press, 2007.
20) Etienne, K.G. et al.“Sexual Violence”. World report on violence and health. World Health Organization. https://apps.who.int/iris/bitstream/handle/10665/42495/9241545615_eng.pdf?sequence=1，（参照 2023-09-27）．
21) 警察庁．令和3年の犯罪情勢．https://www.npa.go.jp/publications/statistics/crime/r3_report_c.pdf，（参照 2023-09-27）．
22) 法務省．第5回犯罪被害実態（暗数）調査．https://www.moj.go.jp/housouken/housouken03_00019.html，（参照 2023-09-27）．

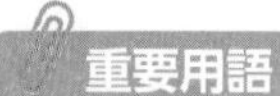

重要用語

児童福祉法
母子保健法
こども家庭庁
特定妊婦
産前産後の休業
育児休業
産後ケア事業
子育て世代包括支援センター
成育基本法
母体保護法
不妊手術
人工妊娠中絶
受胎調節実地指導
優生保護法
堕胎罪
困難な問題を抱える女性への支援に関する法律
女性相談支援センター
セクシュアル・ハラスメント（セクハラ）
マタニティ・ハラスメント（マタハラ）
クオータ制（割当制）
次世代育成支援対策推進法
健やか親子 21（第 2 次）
プレコンセプションケア
特別養子縁組
普通養子縁組
里親制度
社会的養護
ドメスティックバイオレンス（DV）
DV防止法
妊婦のDVスクリーニング
配偶者暴力支援センター
児童虐待
児童虐待防止法
虐待スクリーニング
性暴力
不同意性交等罪
犯罪・性暴力被害者のためのワンストップ支援センター
性暴力被害者支援看護職（SANE）

5 リプロダクティブヘルスに関する倫理

学習目標

- 看護における倫理原則について理解する.
- 倫理的課題について分析方法を理解する.
- 生殖に関わる倫理的課題を理解する.
- 事例を通して実践的な倫理的課題への取り組み方を理解する.

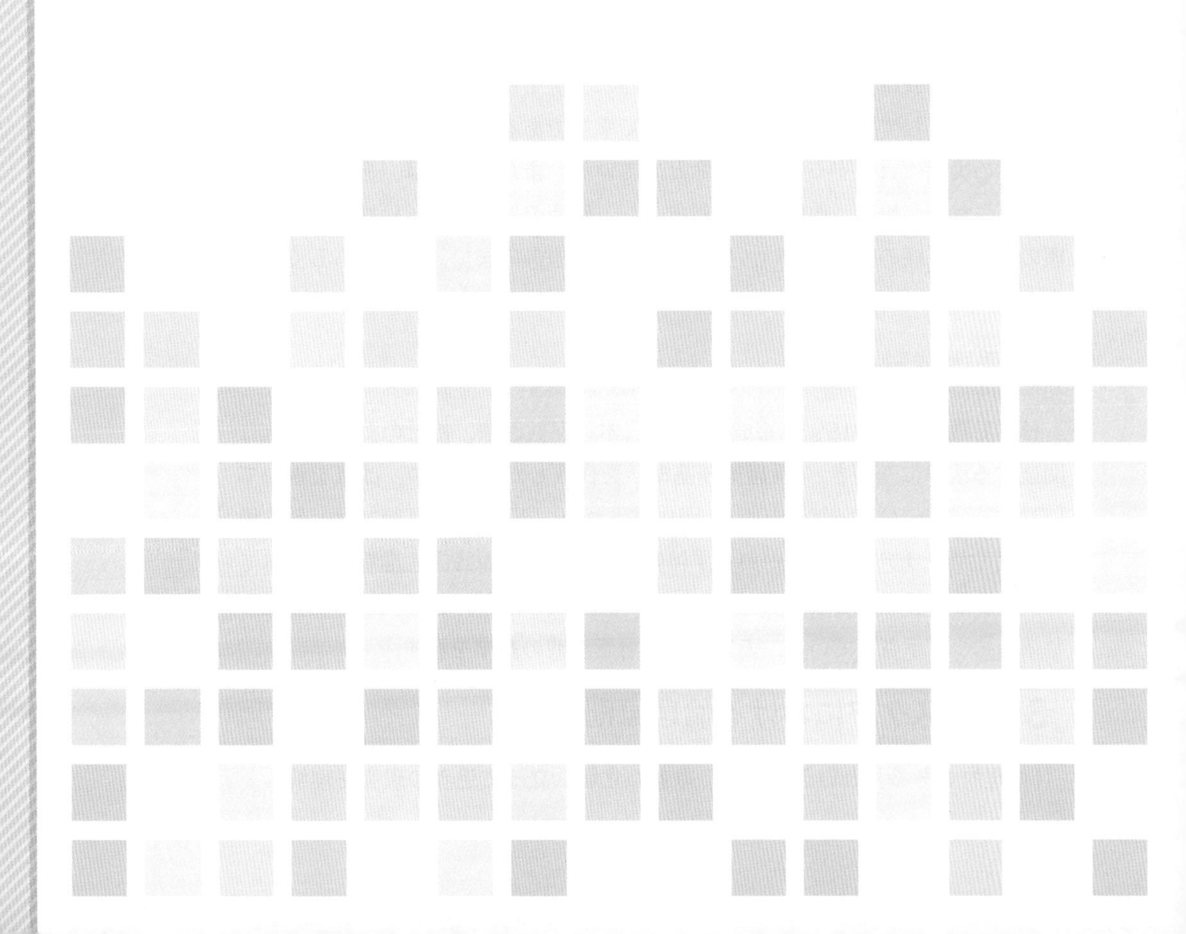

看護職者は，生・老・病・死を契機に人々の生活に関わる．これらの過程で現れるケアニーズに対応するためには，生物学的事象だけを見ていたのでは解決できない．生・老・病・死の個人的意味や社会的意味を，その人自身の生活世界，心情，文化からとらえなければならない．

母性看護の主たる場は「生」であり，対象は，子どもを産み育てる過程にある女性，胎内で成長し出生後は親や保護者の世話を受けながら十全な人間的発達へと至る新生児，人生のさまざまな時期や状況においてリプロダクティブヘルスに課題をもつ人々である．母性看護に携わる看護職者には，女性，新生児，家族の権利を尊重し，家族のライフサイクルに即した教育，相談，看護援助，評価をする能力が求められる．リプロダクティブヘルスにおいては，生涯を通じた女性の健康への支援となる．

本章では，まず日本における看護職の倫理綱領と看護業務基準を紹介した上で，ヘルスケアにおける倫理原則を概説する．そして，看護職者の倫理規定を行動指針として展開される母性看護実践上で出合う課題，人工妊娠中絶，出生前検査，生殖補助医療について，**倫理的・法的・社会的課題**（ethical, legal and social implications：**ELSI**（エルシー））の視点でみていく．

1 母性看護実践における倫理的・法的・社会的課題

1 看護職の倫理綱領

日本看護協会は「**看護職の倫理綱領**」（表5-1）を発表している．看護師は，人々の人間としての尊厳を維持し，健康で幸福である願いに応え，人々の健康な生活の実現に貢献することを使命としている．また，看護は，あらゆる年代の個人，家族，集団，地域社会を対象とし，健康の保持増進，疾病の予防，健康の回復，苦痛の緩和を行い，生涯を通してその最期まで，その人らしく生を全うできるように援助を行うことを目的としている．

2 看護業務基準

日本看護協会は，1995（平成7）年に日本の保健医療，福祉の動向とそれに関連する法律に基づき，「**看護業務基準**」を作成した．その後，改訂を重ねて「看護業務基準（2016年改訂版）」が作成された．2016年改訂版では，働く場や年代・キャリアなどにかかわらず保健師，助産師，看護師，准看護師すべてに共通する看護の核となる部分として，看護実践の基準，看護実践の組織化の基準の二つが示されている．表5-2に，看護実践の基準を示す．

3 ヘルスケアにおける倫理原則とは

「倫理的である」ということは，患者の立場に立って患者の現実を理解し，

表5-1　看護職の倫理綱領（日本看護協会）［2021年］

前文

人々は，人間としての尊厳を保持し，健康で幸福であることを願っている．看護は，このような人間の普遍的なニーズに応え，人々の生涯にわたり健康な生活の実現に貢献することを使命としている．

看護は，あらゆる年代の個人，家族，集団，地域社会を対象としている．さらに，健康の保持増進，疾病の予防，健康の回復，苦痛の緩和を行い，生涯を通して最期まで，その人らしく人生を全うできるようその人のもつ力に働きかけながら支援することを目的としている．

看護職は，免許によって看護を実践する権限を与えられた者である．看護の実践にあたっては，人々の生きる権利，尊厳を保持される権利，敬意のこもった看護を受ける権利，平等な看護を受ける権利などの人権を尊重することが求められる．同時に，専門職としての誇りと自覚をもって看護を実践する．

日本看護協会の『看護職の倫理綱領』は，あらゆる場で実践を行う看護職を対象とした行動指針であり，自己の実践を振り返る際の基盤を提供するものである．また，看護の実践について専門職として引き受ける責任の範囲を，社会に対して明示するものである．

本文より抜粋

1. 看護職は，人間の生命，人間としての尊厳及び権利を尊重する．
2. 看護職は，対象となる人々に平等に看護を提供する．
3. 看護職は，対象となる人々との間に信頼関係を築き，その信頼関係に基づいて看護を提供する．
4. 看護職は，人々の権利を尊重し，人々が自らの意向や価値観にそった選択ができるよう支援する．
5. 看護職は，対象となる人々の秘密を保持し，取得した個人情報は適正に取り扱う．
6. 看護職は，対象となる人々に不利益や危害が生じているときは，人々を保護し安全を確保する．
7. 看護職は，自己の責任と能力を的確に把握し，実施した看護について個人としての責任をもつ．
8. 看護職は，常に，個人の責任として継続学習による能力の開発・維持・向上に努める．
9. 看護職は，多職種で協働し，よりよい保健・医療・福祉を実現する．
10. 看護職は，より質の高い看護を行うために，自らの職務に関する行動基準を設定し，それに基づき行動する．
11. 看護職は，研究や実践を通して，専門的知識・技術の創造と開発に努め，看護学の発展に寄与する．
12. 看護職は，より質の高い看護を行うため，看護職自身のウェルビーイングの向上に努める．
13. 看護職は，常に品位を保持し，看護職に対する社会の人々の信頼を高めるよう努める．
14. 看護職は，人々の生命と健康をまもるため，さまざまな問題について，社会正義の考え方をもって社会と責任を共有する．
15. 看護職は，専門職組織に所属し，看護の質を高めるための活動に参画し，よりよい社会づくりに貢献する．
16. 看護職は，様々な災害支援の担い手と協働し，災害によって影響を受けたすべての人々の生命，健康，生活をまもることに最善を尽くす．

日本看護協会．看護職の倫理綱領．https://www.nurse.or.jp/nursing/assets/statistics_publication/publication/rinri/code_of_ethics.pdf，（参照 2023-09-16）．

表5-2　看護業務基準（看護実践の基準）

1 看護実践の基準

1－1　看護実践の責務

1－1－1　全ての看護実践は，看護職の倫理綱領に基づく．
1－1－2　人の生命及び尊厳を尊重する立場に立って行動する．
1－1－3　安全で，安心・信頼される看護を提供する．

1－2　看護実践の内容

1－2－1　看護を必要とする人を，身体的，精神的，社会的，スピリチュアルな側面から支援する．
1－2－2　看護を必要とする人の意思決定を支援する．
1－2－3　看護を必要とする人が変化によりよく適応できるように支援する．
1－2－4　主治の医師の指示のもとに医療行為を行い，反応を観察し，適切に対応する．
1－2－5　緊急事態に対する効果的な対応を行う．

1－3　看護実践の方法

1－3－1　看護実践の目的と方法について説明し，合意に基づいて実施する．
1－3－2　看護実践に必要な判断を専門知識に基づいて行う．
1－3－3　看護を必要とする人を継続的に観察し，状態を査定し，適切に対処する．
1－3－4　チーム医療において自らとメンバーの役割や能力を理解し，協働する．
1－3－5　看護実践の一連の過程を記録する．

日本看護協会．看護業務基準 2021 年改訂版．https://www.nurse.or.jp/nursing/home/publication/pdf/gyomu/kijyun.pdf，（参照 2023-06-06）．

それと同時に，患者以外の人々の声にも耳を傾け，彼らの利益も守られるように努めることである．ヘルスケアにおける倫理原則は，専門職の実践の道徳的判断形成の中心であり，医療者の道徳的意思決定や道徳的行為を導くもので，普遍的に重要である．**倫理原則**としては，**自律の尊重**，**無危害**，**善行**，**正義**の原則がある．

看護師のみならず，医療者が倫理的に判断し行動するためには，倫理原則のほか，条例や法律の知識をもち，倫理的感受性，洞察力，コミュニケーション技術などが必要になる．

1 自律の尊重の原則

自律の尊重とは，個人的な価値観と確信に基づいて自己の見解をもつ権利，選択する権利，行為する権利を含め，その人の能力や見方を認めることである．真の尊重は，一定の心的態度だけでなく，行為を尊重することを含んでいる．情報開示，機密保持，プライバシーの保護，患者からの同意を求める義務は，自律性尊重の原則から確立されたものである．ただし，胎児や新生児のように十分自律的に行為し得ない人々には，何らかの介入は正当化される．

|1| ナラティブアプローチ

ナラティブアプローチは，患者－看護師（医療者）関係が基盤になる．看護師は，患者の自律性を制限したり干渉したりせず，患者を助け，患者の自律性を促す．その方法の一つとして，ナラティブアプローチがある．ナラティブ（患者の語り）を傾聴することにより，決定を下す患者の弱さを認識し，患者に寄り添い，情報の開示を双方向のコミュニケーションと考え，患者と深く関わる[1)]．

|2| プライバシーの保護

秘密を保持するということは，人間関係の基本であり，患者と看護師の信頼関係を築く上でも重要である．看護において秘密を保持することは，患者の自律性とプライバシーを尊重することであり，治療結果にも良い影響を及ぼす．

看護師が患者のプライバシーを守るのであれば，患者は自分の症状，悩み，恐れを躊躇（ちゅうちょ）なく話すことができる．それによって，診断がより正確になり，質の高いケアを提供できることになる．さらに，処置や治療方針に関する同意や協力も得られやすくなり，患者は積極的に医療やケアを受けようとするようになる[2)]．

2 無危害の原則

危害は，広くはプライバシーや自由，財産など個人の利益を妨害するすべてのものを含むが，医療においては，苦痛や不能，死を含む身体的危害，精神的利益に対する妨害を指す．さらに，他者を大切にする，あるいは他者に対して理性的に行為するという社会的・法律的・道徳的義務を果たさないことによって引き起こされるものを含む．

無危害とは，危害を加えてはならないのと同時に，危害のリスクを負わせないことも含まれる．ただし，二重結果の原理*（principle of double effect）のように，死のような有害な結果をもたらす行為が，必ずしも道徳的禁止の対象となるわけではない．状況による尊厳死の問題や，治療の中断・停止を選択することが議論されるのはそのためである．

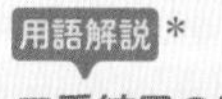

*

二重結果の原理

ある行為の結果を意図された結果と予見される結果に区別し，行為者は意図された結果に対して責任を有し，その結果招いた予見された結果に対しては，意図的ではなく責任を問わないとする考え方．

3 善行の原則

医療者は，患者に対して利益を与え，危害を積極的に防止かつ除去する義務がある．さらに，ある行為の有害性と善との可能性を比較考量し，釣り合わせる義務がある．これが**善行**の原則である．

医療者が追求すべき義務としては，健康の増進，健康の回復，苦痛の緩和，さらに予防も含まれる．一般的にヘルスケアの主たる目的は，患者一人ひとりの幸福を最大にすることにあると考えられるが，患者を中心的意思決定者として認めずに，単に患者の最大利益のために医療を行うことは，患者の自己決定を尊重していない．善行と自律が衝突し，善行が上回れば，それはパターナリズム*となる．

4 正義の原則

医療において**正義**とは，平等な分配があることである．ヘルスケアを受ける権利は平等であり，公平に分配されているかに配慮しなければならない．

4 倫理的ジレンマ

医療者は，常に患者に対して何が最善か，何をなすべきかを判断するが，その判断が困難な場合がある．**倫理的ジレンマ**は，同等に満足のいく選択肢間で，あるいは満足できない選択肢間で選択しなければならない状況の場合に生じる．そして，複数の選択肢をめぐって関与する人々の間でしばしば対立が起こる．

母性看護領域においては，妊婦の生命と胎児の生命のいずれかを選択しなければならない状況や，胎児・新生児のように自己決定ができない存在に対する妊娠の中断，治療の選択の過程で倫理的ジレンマが生じる．例えば，妊婦の生命を救うために胎児を中絶することを選択しなければならない状況では，「中絶」という胎児に危害を加える行為が容認されるかもしれない．胎児・新生児への治療方針が親と医療者で異なった場合，医療者は，子どもへの善行を優先するのか，親の自律性の尊重を優先するのかで葛藤する．

このように，倫理的ジレンマとは，決定する上で相互に矛盾している二つ，もしくはそれ以上の倫理原則が適用できると思われる状況の中でみられる．倫理的ジレンマの状況では，何が最大の利益となるかに基づいて選択がなされるべきであり，そこに関わる人々にとってどうなのか，病状や生活，社会支援の実態など，広い観点から話し合うことが重要である．

5 倫理分析のための基礎理論

1 あらゆる看護場面に適用できる倫理分析の視点

母性看護の対象は，主に妊産褥婦，胎児・新生児，パートナー，リプロダクティブヘルスの課題をもつ人々である．看護師は，「ヘルスケアにおける倫理原則」の四つを念頭に置きながら対象者と関わる．

a 自律性の尊重

「私は対象者の思いや考えを尊重しているか」

自律性の尊重とは，対象者が個人的な価値観と確信に基づき自己の見解をもち，選択し，行為する権利をもつことができているか，を配慮することであ

用語解説*
パターナリズム
立場の強いものが弱い者に代わって，その者の利益のために意思決定すること．医療の場では，専門的知識をもつ医師の判断で医療を行使することをいう．父親的温情主義，父権主義とも呼ばれる．

plus α
平等と公平の違い
平等は，偏りや差別がなく，すべてのものが一様に等しいことを意味し，公平は，偏らず，えこひいきのないことを意味する．看護において平等とは，ケアを受ける権利は一様に平等であり，必要なところに必要なケアを分配すること，すなわち個々に合わせてケアをすることは，公平なケアとなる．

る．妊婦健康診査（妊婦健診）での妊婦への対応，分娩時の産痛緩和や食事，排泄，新生児の世話や育児に対する意向，入院生活全般などにも，対象者の意向を尊重しているかを問いながら実践する．

自律性の尊重とは，すなわち，対象者の語りを傾聴するところから始まり，また，プライバシーの確保を厳重に行うことでもある．

b 無危害の原則

「私は対象者に危害が及ばないよう判断して行動しているか」

無危害の原則とは，対象者に危害が加わらないよう判断し，行動することである．不健康な習慣がある妊婦や産科合併症を発症したハイリスク妊婦の場合，胎児の健康や出産に危害が及ぶかもしれない．母性看護実践では，常に母子の影響や関係性に着目する．あるいは家族も加わりながら，常に複数の人々を当事者として中心に据えて検討しなければならない．

c 善行の原則

「私は対象者の人々が良き状態になるよう看護をしているか」

看護師は，対象者に利益（例えば，快適になる，問題が解決する，苦痛が和らぐなど）を与え，危害を積極的に防止かつ除去する義務がある．

d 正義の原則

「私はそれぞれの対象者に平等に対応しているか」

正義の原則とは，平等な分配があることであり，看護師としての対応が，平等で公平であるかを常に念頭に置いてどう行動するかを決める．

2 あらゆる看護実践に適用できる倫理的概念

前項では，倫理原則は，看護師が対象者への対応についてどうあるべきかを考える要素であるのに対し，フライ（Fry, S.T.）らが提唱した「看護実践上の倫理」は，日常のケア場面でも，複雑な問題に対する意思決定の過程においても，生命倫理に関する意思決定の本質はケアリングの心であるとしている．看護実践における倫理的概念は，アドボカシー，責務，協力，ケアリングを包括したものである．

a アドボカシー

アドボカシーとは，人々の権利の侵害を防ぎ，権利を擁護すること，個人のニーズや課題についておのおのの価値や信念，生活スタイルに沿って自己決定することを擁護することであり，個人の尊厳を守ることを含む．母性看護においては，女性や新生児が有する権利を正当に遂行できるように擁護し，人としての尊厳が守られているか，女性や家族が自律的意思決定をしているかに注意を払わなければならない．例えば，出産の場所，方法，立会人などを自由に選択でき，出産直後からの子どもとの過ごし方や母乳哺育など，女性や家族の期待や価値を尊重しつつ，健康や安全を保障するための方略を考え実行する．

b 責務と責任

世界的には，看護実践の**道徳的責務**は，1973年に**国際看護師協会**（international

council of nurses：ICN）の会員代表会議で採択された「**看護師の規律**」に規定されている．母性看護において看護師は，女性や新生児の健康の増進，疾病の予防，健康の回復，苦痛の緩和に努めなければならない．例えば，妊娠・分娩・産褥の過程においてリスクの判別をし，妊婦個人の生活行動を考慮して予防的介入を行うことは，母性看護の責務であるとの認識の下，ケアを実践すべきである．

c 協働

看護師は，質の高いケアを提供し看護師としての責務と責任を果たすために，看護方法の設定について積極的に人々と**協働**して取り組む．専門職として他の専門職と共に，あるいは看護師同士が協働することを含む．女性や胎児・新生児，家族に対する看護師としての責務と責任を果たすために，共に働く人々と目標を共有し協力し合う．

d ケアリング

ケアリングは，その人の置かれた立場で，その人の体験に関心をもって接するような関係である．すなわち，その人のためにそこにいる，その人を尊重する，その人と共に感じる，その人と親密になることである．ケアリングは，人間の尊厳に基づく道徳的理想につながっている．

母性看護におけるケアリングとは，親が子どもを産み，愛し，育てる力を獲得できるように，また，新生児自身が自分に備わる能力を最大限発揮できるように，親子の関係が深まるように環境を整え，ニーズに対応することといえる．

3 複雑な事例における倫理分析

妊娠に関わることを決断する際には，倫理的ジレンマを経験することがある．望まない時期の妊娠による人工妊娠中絶，出生前診断によって産むか否かの生命の選別，夫婦間暴力によって妊娠・出産を強要されている女性，新生児の救命のための帝王切開術を拒否する妊婦，超早産児で出生した新生児の蘇生を望まない親など，妊婦（親）の自律性の尊重と胎児の生命に対する無危害や善行との間で倫理的ジレンマを経験する．さらに，子どもの治療や処置に対する同意は，子どもを研究対象にし，虐待被害者にする場合もある．

a トンプソンらの意思決定モデル

トンプソン（Thompson, J.E.）らが提唱した**意思決定モデル**では，次の過程で分析を進める．

❶**状況を再検討する**　健康問題は何か，どのような意思決定が必要か，何が倫理的で何が科学的なのか，どのような人が関与し影響を受けるのかを分析する．

❷**補足的情報を収集する**　どのような情報が必要か，どのような情報が獲得できるかを明らかにする．

❸**倫理的問題を識別する**　倫理的問題の歴史的基盤，哲学的基盤，神学的基盤を認識する．

❹**個人的価値観と専門的価値観を明確にする**　問題に対する個人の価値観と専

門職としての価値観を明確にしておく．

❺ **キーパーソンの価値観を識別する**　キーパーソンの考え方（道徳的姿勢など）を認識する．

❻ **価値の対立があれば明確にする**

❼ **誰が意思決定すべきかを決める**　誰が問題を抱えているのか，決定する人を誰が決めるのか，看護師の役割は何かを整理する．

❽ **行動範囲と予想される結果を関連付ける**　行動範囲を明確にし，あらゆる行動の選択肢の結果を予想する．

❾ **行動方針を決定し実行する**　個々の行動が倫理原則にどのように合致するかを分析する．答えは一つではなく，行動のある側面には肯定的意義が，別の側面には否定的意義が存在する．

❿ **結果を評価する**　選択した決定や行動の結果を評価する．

b ジョンセンらの倫理的問題の分析方法

ジョンセン（Jonsen, A.R.）らは，医療現場で活用できる倫理的問題に対する意思決定のための実践的なアプローチ方法を提唱した．事例を，①医学的適応，②患者の意向，③QOL，④周囲の状況の４点から整理・分析し（**４分割表**），倫理的問題への取り組みの方向性を見いだすというものである（**表5-3**）．

表5-3　ジョンセンらの臨床倫理の４分割表

医学的適応（Medical Indications）	患者の意向（Patient Preferences）
善行と無危害の原則 1. 患者の医学的問題は何か？　病歴は？　診断は？　予後は？ 2. 急性か，慢性か，重体か，救急か？　可逆的か？ 3. 治療の目的は何か？ 4. 治療が成功する確率は？ 5. 治療が奏功しない場合の計画は何か？ 6. 要約すると，この患者が医学的および看護的ケアからどのくらい利益を得られるか？　また，どのように害を避けることができるか？	自律性尊重の原則 1. 患者には精神的判断能力と法的対応能力があるか？　能力がないという証拠はあるか？ 2. 対応能力がある場合，患者は治療への意向についてどう言っているか？ 3. 患者は利益とリスクについて知らされ，それを理解し，同意しているか？ 4. 対応能力がない場合，適切な代理人は誰か？　その代理人は意思決定に関して適切な基準を用いているか？ 5. 患者は以前に意向を示したことがあるか？　事前指示はあるか？ 6. 患者は治療に非協力的か，または協力できない状態か？　その場合，なぜか？ 7. 要約すると，患者の選択権は倫理・法律上，最大限に尊重されているか？
QOL（Quality of Life）	**周囲の状況（Contextual Features）**
善行と無危害と自律性尊重の原則 1. 治療した場合，あるいはしなかった場合に，通常の生活に復帰できる見込みはどの程度か？ 2. 治療が成功した場合，患者にとって身体的，精神的，社会的に失うものは何か？ 3. 医療者による患者のQOL評価に偏見を抱かせる要因はあるか？ 4. 患者の現在の状態と予測される将来像は延命が望ましくないと判断されるかもしれない状態か？ 5. 治療をやめる計画やその理論的根拠はあるか？ 6. 緩和ケアの計画はあるか？	忠実義務と公正の原則 1. 治療に関する決定に影響する家族の要因はあるか？ 2. 治療に関する決定に影響する医療者側（医師・看護師）の要因はあるか？ 3. 財政的・経済的要因はあるか？ 4. 宗教的・文化的要因はあるか？ 5. 守秘義務を制限する要因はあるか？ 6. 資源配分の問題はあるか？ 7. 治療に関する決定に法律はどのように影響するか？ 8. 臨床研究や教育は関係しているか？ 9. 医療者や施設側で利害対立はあるか？

アルバート・R・ジョンセンほか．臨床倫理学．赤林朗ほか監訳．第５版，新興医学出版社，2006，p.13.

2 人工妊娠中絶に関する現況，倫理的・法的・社会的課題

1 現　況

1 人工妊娠中絶とは

人工妊娠中絶とは，胎児が母体外において生命を保続することのできない時期に，人工的に胎児およびその付属物を母体外に排出することをいう．その時期は**妊娠満22週未満**で，1991（平成3）年に妊娠満24週未満から改められた．日本における人工妊娠中絶の概要を表5-4に示す．

人工妊娠中絶の実施時期・適応条件・同意の要件についての法による規定は，女性が人工妊娠中絶を選択する際にさまざまな影響を及ぼす．予定外の妊娠*（unplanned pregnancy），パートナーとの関係に問題がある，出生前検査で胎児異常がわかった，妊娠中に重篤な疾患が見つかった，などの場合，女性は妊娠を継続するのか，妊娠を中断（人工妊娠中絶）するのかを悩み，人工妊娠中絶を選択しても，条件との葛藤に悩み苦しむ．また，妊娠12週未満と妊娠12週以降では，人工妊娠中絶の方法や提出する書類も異なり，妊娠週数が進むほど女性の心身への負担および社会的な影響は大きい．

2 人工妊娠中絶件数の動向

日本の人工妊娠中絶は，1955（昭和30）年の実施率50.2，実施数117万143件をピークに減少傾向を示し，2021（令和3）年は実施率5.1，実施数12万

用語解説*
予定外の妊娠
妊娠の希望の有無にかかわらず，予期せず妊娠することをいう．未婚である，経済的な余裕がない，自分の仕事・学業を中断したくない，パートナーが出産に同意しない，育児をしていく自信がない，これ以上子どもは欲しくない，などの状況がある[10]．

plus α
人工妊娠中絶の方法
外科的中絶：全身麻酔下で行う掻爬法あるいは吸引法．
内科的中絶：経口中絶薬の内服による方法．
WHOは妊娠12週未満の場合は内科的中絶を推奨している．

表5-4　日本における人工妊娠中絶の概要

法　律	母体保護法および関連政令・法令・省令などによる規定
実施時期	妊娠満22週未満
適応条件	①身体的理由または経済的理由で母体の健康を著しく害するおそれのあるもの ②暴行もしくは脅迫，または抵抗もしくは拒絶することができない間に姦淫されて妊娠したもの
同　意	本人および配偶者（事実婚含む）の同意が必要
	●配偶者が知れないとき（所在不明），意思を表示できないとき，妊娠後に配偶者が亡くなったときは本人の同意だけで足りる ●強制性交等の加害者の同意は不要 ●妊婦が夫のドメスティックバイオレンスの被害を受けているなど婚姻関係が実質破綻しており，配偶者の同意を得ることが困難な場合は不要
方　法	妊娠12週未満：掻爬法あるいは吸引法（外科的方法） 経口中絶薬の内服（内科的方法）* 妊娠12週以降：分娩誘発を実施（子宮収縮薬により陣痛を起こす）
施行者	都道府県の医師会が認定した母体保護法指定医師
届　出	医師または指定医師が実施状況報告書を都道府県知事に届け出る
書　類	妊娠12週未満：医師は，実施状況報告書を作成する 妊娠12週以降：医師は，実施状況報告書と死産証書を作成する 患者が，死産届・死産証書を市町村長へ提出すると，死胎埋火葬許可証が交付される

＊2023年4月に経口中絶薬が日本で初めて認可された．妊娠9週未満が対象．

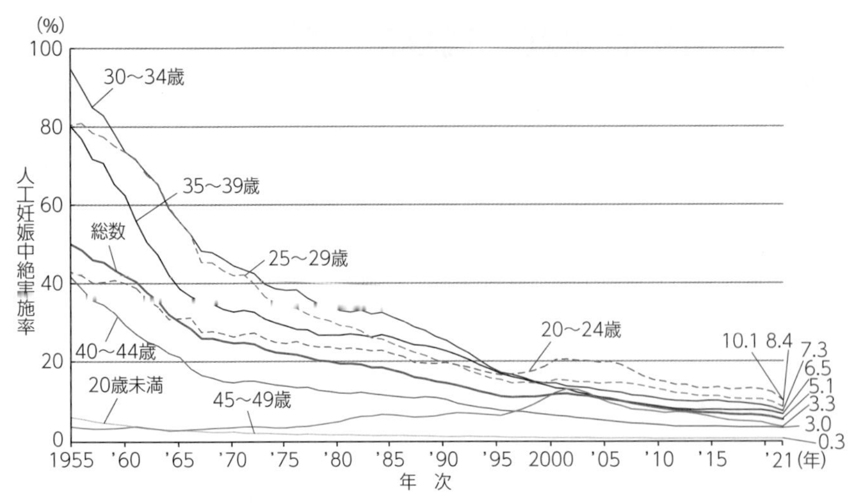

厚生労働省政策統括官（統計・情報政策，労使関係担当）『母体保護統計』，『衛生行政報告例』による．
1972年以前は沖縄県を含まない．
国立社会保障・人口問題研究所．人口統計資料集2023年改訂版．

図5-1　年齢階級別人工妊娠中絶実施率（女子人口千対）の年次推移

表5-5　2021（令和3）年妊娠期間別，人工妊娠中絶件数（割合）

	総　数	満7週以前	満8～11週	満12～15週	満16～19週	満20～21週	不　詳
件数（%）	126,174	73,755 (58.45%)	45,373 (35.96%)	2,774 (2.20%)	2,501 (1.98%)	1,768 (1.40%)	3 (0.00%)

厚生労働省．令和3年度衛生行政報告例．

6,174件となっている（図5-1）．年齢階級別にみると，20～24歳が10.1，25～29歳が8.4で，生殖年齢にある女性による人工妊娠中絶が多いことがわかる．その背景には晩婚化や晩産化がある．20歳未満では，2001（平成13）年の12.1がピークであったが，それ以降は減少し，2021年は3.3である．

2021年の妊娠期間別人工妊娠中絶数をみると，妊娠12週未満が94.5%で，人工妊娠中絶のほとんどは12週未満である（表5-5）．

2 倫理的課題

人工妊娠中絶は女性の権利であり，**リプロダクティブオートノミー**（性や生殖に関する自己決定権）はどのような状況でも侵害されるべきではない．倫理原則の四つの観点からみると，人工妊娠中絶に際し，女性の意思が尊重されること（自律の尊重），安全な人工妊娠中絶が受けられること（無危害），女性の幸福のための身体および心理的ケアを受けられること（善行），ユニバーサル・ヘルス・カバレッジ（UHC）の視点から，すべての人がリプロダクティブ・ヘルスヘアを受けられること（正義）が必要である．女性のプライバシーが保護され，安全な人工妊娠中絶へのアクセスを含む適切な情報や手段が得られる支援体制の整備が望まれる．

3 関連する法律

日本における人工妊娠中絶に関わる法律には，**刑法**と**母体保護法**がある．刑法第212～216条に**堕胎罪**（だたい）が規定され，処罰の対象となる．一方，母体保護法では，表5-4で示した二つの適応条件に限り，母体保護法指定医師による人工妊娠中絶が認められている．実施時期は妊娠22週未満で，配偶者の同意が必要なことも併せて規定されており，女性一人の意思で決められることではない．

4 関連する社会的課題

セクシュアル・リプロダクティブ・ヘルス／ライツ（性と生殖に関する健康と権利:SRHR）とは，「性と生殖に関して自分で決める」ということであり，SRHRの実現のためには，性と生殖に関する教育を受け，十分な知識を得ることが必要である．国際的には性教育を受けることは基本的人権と認識されており，ユネスコが推奨する包括的セクシュアリティ教育がスタンダードになっていることを鑑みると，日本の性教育には課題がある．

人工妊娠中絶は，予定外の妊娠の場合に選択されることが多い．予定外の妊娠，意図しない妊娠を予防するためには，無防備な性関係をもたないことである．性関係をもつ場合には，正しい避妊法の選択が必要となる．

また，避妊せずに行われた性交や避妊が不十分であった性交の後に用いることのできる**緊急避妊薬**がある．しかし，緊急避妊薬の使用には，日本では産婦人科医師の診療と処方箋が必要であり，緊急避妊薬へのアクセスについては改善が必要である．

予定していた意図した妊娠であっても，出生前検査の結果から妊娠の中断を希望する場合がある．母体保護法上，胎児異常は人工妊娠中絶の適応条件には挙げられていない．

5 看護師の倫理的配慮

1 医療者の対応・態度

人工妊娠中絶を経験した女性は，罪悪感や後悔，社会からのスティグマ（烙印（らくいん））を持ち続けている[15]．そのきっかけとして「人工妊娠中絶は胎児の生命を絶つ，悪いこと」だと感じさせる医療者の対応がある．妊娠を継続する・しないは，女性自身が選択し決定することである．女性の背景を理由に医療者が介入し，「産む・産まない」の選択を誘導してはならないし，女性の決定に対して批判的な意見や態度をとってはならない．

予定外の妊娠に気が付いた女性が相談する場所にいる看護師は，妊娠継続を悩んでいる女性に対して「お母さん」と呼ぶことや，妊娠の原因や理由などを問う情報収集の中で，女性を叱責するようなことをしてはならない．看護師は，個人情報と人権に配慮した，あくまでも安全に人工妊娠中絶を行うための必要最小限の情報収集にとどめる．優しく，温かい対応を心掛け，女性が安心して相談できる機会となるように関わり，看護師の価値観ではなく，セクシュアル・リプロダクティブ・ヘルス／ライツの観点から女性およびパートナーを支援する．

人工妊娠中絶は身体的・心理的苦痛を伴う医療処置である．外科的処置時間は長くはないが，全身麻酔下で実施される．処置時のケアでは，不安や緊張の緩和と，処置に伴う感染対策，疼痛管理が重要である．処置後は，避妊に関する情報提供を適切に行う．女性自身で決断した人工妊娠中絶であっても，後悔，抑うつ，怒りなどの反応があるため，女性のニーズをアセスメントし，心理社会的な支援が必要である．

また，重篤な疾患をもつ女性が，挙児希望がありながらも，妊娠期に急激に症状が増悪して妊娠が継続できない場合がある．重篤な疾患例として，がん，心疾患，精神疾患，膠原病などが挙げられる．母体救命のためとはいえ，妊婦や家族など関係者にとっては大きな喪失体験となる．胎児の命を失ったことによる悲嘆過程のケア体制を整えることが大切である．

2 WHOによるアボーションケアガイドライン

アボーションケア（abortion care）とは，人工妊娠中絶を行う女性へのケアである．WHOは，2012年にアボーションケアのガイドラインを公表し，2022年にその最新版が出ている．WHOによるアボーションケアのガイドラインでは，中絶ケアを可能とする環境について以下の３点を挙げている[17]．

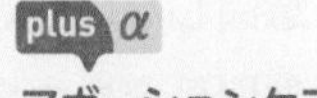

アボーションケア

WHOの提唱では，自然流産，人工妊娠中絶，不全流産，子宮内胎児死亡など，さまざまな状態へのケアを含む．

1. 支持的な法律と政策の枠組みによって人権が尊重されること
2. 情報が有用で活用しやすいこと
3. 支持的で，だれもがアクセスでき，手の届く価格で，利用しやすい，よく整った保健医療制度であること

個人の健康に対する希望はさまざまであり，中絶ケアを求めるすべての人のニーズを満たすような，中絶ケアの単一のモデルはない．しかし，尊厳，自律性，平等性，守秘，コミュニケーション，社会的支援，支持的ケア，信頼といった価値観は，中絶ケアの基本であり，ガイドライン全体に反映された内容になっている．

6 予期せぬ妊娠に妊娠継続を悩むAさん

事例

Aさん（23歳，女性）は，大学を卒業後，総合職として就職．1年が過ぎ，仕事にも少しずつ慣れ任される仕事も増えてきている．大学の同級生だったBさんとは，付き合い始めて約6カ月である．Bさんは避妊にあまり協力的ではなく，コンドームを使ったり，使わなかったりであった．Aさんは，妊娠したとしてもこのまま結婚できるかなと漠然と思っていたが，Bさんから結婚の意思を表す言葉を聞いたことはなかった．

順調だった生理が予定日を過ぎてもこず，市販の妊娠検査薬を使用したところ，陽性の反応がみられた．Aさんは驚いたが，Bさんとの子どもであり，うれしい気持ちのほうが強かった．翌日，Bさんに妊娠したことを話したところ，驚いており，やや心配そうな顔をしたのが気になった．

A　うれしくないの？

B　まさか妊娠するとは思っていなかったし，驚いた．入社して1年で，これから大きなプロジェクトに参加することが予定されているし…．結婚ってことも，正直，今は考えてなかった．参ったな…

A　私はうれしかった．でも，『まいったな』って気持ちなんだね．それって，産めないってこと？

B　今は結婚できない．ごめん…

Aさんは，「産みたい」でも「産めない」と，もんもんと悩み続けて数日が過ぎた．Bさんとの関係を続けたい気持ちもあり，嫌われたくないという思いから，人工妊娠中絶を受けることを決めて産婦人科病院を受診した．Bさんは，長期出張のため産婦人科病院には付き添うことはできなかった．

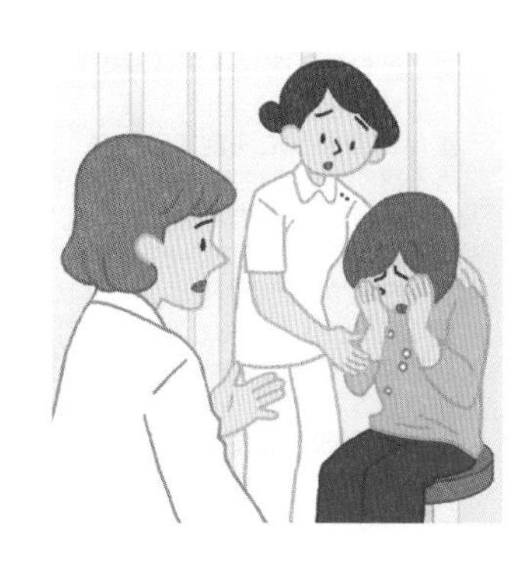

診察を終えて，医師から「妊娠9週です．おめでとうございます」と言われたところで，Aさんの目から涙があふれ「私はどうしたらいいんでしょうか…」と泣き崩れた．

|1| 4分割表による分析

医学的適応	患者の意向
・**診断と予後**：母体は健康である場合，胎児は妊娠9週であり妊娠継続が可能な状態であることから，人工妊娠中絶手術を受ける場合は，母体保護法による健康上の理由は適応とはならない．一方，未婚のまま妊娠を継続すると，経済的困窮からAさん自身の健康を保つことができなくなる可能性があり，この場合は経済上の理由から人工妊娠中絶手術の適応となる． ・**治療目標の確認**：妊娠21週6日までは人工妊娠中絶手術を受けることができる． ・**医学の効用とリスク**：妊娠12週前の中絶方法は，掻爬法，もしくは吸引法になる．12週以降22週未満になると分娩方式の中絶方法となり，母体の心身への負担が重くなる．手術に伴う麻酔薬などの副作用，ホルモンバランスの乱れ，子宮壁の損傷，不妊症や異所性妊娠の原因となるリスクがある．妊娠12週以降に子宮収縮薬を用いる場合は，子宮破裂のリスクもある．精神的には，後悔の気持ちや心理的ストレスを長期間抱えるリスクもある．	・**患者の判断能力**：自律的に意思決定が可能な判断能力は持ち合わせているが，さまざまな選択肢を検討し，熟慮の上で判断するといったことはできていない．特に，妊娠の継続の如何だけではなく，結婚の可否といったライフイベントの決断も加わったため，混乱の中にある状態で意思決定をしており，十分な判断能力を有した状況であるとはいえない． ・**治療の拒否**：Aさんは，結婚ができない状況にあることから，経済的理由にて人工妊娠中絶を受けるつもりで受診している．しかし，本心としては妊娠に対してうれしい気持ちもあり，子どもを産みたい希望をもっていたことがうかがえる．妊娠の診断を受けたときに，泣き崩れたという点からも，人工妊娠中絶手術に対して拒否の意向をもっている．
QOL	**周囲の状況**
・**QOLの定義と評価**：人工妊娠中絶を選択した場合は，Bさんとの関係を継続できるといったメリットがある．しかし，Aさんの命に対する考え方や，信条，宗教が不明ではあるが，妊娠中絶がそれらと反する選択肢であった場合，自己概念やアイデンティティーが揺るがされるリスクがあり，QOLの低下につながる．加えて，人工妊娠中絶手術を受けること自体，苦痛と不快を生じるため，AさんのQOLを低下させるものである． ・**誰がどのように決定するのか**：妊娠するか，しないかを決める権利が女性にあるという立場に立つと，Aさんは結婚によって妊娠を継続するか，しないかを決めているため，女性が自律して決定しているとは言い難い状況である．一方，子どもをもつかどうかはカップルの責任として決めるという立場に立つと，AさんとBさんが二人で十分に検討がされているとはいえず，Aさん一人に重要な決断が委ねられている状況である． ・**QOLに影響を及ぼす因子**：AさんがBさんと結婚できるのか否か，未婚のまま妊娠を継続して経済的自立ができるのか，Aさんの妊娠・出産・子育ての協力者・支援者はいるのか，Aさんの命に対する価値観や信条はどのようなものかによって，妊娠の継続がAさんのQOLにどのような影響を及ぼすのかが異なってくる．	・**家族や利害関係者**：パートナーのBさんは，現時点では結婚の意思はないが，妊娠という事実により変化する可能性はある．BさんがAさんの妊娠について自身の責任や，人工妊娠中絶手術を受けるAさんの苦痛やリスクをどのように考えているのかは不明であるが，結婚し，妊娠を継続することは，自身の仕事のキャリアアップを阻むものであり，受け入れ難いようだ． Aさんが結婚せずに出産を選択した場合，子育てを支援する人が家族の中にいるのかどうかが不明である．利害という点で，子育て協力者がどのように考えているのかも不明である．家族に相談していない点からも，その状況がみえない． ・**守秘義務**：妊娠中絶を選択した場合は，その秘密は個人・パートナーの中で守られるが，出産を選択した場合は，妊娠の事実，未婚での出産が周囲に知られることになる． ・**経済的側面，公共の利益**：人工妊娠中絶を選択した場合，その治療費や副作用による合併症に対する追加治療費を，誰が負担するのかが不明である．未婚のまま妊娠を継続した場合は，子育て支援者や経済的支援者がいなければ，経済的困窮に陥る可能性がある．妊娠を機に就業の継続が困難になると，さらに状況は悪化することが予測される． ・**法律，慣習**：Aさんが妊娠を継続した場合は，産休・育休は取得可能であり，キャリア継続は可能である．しかし，日本においては未婚で出産することに対する偏見があり，今の職場にそういう偏見がないとはいえず，職場におけるキャリア継続や経済的自立が揺るがされるといった社会的不利益を被る危険性もある．

|2| 検討

現行法では，Bさんの同意はあり，経済的な理由からAさんの人工妊娠中絶は医学的適応となる．しかし，それが本当にAさんの意思に沿うものなのだろうか．その点で，人工妊娠中絶手術を受けることがAさんの本心であるのかを確認する必要がある．

妊娠中絶，妊娠継続のいずれの場合も，周囲の状況がAさんにとっての最善を支援することができるかが不明である．周囲の考え方，サポートによって妊娠継続の可否が変化する．周囲の状況を整理して，どのような選択肢があるのかを検討することが必要だが，現時点では，Aさん自身が冷静にそれらを一人で考えることが難しい状況にある．Ａさんと一緒に考えてくれる人がいることで，自律的な意思決定を支えることが可能となる．

胎児の命に対する考え方については，選択に苦慮しているのはＡさんであるため，医療者の価値観や宗教観ではなく，Ａさんの価値観や信条に沿って考えられるよう支援する必要がある．

3 アクションプラン

Ａさんの本心を確認した上で，どうするかを今，焦って決断しなくてもよいことを伝える．また，妊娠中絶をする場合もしない場合も，どちらも選択肢であることを保証する言葉を掛ける．

そして，まずはそれぞれの選択肢のメリット・デメリットについて，Ａさんの立場，Ｂさんの立場に立って，互いの今後の人生も見据えて，来週の受診までに二人でよく話し合うことを提案する．加えて，Ａさんの置かれた状況を客観的に理解し，Ａさんにとっての最善を一緒に考えてくれる人がＢさんのほかにいないかどうか，考えてくることを提案する．

医学的デメリットについては，ＡさんがＢさんに説明することになるため，わかりやすいパンフレットを準備する．

4 結果

Ａさんは，１週間後に再度受診し，人工妊娠中絶手術を受けることを決め，決心するまでの経緯について話してくれた．

Ｂさんと話し合った結果，Ｂさんはやはり結婚する気持ちはないとの答えであった．Ｂさんは妊娠中絶を希望しており，「Ａにとって苦痛な処置を受けなければならないことはわかったので，費用は自分がもつ．それでも産みたいのなら，自分は知らない」とＢさんから言われたとのことである．Ｂさんのその言葉を聞いて一気に気持ちが冷め，Ｂさんとは別れる決心がついたが，おなかの子どもには罪はないし，自ら命を奪うことはしたくない気持ちもあり，とても悩んだと話した．

Ａさんの生活は，月の給料で何とか自分一人の生活費を賄(まかな)っている状態であり，未婚のまま一人で出産し，仕事を続けながら子育てしていくことは難しい状況にあった．また，Ａさんの母親はすでに他界しており，父親は遠方で一人暮らしをしていて，病弱で入退院を繰り返している状況である．３歳上の姉も遠方で一人暮らしをしているため，生活を支援してもらうことは難しい状況とのことである．

姉に相談したところ，一緒にＡさんの将来を考えてくれた．姉は「せっかく仕事にも慣れ，これからキャリアを積めるのに，Ｂさんと別れて一人で出産して，Ａだけが経済的・社会的リスクを背負うことはない」と助言してくれた．

Ａさんは「よくよく考え，子どもには申し訳ないけれど，今回は妊娠継続をあきらめることにした．もっと自分で妊娠をコントロールすべきだったと思う」と自分の意思決定と思いを語った．

3 出生前検査に関する現況，倫理的・法的・社会的課題

1 現　況

1 出生前検査とは

出生前検査とは，母体内の胎児の状況を把握するために行われる検査をいう．出生前検査 には，胎児および胎児由来試料を用いた諸検査，**着床前検査***，超音波検査などを用いた画像検査，母体血を用いた検査を指す．

また，出生前検査は，検査の結果に基づいて診断が確定できる確定的検査と，診断が確定できない非確定的検査に大別され，前者は羊水検査（図5-2）や**絨毛検査**（図5-3），後者は**母体血清マーカー検査**，**コンバインド検査***，**非侵襲的出生前遺伝学的検査**（noninvasive prenatal testing：**NIPT**），胎児超音波検査が該当する（表5-6，表5-7）．非確定的検査は，リスク評価，スクリーニング検査として用いられる．

> 用語解説 *
> **着床前検査**
> 体外受精で得た胚（受精卵）に対して行う検査．女性の子宮に戻す前の，胚の細胞分裂が100程度になった段階で検査を行う．着床前検査には，染色体数（PGT-A），染色体構造（PGT-SR），単一遺伝子疾患の遺伝子変異（PGT-M）を調べる検査がある．

> 用語解説 *
> **コンバインド検査**
> 妊娠11～13週に超音波検査と血液検査を組み合わせて，21トリソミー，18トリソミー，13トリソミーの可能性の高さを調べる検査．

2 出生前検査に関する情報提供と検査の提供のあり方

厚生科学審議会科学技術部会NIPT等の出生前検査に関する専門委員会は，2021（令和3）年に出生前検査についての基本的な考え方を九つにまとめている（表5-8）．また，当報告書を受けて日本医学会に出生前検査認証制度等運営委員会が設置され，情報提供，施設認証，検査精度評価の各グループで活動する体制が整備されている．

情報提供ワーキンググループでは，市町村の母子保健窓口や子育て世代包括支援センター等の自治体による母子の包括的な支援の一環として，出生前検査に関する情報提供を行う（表5-9）．

全医療機関において，妊婦から出生前検査についてや不安な気持ちを相談されたときは，**遺伝カウンセリングマインド***をもって妊婦に対して非指示的な態度，傾聴と共感の姿勢で**初期対応**する．NIPTに関する遺伝カウンセリング

> 用語解説 *
> **遺伝カウンセリングマインド**
> カップルが自らの意思で重大な選択ができるように，適切な情報を提供して支援する気持ちのこと[18]．

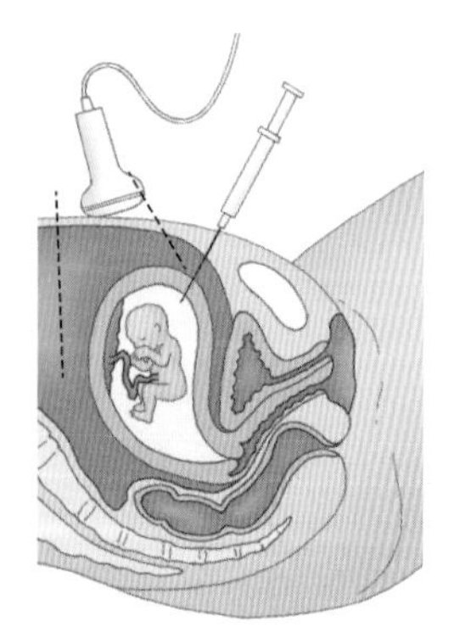

超音波ガイド下で，腹壁から羊水穿刺を行う．

図5-2　羊水検査

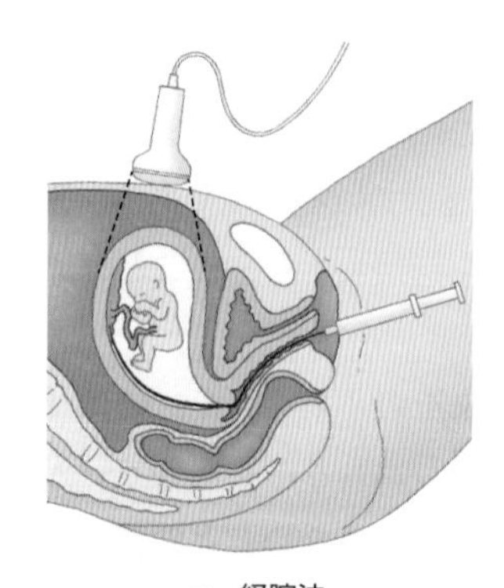

a．経腟法

超音波ガイド下で，腟～子宮頸管を通して絨毛を採取する．

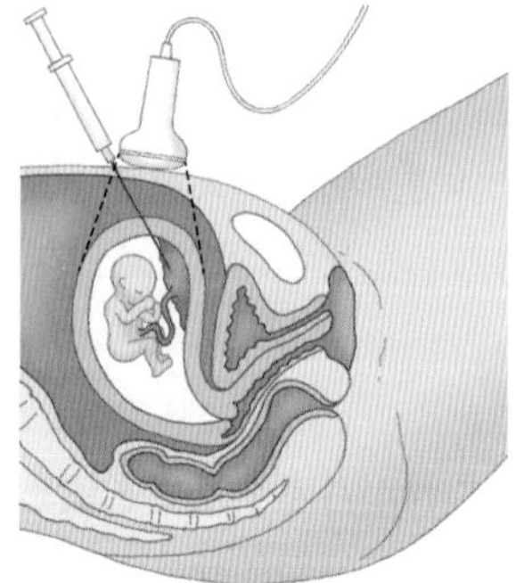

b．経腹法

超音波ガイド下で，腹壁から注射器で絨毛を採取する．

図5-3　絨毛検査

表5-6　出生前検査に用いる各種検査法

検査名	羊水検査	絨毛検査	母体血清マーカー検査	非侵襲的出生前遺伝学的検査	超音波検査
国内開始時期	1960年代〜	1980年代〜	1980年代〜	2013年〜	1970年代〜
確定性	確定的検査	確定的検査	非確定的検査	非確定的検査	非確定的検査
内　容	・染色体異常，遺伝性疾患，肺成熟 ・中枢神経系異常，腹壁異常	・染色体異常 ・遺伝性疾患	・21トリソミー ・18トリソミー ・神経管閉鎖障害	・21トリソミー ・18トリソミー ・13トリソミー	・遺伝性疾患，形態異常 ・第1次超音波検査はスクリーニング ・3D超音波検査は診断検査
時　期	妊娠15〜17週 17週まで羊水細胞の増殖力が旺盛	妊娠10〜14週 経腹的採取法は，これ以降も胎盤が腹壁から到達しやすい位置にあれば可能	妊娠15〜18週 本検査は妊娠時期の正確な判定が重要	妊娠10〜14週	妊娠4週〜
試料または採取法	羊水20〜30mL 経腹的に羊水腔を穿刺し，羊水を採取する．羊水中に浮遊する胎児から落ちた細胞（胎児細胞）を培養し，染色体分析や生化学的分析が可能な数まで増やす．	絨毛細胞 15〜30mg 超音波機器を用いながら，経腟的または経腹的にカテーテルを挿入し，胎盤絨毛の一部を採取する．	母体静脈血 7〜10mL 母体血清中のAFP，hCG，uE3（非抱合型エストリオール），INH-A（インヒビンA）を測定する．	母体静脈血20mL 母体血漿中の胎児由来の細胞やDNA（cell-freeDNA）をMPS法で解析する． MPS法：次世代シーケンサーで網羅的に目的とする染色体由来断片濃度の変化を解析する．	経腹超音波と経腟超音波
結果判明までの流れ	Gバンド法：検査後3週間程度（2週間の培養をしてから） FISH法：検査後1週間程度	検査後1週間程度	検査後3日〜1週間	検査後2週間程度	直ちにわかる
対象および根拠	2013年 日本産科婦人科学会「出生前に行われる遺伝学的検査および診断に関する見解」による侵襲的な検査や新たな分子遺伝学的技術を用いた検査の実施要件（**表5-7**）		1999年 厚生科学審議会先端医療技術評価部会・出生前診断に関する専門委員会による「母体血清マーカー検査による見解」 2011年 日本医学会「医療における遺伝学的検査・診断に関するガイドライン」	2011年 日本医学会「医療における遺伝学的検査・診断に関するガイドライン」 2021年 厚生科学審議会科学技術部会 NIPT等の出生前検査に関する専門委員会「NIPT等の出生前検査に関する専門委員会報告書」	2011年 日本医学会「医療における遺伝学的検査・診断に関するガイドライン」
有害事象	感染，出血，前期破水，胎児・胎盤への穿刺，培養の失敗等1％	出血，感染，前期破水	採血部位の紫斑	採血部位の紫斑	不明
問題点	流産率0.1〜0.3％	流産率0.3〜1％			
利　点	単一試料で多くの疾患の診断が可能	妊娠初期に診断が可能	非侵襲的	非侵襲的	非侵襲的で即時に確認可能

を希望した妊婦に対しては，認証医療機関の連携施設で**専門対応**として通常の妊婦健診とは異なる，妊婦の不安と出生前検査に関するカウンセリング（30〜45分程度）を行う．さらに，NIPTでは探索しない疾患や単一遺伝子など，

表5-7　侵襲的な検査や新たな分子遺伝学技術を用いた検査の実施要件

1. 夫婦のいずれかが染色体異常の保因者である場合
2. 染色体異常症に罹患した児を妊娠，分娩した既往を有する場合
3. 高年妊娠の場合
4. 妊婦が新生児期もしくは小児期に発症する重篤なX連鎖遺伝病のヘテロ接合体の場合
5. 夫婦の両者が新生児期もしくは小児期に発症する重篤な常染色体劣性遺伝病のヘテロ接合体の場合
6. 夫婦の一方もしくは両者が新生児期もしくは小児期に発症する重篤な常染色体優性遺伝病のヘテロ接合体の場合
7. その他，胎児が重篤な疾患に罹患する可能性のある場合

初期対応

出生前検査においては，初期対応の際の医師や助産師らの言葉がその後の判断に大きく影響することも多いことから，妊婦に対応する医療施設のすべての医療者は，初期対応のための心構えをよく理解して実践すべきである[18]．

表5-8　出生前検査についての基本的な考え方

1. 妊婦とパートナーの家族形成のあり方等にかかわる意思決定の支援
2. ノーマライゼーションの理念を踏まえ，マススクリーニングとしての実施や推奨を否定
3. 妊娠・出産・育児に関する包括的な支援の一環として情報提供を実施
4. 受検の際には十分な説明・遺伝カウンセリングを受けることが不可欠
5. 妊娠・出産に関する包括的な支援の一環として，知識や技能，責任を有する産婦人科専門医の適切な関与のもとで実施
6. 小児科専門医，臨床遺伝専門医，助産師，保健師，看護師，心理職，認定遺伝カウンセラー，社会福祉関連職，ピアサポーターなど多職種連携による支援
7. 正確性を担保するため，知識経験を有する検査担当者による適正な検査手順による実施および検査分析機関等における検査の質の確保
8. 先天性疾患等が見つかった場合の妊婦等への医療，福祉，ピアサポート等による支援体制の整備
9. 一体的な体制整備が不可欠であり，適正な実施体制を担保するための認証制度の設置

厚生科学審議会科学技術部会NIPT等の出生前検査に関する専門委員会．NIPT等の出生前検査に関する専門委員会報告書．2021，p.17-18.

表5-9　自治体で行う情報提供の内容

(1) 出生前検査を考える前に必要となる正しい情報
- 出生前検査は必ずしも全ての妊婦が受ける検査ではないこと
- 出生前検査でわかる病気は一部であること
- よく考え，受検するかどうかを決めることが大切であること
- 受検する場合には適切な時期があること
- 産まれながらに病気があった場合，さまざまなサポートが受けられること
- 産まれながらの病気の有無やその程度と本人及びその家族の幸，不幸は本質的には関連がないこと

(2) 正しい出生前検査の情報に行きつくための情報
- 自治体等の相談窓口
- 運営委員会が作成・推奨するホームページ

(3) 必要に応じて認証医療機関等につながるための情報
- 地域における認証医療機関等，遺伝カウンセリングを行っている医療機関とその受診方法等

日本医学会出生前検査認証制度等運営委員会．NIPT 等の出生前検査に関する情報提供及び 施設（医療機関・検査分析機関）認証の指針．2022，P.4.

より複雑な課題をもつ妊婦に対しては，臨床遺伝専門医や認定遺伝カウンセラー，遺伝看護専門看護師が在籍する基幹施設での**高次対応**となる遺伝カウンセリングを提供する．

2 倫理的課題

出生前検査をめぐる倫理的課題は，自らの意思を表明できない胎児と親の自律性とが対立する点である．胎児の状態を知る目的で行われる出生前検査は，本来，その子の親になるカップルの自己決定が尊重され，検査結果によっては難しい選択をすることになる．また，侵襲的な出生前検査は，胎児が流産する

表5-10　日本における出生前診断に関連する見解，指針，提言

- 遺伝学的検査に関するガイドライン（2003年，遺伝関連10学会）
- 出生前に行われる遺伝学的検査および診断に関する見解（2013年，日本産科婦人科学会）
- 母体血を用いた新しい出生前遺伝学的検査に関する指針（2013年，日本産科婦人科学会倫理委員会・母体血を用いた出生前遺伝学的検査に関する検討委員会）
- 医療における遺伝学的検査・診断に関するガイドライン（2011年，日本医学会）
- 出生前遺伝カウンセリングに関する提言（2016年，日本遺伝カウンセリング学会）
- 産婦人科診療ガイドライン：産科編2020（2020年，日本産科婦人科学会／日本産婦人科医会）
- 助産師の声明・綱領　Ⅳ-1-7　出生前診断・遺伝相談におけるケア（日本助産師会）
- NIPT等の出生前検査に関する専門委員会報告書（2021年，厚生科学審議会科学技術部会NIPT等の出生前検査に関する専門委員会）
- 「PGT-Mに関する倫理審議会」最終報告書（2021年，日本産科婦人科学会）
- NIPT等の出生前検査に関する情報提供及び施設（医療機関・検査分析機関）認証の指針（2022年，日本医学会出生前検査認証制度等運営委員会）

場合があり，胎児の生命が脅かされる恐れがある．

妊娠22週以前に実施される出生前検査は，選択的人工妊娠中絶につながる可能性がある．母体保護法では，人工妊娠中絶の適応に胎児異常を理由としたものは認められていない．出生前検査による選択的人工妊娠中絶は，障害をもつ人の存在を否定する優生思想につながる恐れもある．

3 出生前検査に関連する見解

出生前検査に関する法律はないが，出生前検査に関連する見解，指針，提言によって遵守すべきことが示されている（表5-10）．

4 関連する社会的課題

出生前検査の実施件数や，転帰などの正確な実態は不明である．出生前検査は，検査結果によっては妊婦と家族が重大な決断を迫られるため，**遺伝カウンセリング***の体制と，胎児・新生児がもつ異常が明らかになった際の支援を整えることが重要である．

NIPTの場合，以下の問題が指摘されている．

- 妊婦が十分な認識をもたずに検査を受ける可能性がある．
- 検査結果の意義について妊婦が誤解する可能性がある．
- 胎児のマススクリーニング検査として行われる可能性がある．

> 用語解説*
> **遺伝カウンセリング**
> 疾患の遺伝学的関与について，その医学的影響，心理学的影響および家族への影響を人々が理解し，それに適応していくことを助けるプロセスである．

5 看護師の倫理的配慮

|1| 十分な認識をもたずに検査を受ける可能性

妊娠初期のNIPTは，本来，妊娠経過において胎児の状態や発育を把握し，疾病が予測される胎児にとって，最善の出産方法や治療内容を検討する一助として受けるものであるが，中には，胎児に異常があるかどうかの不安を抱えたまま，その後の妊娠期を過ごすことが難しいという理由で受けている場合があるかもしれない．羊水検査のような流産リスクがないため，染色体検査結果を知ることが夫婦にとってどれほど重要かが吟味されないまま，「わかる情報なら知っておいたほうがよい」と考えて受検することも考えられる．

妊娠初期の妊婦には，この時期特有の体の不調や妊娠に対する漠然とした不安が湧いてくるものであり，まずはこの不安や思いへの気遣いが必要である．

|2| 検査結果の意義について誤解する可能性

NIPTを選択した妊婦が得られる結果は，胎児が21，18，13トリソミーについて陽性か否かの判定である．NIPTは非確定的な検査であり，21，18，13トリソミーであること（またはないこと）が確定するわけではない．また，先天異常のすべてが否定されるわけでもない．

このことをよく理解した上で受検しなければ，妊婦の不安は解消されず，子どもを迎える備えとしての有用性も下がるであろう．NIPTの陽性結果によって妊娠中絶を選択してしまうことになれば，NIPTという行為が不当に胎児の生命に危害を及ぼす結果を招いたと言わざるを得なくなる．そのようなことのないよう，妊婦には検査の意義を十分に理解してもらわなければならない．

|3| 胎児のマススクリーニング検査として用いられる可能性

妊婦健診に通い始めたばかりで妊娠の実感がない妊婦に，NIPTの受検をめぐる決定能力があるかどうかを判断することは難しい．NIPTの受検を決定する過程で配慮すべき点は四つある．

a 妊婦は自分に選択権があることをよく理解しているか

NIPTは，母体血清マーカーのように「積極的に知らせる必要はない検査」という位置付けにはされなかった．そのことにより，女性が，社会や家族から受検の圧力を受けることにならないかという新しい問題が生じている．

b 妊婦は検査法の問題点をよく理解しているか

1999（平成11）年7月21日付の厚生科学審議会先端医療技術評価部会・出生前診断に関する専門委員会「母体血清マーカー検査に関する見解」に，妊婦に伝えられるべき重要な内容として，「生まれてくる子どもは誰でも先天異常などの障害をもつ可能性があり，また，障害をもって生まれた場合でもさまざまな成長発達をする可能性があることについての説明」を挙げている．

それは，①障害をもつ可能性はさまざまであり，生まれる前に原因のある（先天的な）ものだけでなく，後天的な障害の可能性を忘れてはならない，②障害はその子どもの個性の一側面でしかなく，障害という側面だけから子どもをみることは誤りである，③障害の有無やその程度と，本人および家族の幸・不幸は本質的には関連がない，ということであり，単にNIPTの検査法や，21，18，13トリソミーの特徴を話すだけでは足りない．

c 妊婦が下した決断は衝動的なものではないか

意思決定の前と後の遺伝カウンセリングは必須である．受検の決定が衝動的にならないよう，妊婦に関わるさまざまな専門職が不安や質問に対応する．妊婦健診を担当する産科医や助産師，母子健康手帳の交付や妊婦家庭訪問を担当する市町村保健センターの保健師は，その担い手になる．

表5-11　助産師の声明・綱領　Ⅳ-1-7 出生前診断・遺伝相談におけるケア

【出生前診断・遺伝相談におけるケアの役割・責務】

助産師は，胎児の健康に不安を抱く女性とその家族に対して，出生前診断に関する最新の情報提供，検査時のケアおよび出生前診断の経過中の精神的支援を行う．その際に，胎児および女性とその家族の生命・生活の質を考慮に入れて，助産師は医師や他の専門職とともに支援する．

【出生前診断・遺伝相談におけるケアに必要な能力】

(1) 最新の研究結果に基づいた情報を提供する．
出生前診断の目的，検査の種類，方法とその精度，予測される危険性など／胎児異常が発見された場合に行う治療の種類，目的や方法，成功率，予測される危険性など／胎児異常が発見されても治療方法がない場合に予測される状況，対応の種類，目的や方法が予測される危険性など／子どもの療育支援状況に関する福祉対策や支援グループ活動／出生前診断や治療に伴う経済的負担について，また，利用可能な社会資源など

(2) 出生前診断の経過中に伴う意思決定および意思決定したことに対する相談や精神的支援を行う．
検査を受けるか否かの意思決定／検査結果が異常であった場合の意思決定など

(3) 出生前診断の経過中に生じる精神的負担についての相談に応じ，子どもの出生後の療育に関する継続的な支援を行う．
精神的な負担（プライバシーにかかわる問題／自尊感情の低下／罪責感／心理的外傷／喪失観／葛藤）など

(4) 上記（1)～(3）の活動を行う際は，医師や他の専門職，関係機関と連携する．

日本助産師会．助産師の声明・綱領．https://www.midwife.or.jp/midwife/statement.html．（参照 2023-06-06）．

d 決定は妊婦自身の価値観と矛盾していないか

妊婦がもつ，NIPTを受けることへの道徳的葛藤の内容や深さはさまざまである．また，決して胎児と敵対関係にあるわけではない．このさまざまな理由や状況と，妊婦の価値観あるいは意味付けはつながっており，そのことが妊婦自身の物語として一貫している．妊婦の苦悩，葛藤，決断の意味は，当事者の語りを通して理解できる．

最後に，日本助産師会による「助産師の声明・綱領」に含まれる，出生前診断・遺伝相談におけるケアを表5-11に示す．

6 出生前検査を受けるか否かを悩むCさん

事 例

Cさん（28歳，主婦）は，夫のDさん（34歳，自営業，４代目社長）と夫の母親との二世帯住宅に居住している．見合いで結婚し，１年後に初めて妊娠した．夫婦共に健康で，これまでに疾患の既往はない．Dさんは一人っ子で，先代社長は２年前に交通事故で急逝している．従業員50名，義母は経理を担当しており，Cさんもときどき手伝っている．

Cさんは，Dさんと一緒に産婦人科を受診し，妊娠８週であることが医師から伝えられ，二人ともとてもうれしそうな表情で説明を聞いていた．帰り際にCさんが看護師に駆け寄り，話し掛けてきた．

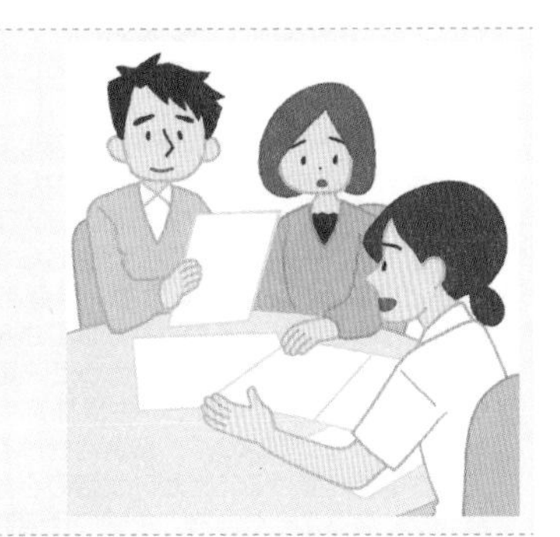

C　看護師さん，赤ちゃんに異常がないかどうかがわかる血液検査があるってインターネットで見たのですが，受けられますか？
私，なかなか妊娠しなかったんで結構プレッシャーがあって…．年齢が上がると異常のある子が生まれるって聞くと…
妊娠するのに１年かかったのも，何かあるんじゃないかって心配で…．
元気な子を産まなくちゃいけないんですよ．安心したいんですよね．
夫は忙しいし，なんとなく話しにくくて…

1 4分割表による分析

医学的適応	患者の意向
・**診断と予後**：胎児は妊娠8週で流産徴候がないため妊娠継続が可能である．高年妊娠ではなく，流産の既往もないため，染色体の数的異常や構造異常が起こる確率は低いことが推測される．Cさんは28歳であり，28歳の女性が妊娠して胎児が21トリソミーである年齢確率は1/861（約0.12%）である． 先天異常の発生頻度は全出生の約5%，重篤な先天異常は約1%であり，その60～70%が原因不明であるため，出生前診断ですべての疾患を診断することは困難である． ・**治療目標の確認**：Cさんは安心のために血液検査を受けたいと話しているが，行われる検査はスクリーニング検査であるため，検査結果が陽性と判定された場合は不安が強くなる可能性がある．さらに羊水検査などの侵襲的検査に進み，染色体異常の診断を受けた場合は，妊娠の継続について選択を迫られることになる．安心のために受けた検査で，さらなる不安や葛藤を経験することになる可能性がある． ・**医学の効用とリスク**：クアトロ検査（母体血清マーカー検査）陽性時の21トリソミーの正診率は約2.2%，対象疾患は21トリソミー，18トリソミー，開放性神経管奇形のみである．いずれも，確率値の提示のみであり，確定検査ではない．NIPT（非侵襲性出生前遺伝学的検査）も，21トリソミー，18トリソミー，13トリソミーである確率値を示すが，母体年齢により陽性的中率*が異なる検査である．28歳女性の21トリソミーの陽性的中率は約8割である．羊水検査は21トリソミー，18トリソミー，13トリソミーの確定的検査として位置付けられるが，流産となるリスクが1/300～1/500の確率で伴う．28歳女性の21トリソミーの発症確率と比較すると流産のリスクのほうが高いことになる． ・**無益性**：検査をしない場合は流産や人工妊娠中絶の選択につながることはないが，出産まで胎児の21トリソミー，18トリソミー，13トリソミー，開放性神経管奇形についての不安が続くことになる．	・**患者の判断能力**：Cさんの判断能力はあるが，十分で公平な情報を得ているかというと，ほとんど情報をもっておらず，さまざまな選択肢を検討し，熟慮して検査を受けようと決めたとはいえない． ・**事前の意思表示**：Cさんの不安が何であるのかが不明である．子どもの異常の何に不安を感じているのか，どのような異常の有無を知りたいのか，異常時には妊娠継続をどうするのかということが不明である．
QOL	**周囲の状況**
・**QOLの定義と評価**：検査をすることで，対象疾患については，陰性，もしくは正常核型の確率や診断を得ることができれば，100%ではないが，安心して妊娠期間を過ごすことができる．しかし，確率が提示されることで，その解釈によっては不安になることもある． 出生前検査ですべての疾患を出生前に知ることはできないため，生まれるまでは子どもの健康状態についての不安は残る．また，胎児の異常を知った上で人工妊娠中絶を選択した場合は，身体的，精神的負担が生じる可能性がある． ・**誰がどのように決定するのか**：検査を受けるかどうか，受ける場合はどの検査を受けるかはCさん一人で決めることではなく，Dさんと十分に話し合って決定する必要がある． ・**QOLに影響を及ぼす因子**：生まれてくる子どもの障害や疾病だけがリスクではなく，検査を受けること，妊娠中期に人工妊娠中絶を受けることが，女性の心身の健康を保つ上でのリスクになることもある．夫婦の価値観や信条によって，検査が利益になることも不利益になることもある．	・**家族や利害関係者**：Cさんは健康な跡取りを産まなければならないといったプレッシャーがある様子だが，胎児が障害や疾病をもっていた場合，Dさんの妊娠継続についての思い，育児や療養についての考え，Dさんが情報をどれくらいもっているのかが不明である．Dさんが出生前検査についての情報をもっているのか，検査の受検についてどのような考えをもっているのかも不明である．同居の義母は出産後の育児協力者となるため，義母の考えや思いもCさんのプレッシャーになっている可能性もあるが，現時点ではその状況は不明である． ・**守秘義務**：妊娠を公にすると，もしも胎児に異常が診断された後に中絶を選択した場合は，経緯については秘密が守られたとしても，妊娠継続とならなかったことは知られることになる． ・**経済的側面，公共の利益**：出生前検査の受検にかかる費用について，情報をもっているかどうかは不明である． ・**施設方針，診療形態**：出生前検査の希望のあるカップルに対しては，遺伝カウンセリングをカップルで受けた上で，検査を受けるかどうかを決定し，実施することとなっている． ・**法律，慣習**：マスコミなどで出生前検査のことが特集記事となったり，サイト上で話題として取り上げられたりすることにより，すべての妊婦が受ける検査だと思っている妊婦や家族，検査によってすべての疾患を明らかにすることができると考えている妊婦や家族がおり，正しい情報を得ることが難しい．

|2| 検討

医学的適応からすると，Cさんは高年妊娠ではないので，染色体異常に伴う先天異常をもつ胎児を妊娠している確率は低い．しかし，先天異常の発生頻度は5%であり，その60～70%が原因不明であることを考えると，年が若くても先天異常をもつ胎児を妊娠している可能性はゼロではない．Cさんが心配に思っている異常とはどのようなことなのかが不明であるため，出生前検査を受けることがその不安の解消に適切な対処なのかどうかはわからない状況である．

また，出生前検査は，結果によっては選択的人工妊娠中絶につながる可能性があるが，CさんとDさん夫婦がそこまで検討しているかどうかは不明である．胎児異常を理由とした人工妊娠中絶が認められていないことや，妊娠中期の人工妊娠中絶の方法や心身への侵襲についての情報をもっているかどうかも不明である．検査を受けたその先に，どのような選択が待っているのかについての情報を得ていなければ，熟考することも，選択することも難しいと考える．

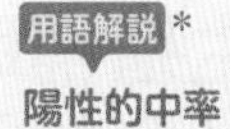

＊**陽性的中率**

検査結果で陽性と判定された人のうち，真に陽性の人の割合のこと．

|3| アクションプラン

CさんとDさん夫婦に出生前検査に関する情報提供の希望があるかどうかを確認する．希望がある場合は，出生前検査は必ずしもすべての妊婦が受ける検査ではないこと，出生前検査でわかる病気は一部であること，よく考えて受検するかどうかを決めることが大切であること，受検する場合には適切な時期があること，生まれながらに病気があった場合，さまざまなサポートが受けられること，生まれながらの病気の有無やその程度と本人およびその家族の幸・不幸は本質的には関連がないこと，などを情報提供しつつ相談にのる[19]．必要に応じて，遺伝カウンセリングを行っている医療機関とその受診方法について情報提供を行う．

|4| 結果

CさんとDさん夫婦から相談の希望があった．相談が終わった後，二人から以下の話が聞かれた．

C　クアトロ検査（母体血清マーカー検査）は結果が陰性であっても，100%大丈夫ということではないのですね．逆に不安になりそうです．
羊水検査は，私の場合だと21トリソミーである確率よりも流産する確率のほうが高いのですね．
それにNIPTという検査もあるのですね．検査や病気についてもう少し情報がないと，検査をどうするか決められないです．

D　Cがそんなにプレッシャーに思っているとは知らなかったです．母親が『跡取り，跡取り』って言うからかな．僕は，どんな子でも育てるつもりでいました．確かに今まで，そんな話をCとしたことなかったな….
羊水検査も，流産の危険があるようなものは反対です．しかも，人工妊娠中絶がそんなに大変なことだとは知らなかった．ちょっとショックです….検査もいろいろあるのですね．自分なりに調べてみようと思うけど，遺伝カウンセリングを受けるという方法もあるのですね．カウンセリングが必要かどうか，二人でもう少し考えてみます．

その翌週にCさん夫婦から，再度自宅で話し合いをした上で出生前検査は受けないという選択をしたとの連絡が入った．

4 生殖補助医療に関する現況，倫理的・法的・社会的課題

1 現　況

現在，女性の晩婚化の影響から出産年齢が高年齢化し，不妊を心配する夫婦は３組に１組以上と推測される．日本は世界最大の不妊治療大国といわれ，2019年の日本の**生殖補助医療**（assisted repuroductive technology：ART）による年間総治療周期数は，アメリカの約33万周期に対し約1.5倍の45万8千周期と，約12万件も多いと報告されている（図5-4）．しかし，総治療数に対する妊娠率は，アメリカ28.7％，日本21.2％で，特に生産率は，アメリカ23.6％，日本13.5％と10.1ポイントも低い（図5-4）．

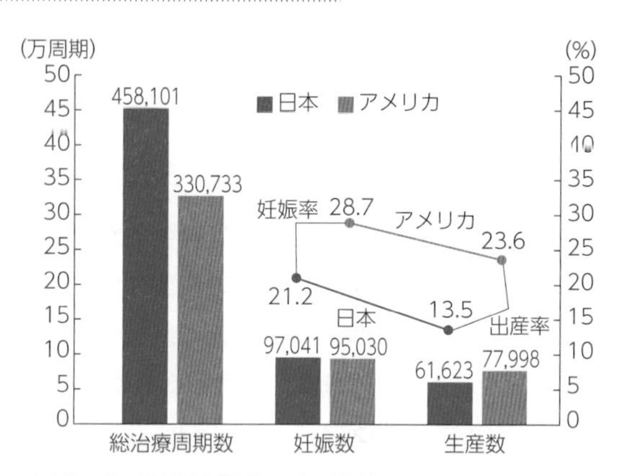

アメリカのデータはCDC「2019 Assisted Reproductive Technology (ART) Fertility Clinic and National Summary Report」，日本のデータは日本産科婦人科学会 登録・調査小委員会「ARTデータブック：2019年」より作成．

図5-4　日本とアメリカのART治療周期数，妊娠数，出産数の比較（2019年）

日本のARTにおける総治療周期数に対する生産率が低いのは，図5-5のARTデータからも明らかなように，38歳以上の受療者が56.2％を占め，特に治療の中心である40歳以上の女性は全体の32.3％と，受療者の高年齢が理由の一つである．日本ではドナーからの卵子提供が認められていないこと，**多胎妊娠予防**のため，移植胚数を基本的に**単一胚移植**としていることも挙げられる．

2020年では449,900治療周期のARTが実施され，生産まで至った治療周期数は58,800（13.1％）であった（図5-5）．治療方法別にみてみると，出生児数は60,381人で，うち55,503人（94.4％）が凍結融解胚（卵）での出生児，4,878人（5.6％）が新鮮胚（卵）で，多胎児は1,581人（2.98％）であった（表5-12）．また，提供精子を用いた人工授精（artifical insemination with donoer semen：AID）では76人が出生していた．これは，日本の出生児数84万835人の7.1％，すなわち13.9人に１人がARTによる出生児ということである．

2 倫理的課題

日本産科婦人科学会は，2008年に多胎妊娠防止に関する見解を出し，移植胚は原則として単一とした．ただし，35歳以上の女性，または２回以上続けて妊娠不成立の女性に限って，２胚移植を許容している．一方，アメリカでは移植胚の数に制限がなく，また，35歳以上の体外受精には提供卵子の使用の選択肢が一般的なことから，日本に比べて妊娠・生産率は高い．しかし，単に妊娠・出産率が向上すればよいというものではない．

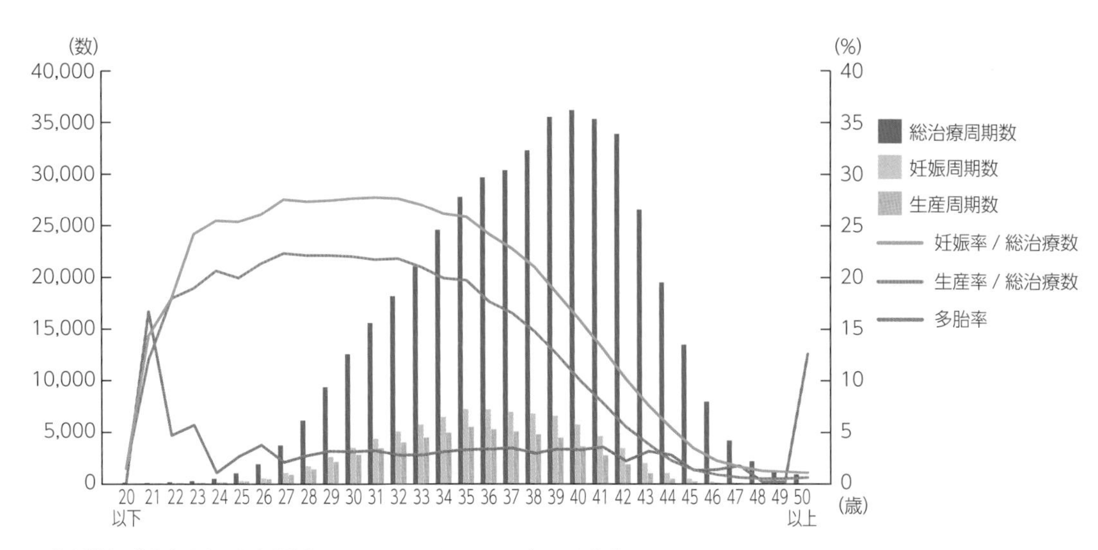

日本産科婦人科学会 登録・調査委員会．ARTデータブック：2020年．より作成．

図5-5　日本の年齢別の総治療周期数，妊娠周期数・妊娠率，生産周期数・生産率（2020年）

表5-12　治療法別出生児および累積出生児数（2020年）

	治療周期数	出生児数・割合	
新鮮胚（卵）を用いた治療	234,615	4,878	8%
体外受精を用いた治療	82,883	2,282	4%
顕微授精を用いた治療	151,732	2,596	4%
凍結胚（卵）を用いた治療	215,286	55,503	92%
合　計	449,900	60,381	100%

日本産科婦人科学会 登録・調査委員会．ARTデータブック：2020年．より作成．

提供精子・卵子・胚による生殖補助医療では，「個人の人権」「自己決定」と「子どもの福祉」は同時に重視されるべきであるが，生まれてくる子どもの同意を得ることはできない．

日本では，生殖補助医療の対象者は，法律上の夫婦か，事実婚関係の男女としており，異性婚カップルに限定されている．このことは，同性婚カップルやシングル女性の利用を認める国も増えつつあるなか，「個人の権利の差別化」と「生まれてくる子の福祉」の観点から相反する倫理的課題となっている．

最近では，2014年にスエーデンで，MRKH症候群*の35歳の女性が，61歳の女性からの**子宮移植**で初めて生児を得たこと報道された．その後，さらにスェーデンやアメリカ，ドイツなどでも子宮移植による出産例が報告されている[23]．日本の臓器移植法では，脳死者から摘出できる臓器の中に子宮は入っておらず，生きている人からの提供には全く法規制がない状況である．命にかかわらない臓器の移植が認められるなか，生きている人にリスクを負わせる提供は許されることなのか．その前に，子どもを養育して親になる方法として，特別養子縁組制度や里親制度の選択も検討されるべきではないか．

用語解説*
MRKH症候群
メイヤー・ロキタンスキー・キュスター・ハウザー症候群．ロキタンスキー症候群とも呼ばれる．ミュラー管の発生異常により先天的に子宮と膣の全部もしくは一部を欠いている状態．

3 関連する法律

海外ではすでに1980年代から生殖補助医療に関する法制度化が進み，特に提供精子・卵子・胚によって出生する子どもの親子関係や**出自を知る権利**の保障に重点が置かれている．イギリス，オーストラリア，オーストリア，スイス，オランダ，ノルウェー，ニュージーランド，フィンランドでは，生殖補助医療によって生まれた子どもに対して出自を知る権利を認め，ドナーの匿名性を廃止している[24)]．

日本では，2003（平成15）年に厚生科学審議会生殖補助医療部会が「精子・卵子・胚の提供等における生殖補助医療制度の整備に関する報告書」をまとめた．そこでは，精子・卵子・胚の提供等における生殖補助医療を受けることができるのは，子を欲しながら不妊症のために子をもつことができない法律上の夫婦に限ること，生まれてくる子どもの出自を知る権利を認め，提供された精子・卵子・胚による生殖補助医療により生まれたかもしれないと考えている15歳以上の者は，精子・卵子・胚の提供者に関する情報のうち，開示を受けたい情報について，氏名，住所，提供者を特定できる内容の開示請求をすることができること，**代理懐胎**（代理母・借り腹）は禁止することなどの考え方が示された．

しかしながら，卵子提供等をどうしても希望する夫婦はアメリカや韓国，タイ，台湾に渡り，卵子提供や代理懐胎を受けているという実情がある．そこで，2006（平成18）年に法務省および厚生労働省の要請により，日本学術会議の「生殖補助医療在り方検討委員会」において代理懐胎を中心とする生殖補助医療医療をめぐる諸問題について議論され，「生殖補助医療をめぐる諸問題に関する提言」が出された．代理懐胎は原則禁止とし，先天的に子宮をもたない女性および治療により子宮を摘出した女性に限り，厳重な管理下での代理懐胎の試行的実施は考慮されること，親子関係は懐胎者を母とする（試行的実施も含む）こと，子の出自を知る権利は最大限尊重すべきではあるが，長年行われたAIDの場合などについても検討すべきであること，などが提言された．また，JISART（日本生殖補助医療標準化機関）は，2008（平成20）年に「精子又は卵子の提供による体外受精に関するJISARTガイドライン」を出し，実施施設における指針を示した．

2020（令和2）年12月にようやく**「生殖補助医療の提供等及びこれにより出生した子の親子関係に関する民法の特例に関する法律」**が成立し，生殖補助医療に関する国および医療関係者の責務と国の講ずべき措置，第三者の精子または卵子を用いた生殖補助医療で出生した子の親子関係についての民法の特例などが法により規定された．民法の特例は、女性が自己以外の女性の卵子を用いた生殖補助医療により子を懐胎し出産したときは，その出産をした女性をその子の母とする（第9条），妻が夫の同意を得て，夫以外の男性の精子を用いた生殖補助医療により懐胎した子について，夫はその子が嫡出であることを否認することができない（第10条）の二つである．

4 生殖補助医療に関連する見解

生殖補助医療は，不妊カップルだけでなく，がん治療により妊孕性が失われると予測される場合に，精子，卵子，胚，卵巣組織を凍結保存しておく，**妊孕性温存療法**がある．2013年に日本生殖医療学会は「未受精卵子および卵巣組織の凍結・保存に関するガイドライン」を作成し，がん治療等の医学的適応と加齢などの要因による社会的適応とを区別して，留意すべきことを提示している．妊娠・分娩をするかしないか，その時期をいつにするかはあくまでも当事者の選択によるものであり，未受精卵子あるいは卵巣組織の凍結・保存の実施を推奨するものではない，また，未受精卵子あるいは卵巣組織の凍結・保存とそれによる妊娠・分娩時期の先送りを推奨するものではないとしている．

日本産科婦人科学会は，健康な女性からの卵子凍結について，最終的に決めるのは本人だとした上で，出産年齢の高年齢化は医学的リスクが高まることから推奨はしないとの見解を示している．

5 看護師の倫理的配慮

生殖医療における女性の意思決定は，社会背景や家族の価値観に影響されるが，リプロダクティブヘルスの観点から，当事者の希望が意思決定に反映されるべきである．生殖医療は女性の身体への負担が多く，研究段階の技術も少なくなく，成果は不確実である．また，パートナーとの合意が必要なことが多く，時間的制限がある中で意思決定しなければならないという特徴を鑑みて支援する必要ある．

意思決定支援には，1998年にカナダのオコナー（O'Connor, A.M.）らが作成した，**シェアード・ディシジョン・メイキング***（shared decision making：**SDM**）を基盤とする５段階の意思決定プロセスからなるオタワ個人意思決定ガイド（Ottawa personal decision guide：OPDG）の日本語版が公表され，活用されている（**表5-13**）．

表5-13　オタワ個人意思決定ガイド（OPDG）の５段階

1）決定しなければならない事項は何かを明らかにする
2）決定するにあたり，自分の役割（誰とどのように決めていきたいか）を特定する
3）自分の意思決定のニーズを見極める
4）選択肢を比較し，自分にとって選択肢の長所，短所のどれが重要かを検討する
5）次のステップ（さらなる情報収集，他者に相談するなど）を計画する

Ottawa Hospital Research Institute. The Ottawa Dicision Support Framwork. https://decisionaid.ohri.ca/ODSF-workshop.html, （参照 2023-07-13）.

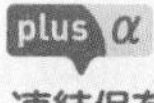

凍結保存

細胞を急速に凍らせて氷晶を作らずにガラス化させるという，ガラス化凍結法が開発され，さらに，細胞毒性が少ない凍結保存剤の開発により融解後の生存率が飛躍的に向上した．

plus α

妊孕性温存療法

治療の可否を判断しやすく，小児，思春期・若年がん患者のサバイバーシップ向上を目指し，日本癌治療学会から2017年に「小児，思春期，若年がん患者の妊孕性温存に関するガイドライン」が出された．2021年度からは小児・AYA世代のがん患者等の妊孕性温存療法研究促進事業が厚生労働省から開始され，妊孕性温存療法のエビデンス確立を志向した研究と，国と自治体による助成制度が開始されている．

plus α

社会的卵子凍結

将来を共に考えられるパートナーがいない，キャリアなどの理由で今すぐ妊娠・出産はしたくないが，将来に備えて若いとき卵子を凍結保存しておくというもの．

用語解説 *

シェアード・ディシジョン・メイキング

当事者と医療者が相互に情報を共有して決定するプロセスのこと．

6 生殖補助医療のステップアップに悩むEさん

事 例

Eさん（34歳，女性，会社員）は，会社員の夫（36歳）と二人暮らし．二人は職場内で知り合い，結婚して6年になる．Eさんに既往症および妊娠歴はない．結婚当初は，お互いの仕事を優先し避妊していたが，30歳になって子どもを考えるようになり避妊をやめた．しかし，その後も妊娠しないため，32歳で近隣の不妊専門クリニックを受診した．そこで受けた検査では，Eさんも夫も双方に異常は見つからなかった．クロミフェン療法，hMG-hCG療法を1年行った後，人工授精（AIH）を7回施行したが妊娠には至っていない．人工授精を5回実施した後，医師から体外受精へのステップアップを勧められたが，体外受精に踏み切れず，その後も人工授精を続けていた．

Eさんはその後もステップアップに対して結論が出せず，不妊相談を予約し，看護師のFさんと話をすることにした．

Ⓔ 以前から先生に体外受精を勧められていたので，夫とも話をしました．しかし，まだどうしようか迷っています．夫は，『体外受精って人工的な感じがするし，子どもへの影響が心配だし，保険適用になったとはいえお金もかかるし，そこまでしなくてもいいんじゃないの．今の治療（人工授精）を続けたら』って言うんですよね．
でも，私としては，このままの治療で本当に妊娠できるのか自信がない．周りの友達は皆子どもがいるし，私も早く孫の顔を見せてあげたい．お金のことを言われると，貯金があるわけじゃないから，（体外受精を）やりたいって言えない．
それに，今は治療を受けていることを会社に内緒にしていて，適当な理由を付けて遅刻や早退しながら通っているけど，体外受精になると病院に行く回数も増えて，このまま仕事が続けられるか不安です….
不妊治療のことは誰にも話していないので，周りから『子どもは？』ってよく聞かれ，『そのうちね』って返していますが，嫁ぎ先の親に言われると肩身が狭くて….
ここのところ，今後の治療をどうするかという話題で夫と話をしていますが，（夫は）楽観的なのか，何とかなるという感じなんですよ….最近は『（体外受精を）したいんだったらしたら』って….
ここに通い始めてからあっという間に2年がたってしまいました．いつになったら妊娠できるのでしょうか？　体外受精をしたら妊娠できますか？
この先，私はどうしたらいいんでしょう….Fさんだったら，体外受精しますか？

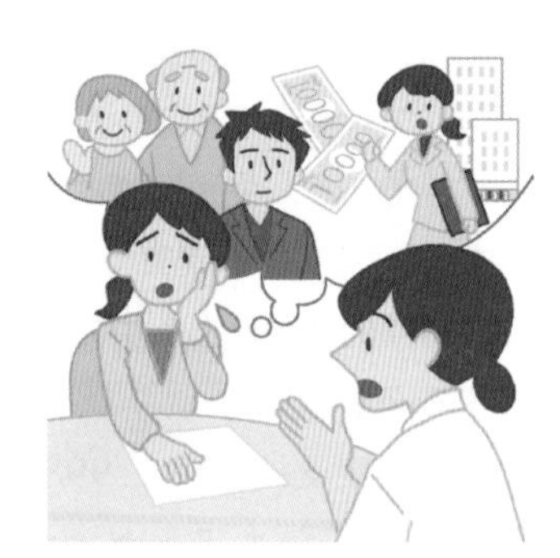

|1| 4分割表による分析

医学的適応	患者の意向
・**診断と予後**：不妊検査で異常がみられなかったEさん夫婦は，機能性不妊と考えられる．そこで，女性の年齢とともに低下する卵巣予備能と不妊治療の妊娠率から妊娠の可能性を検討する必要がある．昨今，卵巣機能の予備力を評価する指標の一つとして，AMH（Anti-Mullerian hormone）が用いられる．また，人工授精は5回以降で累積妊娠率が横ばいとなることから，それを限度に妊娠しない場合は次のステップを考慮する[28]といわれており，34歳のEさんの場合，このまま人工授精を継続しても妊娠の可能性は低い．一方，34歳女性の体外受精による妊娠率は約26%，生産率は約20%[22]と，ステップアップしても妊娠できる確率はおよそ4分の1である． ・**治療目標の確認**：生殖補助医療の特性から，選択した治療を用いて妊娠できるという目標は設定しにくい．そこで，QOLを維持しながら治療を受けることができることとした． ・**医学の効用とリスク**：人工授精を続けた場合の効用は，現在の生活リズムを崩すことなく治療を継続できることであり，問題となるリスクは少ないと思われる．一方，ステップアップした場合の効用として，人工授精より妊娠率が上昇することが挙げられる．しかし，体外受精に伴う身体的リスク（卵巣過剰刺激症候群，妊娠に伴う異所性妊娠・多胎妊娠・胎盤の異常・周産期合併症）と高額な治療費に加え，治療スケジュールに合わせた通院負担や生活リズムの調整に伴うストレスがリスクとして挙げられる．	・**患者の判断能力**：身体的リスク，治療費，スケジュール調整などの意思決定を難しくしている理由に加え，不妊治療に関する書籍や医療者以外にも体験者が作成したサイトなどの情報が氾濫している状況を考えると，客観的に判断することが困難な可能性がある． ・**インフォームドコンセント**：人工授精の開始時に医師から治療の目的・方法・効果などについて説明され，さらに看護師からも説明の補足と日常生活の留意点などについて説明されている．また，医師はステップアップを勧めた際にも，治療の目的・方法・効果とリスク・費用などについて説明している．しかし，Eさんと夫がその内容を正確に理解しているかどうかは確認が必要である． ・**治療の拒否**：治療を拒否していないが，このまま進めることに迷いが生じている．
QOL	**周囲の状況**
・**QOLの定義と評価**：Eさんが人工授精を続けていく上で身体的な苦痛は少ないと考えられる．しかし，心理社会的には，妊娠に対する不安や焦り，夫や家族との関係性への不安，体外受精にステップアップしたことでもたらされる負担に対する葛藤を感じている．そして，今後ステップアップを考えた場合は仕事との両立にストレスを感じる可能性もある． ・**誰がどのように決定するのか**：Eさんが夫と共に話し合って意思決定する必要がある． ・**QOLに影響を及ぼす因子**：治療による身体的・心理的・経済的負担，仕事との両立の負担，そして夫や家族の意向が治療中のQOLに影響する．さらに，意思決定のプロセスやその結論に対する満足も影響すると考える．具体的には，どちらかが他方の意見に合わせるのではなく，夫婦の問題としてとらえ，互いの考えを表出し合って決定できているか，そしてそのプロセスや結論が両者にとって満足できるものになっているかによってQOLも左右される．	・**家族や利害関係者**：夫は，体外受精に対して積極的ではない．むしろ，決定することを先送りにするかのように楽観的に考え，人工授精の継続に悩んでいるEさんの意向を理解していない様子さえうかがえる．治療のことを誰にも話していないことから，Eさんは家族の言葉にも傷ついていたり，周囲の反応を気に掛けたりしている． ・**守秘義務**：Eさんは，治療を受けていることを知られたくないと考えており，家族や職場の人にも伝えていない． ・**経済的側面，公共の利益**：Eさんと夫は共に会社員で収入はあるが，体外受精にステップアップした際に必要な治療費について，貯金も十分ではなく不安を感じている． ・**施設方針，診療形態**：本クリニックでは，人工授精の継続やステップアップに対して患者の意向を尊重しており，個別の悩みに対応できるよう不妊相談も設けている．また，働く女性への通院負担を軽減するために診療時間を遅くまで設定しているが，人工授精や体外受精は午前中の早い時間に行われており，仕事への支障はある． ・**法律，慣習**：現在配偶者間の治療であるため，特に法律的な問題はない．体外受精にステップアップした場合，標準診療であれば保険適用となる年齢である．

|2| 検討

34歳のEさんの場合，医学的適応からいうと，このまま人工授精を継続しても妊娠できる可能性は低いが，体外受精にステップアップしても，妊娠できる確率が大きく改善されるわけではない．早く妊娠したい，そのためには体外受精したいと思っているEさんに対し，人工的な印象や子どもへの影響，保険適用になったとはいえ治療費の経済的負担を考えて，このまま人工授精を続けたほうがよいと考えている夫の意向は異なる．さらに，治療を受けていることを会社には知らせずに仕事を調整しながら通院しているEさんにとって，体外受精に伴う通院の負担も，ステップアップに踏み切れずに迷っている状況に影響している（図5-6）．

今回のような治療のステップアップは，夫婦間で所有する情報の差のみならず，意識の違いを露呈するきっかけとなる．しかし，不妊治療を受けていることを周囲に伝えていないEさんにとって，夫は気持ちを共有できる唯一の存在であることから，互いの情報や気持ちを共有した上で夫婦間の調整が必要となる．

また，仕事との両立を支援するために，職場で治療を理解してくれる人の存在が必須であり，その構築を支援することも必要である．

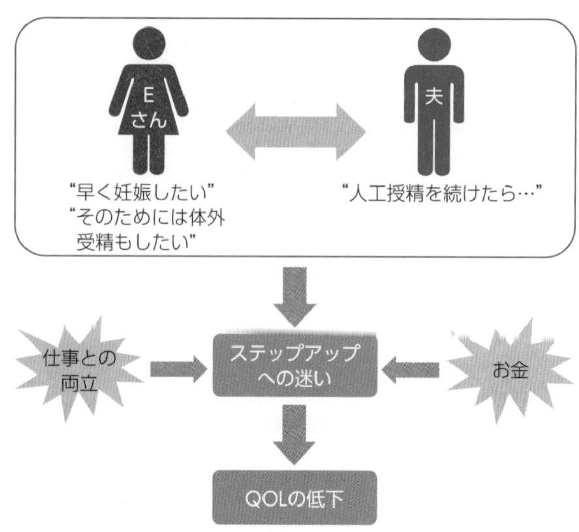

図5-6 ステップアップに悩むE さんの葛藤

3 アクションプラン

a カップルで考え，合意形成するための土台作り

Eさんがもっている不妊治療に関する情報の内容とその情報源，夫にはEさんからどのような情報が，どのようなタイミングで伝えられているのかを確認する．夫婦間で認識が違っている可能性もあるので，夫婦同席のもと，それを払拭するために現在の状況に合わせた治療についての正しい情報を再度確認する必要性を説明する．

そして，二人が同席できる日時を調整し，医師から人工授精を続けた場合のメリット・デメリットと体外受精の適応・目的・方法・効果（年齢に合わせた妊娠率・生産率）・副作用のリスクなどについて，客観的データをもとに再度情報提供を行うとともに，治療内容に伴う費用の目安についても情報提供することを提案する．その上で，それらの情報をEさん夫婦が正確に理解できたかを確認しながら，相談に乗る．その際に，その場でステップアップに対して互いが思っていることを表出し合えるように促し，共に治療に取り組んでいるという意識を確認できるようにする[29]．

b 迷いを軽減するための環境調整

勤務状況，職場の環境を確認するとともに，職場の上司に仕事と治療の両立に対する理解と配慮を求める方法を，厚生労働省が作成した「不妊治療連絡カード」を用いてEさんと一緒に考える．また，体外受精を選択する場合，治療の全体スケジュールを提示し，予定がはっきりしているところと，予定に幅をもたせなければならないところの見通しについて説明する．さらに，通院の負担をできるだけ軽減できるように，仕事の状況に合わせて治療スケジュールの調整ができる部分を提案する．

4 結果

相談が終わった後，Eさんは次のように話した．

E 今回迷っている思いを聞いていただいてよかったです．
私も，こんなに頑張って治療を続けているのに妊娠できないことで焦りも強くなっていたし，ネットの情報を見るといろいろなことが書かれているので，何を信じたらよいのかわからなくなっていました．
夫は，治療のことについて私から聞いているだけなので，情報にバイアスがかかっているかもしれませんね．落ち込んでいる私の様子を見て，精いっぱい励まそうと思っていたのかもしれないし．
あらためて，先生から自分たちの状況について説明していただける機会をもらえてよかったです．今夜，二人で病院に来られる日程を相談します．
「不妊治療連絡カード」のことは初めて知りました．国も仕事との両立を支援する対策を考えてくれているんですね．なんか，背中を押してもらった気がします．今後の治療が決まったら，職場の上司に相談してみようと思います．

後日，Eさん夫婦は来院し，医師から説明を受けた後，夫婦で話し合って体外受精にステップアップすることを決めた．それに合わせ，職場の上司に不妊治療連絡カードを提出し，仕事の調整をしてもらうことも相談できた．

引用・参考文献

1) 日本看護協会．看護職の倫理綱領．https://www.nurse.or.jp/nursing/assets/statistics_publication/publication/rinri/code_of_ethics.pdf，（参照 2023-09-16）．
2) 日本看護協会．看護業務基準 2021 年改訂版．https://www.nurse.or.jp/nursing/home/publication/pdf/gyomu/kijyun.pdf，（参照 2023-07-13）．
3) トム・L. ビーチャムほか．生命医学倫理．成文堂，1997.
4) ドローレス・ドゥーリーほか．看護倫理1．坂川雅子訳．みすず書房，2016，p63-61.
5) 前掲書 4)，p111.
6) ジョイス・E. トンプソンほか．看護倫理のための意思決定 10 のステップ．ケイコ・イマイ・キシほか監訳．日本看護協会出版会，2004.
7) サラ・T. フライ．看護実践の倫理：倫理的意思決定のためのガイド．片田範子ほか訳．日本看護協会出版会，1998.
8) ジョイス・E. トンプソンほか．看護倫理のための意思決定 10 のステップ．ケイコ・イマイ・キシほか監訳．日本看護協会出版会，2004.
9) アルバート・R. ジョンセンほか．臨床倫理学．赤林朗ほか監訳．第 5 版，新興医学出版社，2006，p.13.
10) 日本家族計画協会．男女の生活と意識に関する調査報告書 日本人の性意識・性行動：第 8 回．日本家族計画協会，2017.
11) 国立社会保障・人口問題研究所．人口統計資料集：2023 年改訂版．https://www.ipss.go.jp/syoushika/tohkei/Popular/Popular2023RE.asp?chap=4，（参照2023-07-13）．
12) 厚生労働省．令和 3 年度衛生行政報告例の概況：母体保護関係．https://www.mhlw.go.jp/toukei/saikin/hw/eisei_houkoku/21/dl/kekka5.pdf，（参照 2023-07-13）．
13) 政府統計の総合窓口（e-Stat）．令和 3 年度衛生行政報告例．https://www.e-stat.go.jp/stat-search/files?tclass=000001200380&cycle=8&year=20211，（参照 2023-07-13）．
14) ユネスコ編．国際セクシュアリティ教育ガイダンス：科学的根拠に基づいたアプローチ．浅井春夫ほか訳．改訂版，赤石書店，2020.
15) 安田裕子ほか．未婚の若年女性の中絶経験：現実的制約と関係性の中で変化する，多様な径路に着目して．質的心理学研究．2008，7，p.181-203.
16) World Health Organization. Abortion care guideline. 2022. https://www.who.int/publications/i/item/9789240039483，（参照 2023-07-13）．
17) World Health Organization. 中絶ケアガイドラインエグゼクティブサマリー．リプラ（リプロダクティブライツ情報発信チーム）＆一般社団法人日本助産学会訳．2022. https://apps.who.int/iris/bitstream/handle/10665/352342/9789240045163-jpn.pdf，（参照2023-07-13）．
18) 日本医学会出生前検査認証制度等検討委員会．"「妊娠がわかったみなさんへ：妊婦健診で行われないおなかの赤ちゃんの検査について」リーフレット活用の手引き".出生前検査認証制度等運営委員会．https://jams-prenatal.jp/file/obstetrics_medical_leaflet_guidance.pdf?20221202，（参照 2023-07-13）．
19) 出生前検査認証制度等運営委員会．自治体における出生前検査に関する情報提供・支援体制の留意事項．https://jams-prenatal.jp/concerned-person/municipality/，（参照 2023-07-13）．
20) 出生前検査認証制度等運営委員会．自治体における出生前検査に関する情報提供（チラシ）．https://jams-prenatal.jp/concerned-person/municipality/，（参照 2023-07-13）．
21) 乾愛．基礎研レター：米国の不妊治療の現状とは？．ニッセイ基礎研究所．2022-05-20. https://www.nli-research.co.jp/files/topics/71142_ext_18_0.pdf?site=nli，（参照 2023-07-13）．
22) 日本産科婦人科学会 登録・調査小委員会．ART データブック：2020 年．https://www.jsog.or.jp/activity/art/2020_ARTdata.pdf，（参照 2023-08-15）．
23) Brännström, M. et.al. Livebirth after uterus transplantation. Lancet. 2015, 385（9968)），p.607-616.
24) 南貴子．生殖補助医療の法制度化の課題．愛知県立医療技術大学紀要．2011，8（1），p.11-18.
25) 厚生労働省．「精子・卵子・胚の提供等による生殖補助医療制度の整備に関する報告書」について．2003-05-21. https://www.mhlw.go.jp/shingi/2003/04/s0428-5.

html,（参照 2023-07-13）.
26) JISART．精子又は卵子の提供による体外受精に関するJISARTガイドライン．2021-09-04．https://jisart.jp/about/external/guidline/,（参照 2023-07-13）.
27) Ottawa Hospital Research Institute. The Ottawa Dicision Support Framwork. https://decisionaid.ohri.ca/ODSF-workshop.html,（参照 2023-07-13）.
28) 日本生殖医学会編．生殖医療の必修知識 2020．日本生殖医学会，2020，p.241.
29) 野澤美江子．"不妊治療を受けているカップルのこころとケア"．こころを癒す：実践オレム-アンダーウッド理論．南裕子編著．講談社，2005，p.309.

重要用語

ELSI
看護職の倫理綱領
倫理的ジレンマ
人工妊娠中絶
母体保護法
緊急避妊薬
アボーションケア
出生前検査
着床前検査
遺伝カウンセリング
生殖補助医療（ART）
提供精子・卵子・胚
子宮移植
出自を知る権利
代理懐胎
シェアード・ディシジョン・メイキング（SDM）

6 性・生殖に関する生理

学習目標

- 生殖器の解剖・機能を理解する.
- ヒトの発生・性分化のメカニズムについて理解する.
- 性意識の発達について理解する.
- 第二次性徴について理解する.
- 女性の性周期について理解する.
- 妊娠のメカニズムについて理解する.
- 性反応について理解する.
- 性分化疾患（DSD）について理解する.

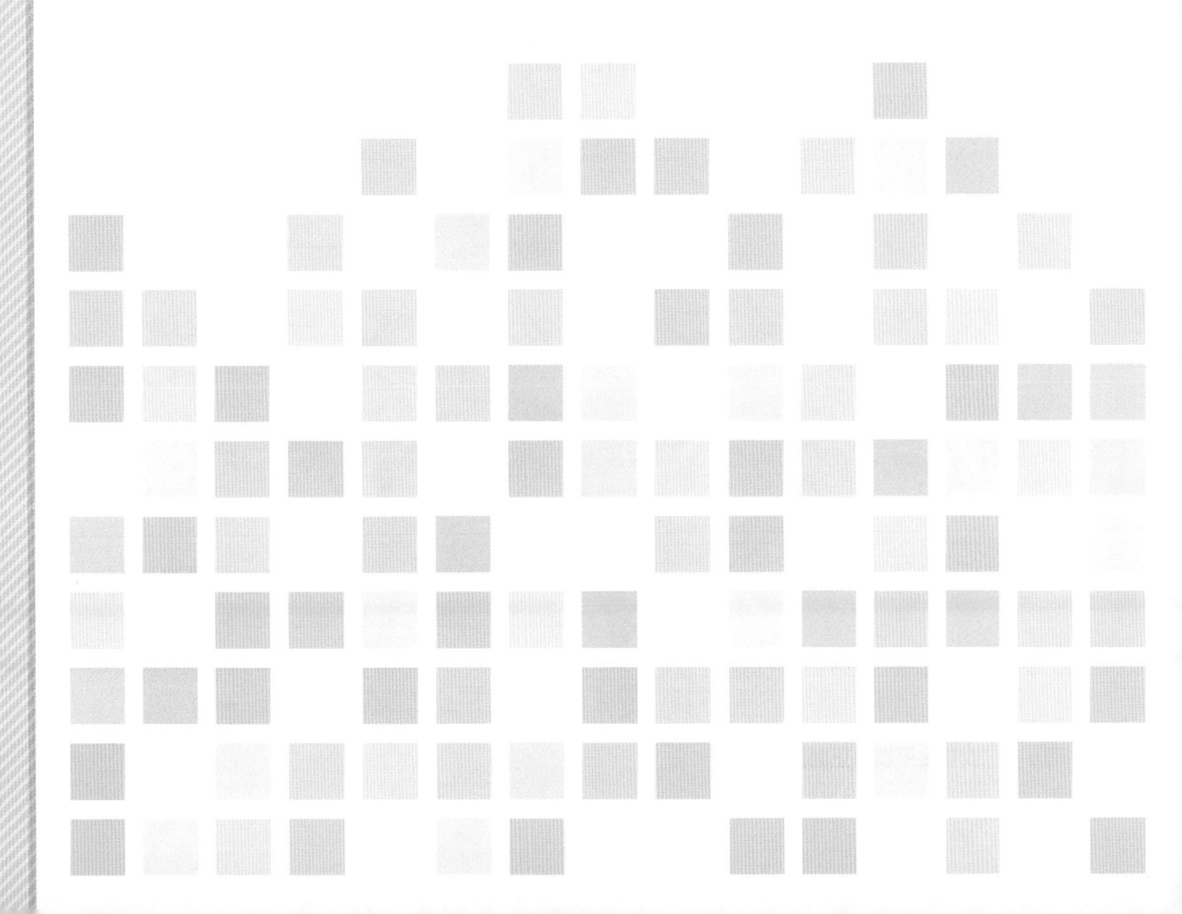

1 女性の生殖器

1 生殖器とは

生殖器とは，生殖のために分化した臓器であり，精子や卵子のような生殖細胞を形成する**生殖腺**（性腺）と生殖を助ける**副生殖器**から成る．

男性の場合は，生殖腺は**精巣**，生殖細胞は**精子**であり，精子は精管を通って体外まで運ばれる．女性の場合は，生殖腺は**卵巣**，生殖細胞は**卵子**であり，卵子はいったん腹腔内に放出された後，卵管内に取り込まれる．魚類などの生物では，生殖巣で形成された精子や卵は体外へ放出され，体外で受精が成立するが，ヒトの場合は精子が女性の体内に進入しなければならない．そのため，性交を行う器官が体外にも必要となる．生殖器のうち，体外の生殖器官を**外性器**といい，体内の生殖器官を**内性器**と呼ぶ．

精子が卵管内に達して受精が起こると，受精卵（胚）は子宮に運ばれて着床し，妊娠が成立する．

2 内性器の解剖

膣口の奥には**膣**があり，子宮膣部の外子宮口，**子宮頸管**を経て，内子宮口から**子宮腔**につながっている（図6-1）．さらに，左右の子宮卵管角部から卵管に入り，卵管間質部（子宮筋層内の卵管部分），卵管峡部，卵管膨大部を経て，卵管采(さい)から腹腔内に達する．このように女性の腹腔内は外界と通じている．膣，子宮頸管には生理的なバリアが存在するが，病原体が上行性感染により広がると腹膜炎を発症することになる．

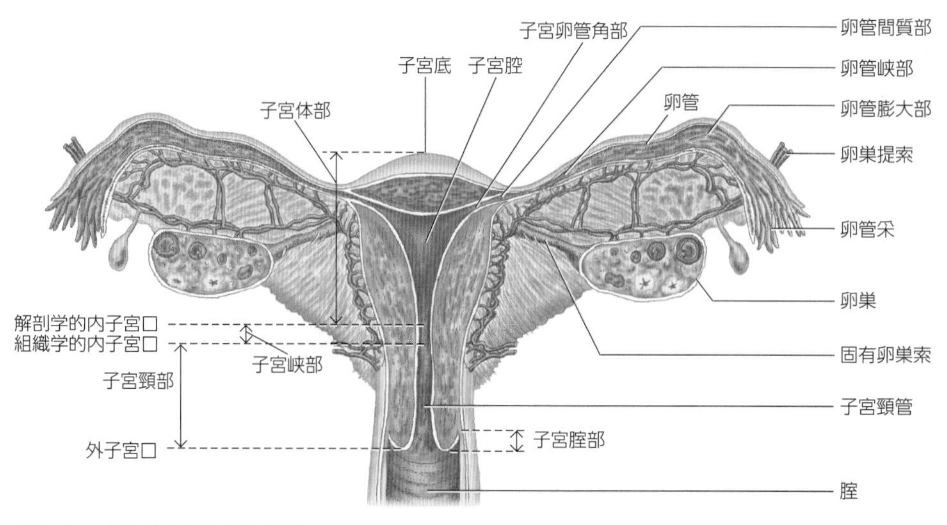

図6-1　女性生殖器（正面図）

a 卵巣

卵巣は左右に一つずつあり，直径3～5cmであるが，その大きさは年齢や月経周期により異なる．排卵前には2cm大の**成熟卵胞**（**グラーフ卵胞**）が形成され，排卵後は黄体が形成される．月経周期中も卵巣の大きさは変化する．

表層部の皮質には，無数の**原始卵胞**があり，卵胞や黄体もこの部分に発生する．中心部の髄質は，血管や神経に富む結合組織である．卵巣は，固有卵巣索（卵巣固有靱帯）で子宮と，卵巣提索（骨盤漏斗靱帯）で骨盤壁とつながっており，支持されるとともに血流を受けている．

b 卵管

卵管は長さが約10cmで，**間質部**，**峡部**，**膨大部**，**卵管采**から成り，通常，受精は膨大部で起こる．卵巣は，左右の卵管采の近くに位置しているが，妊娠するためには，卵管采が卵子を取り込む機能（ピックアップ機能）が必要である．卵管内腔の上皮は単層の円柱上皮細胞から成り，未受精卵や受精卵の移動に関わる線毛をもつ細胞と，分泌機能をもつ線毛のない細胞から成る．クラミジア感染症などによる炎症で卵管が損傷を受けていると，線毛の機能が損なわれ受精卵が運ばれず，異所性妊娠へつながることがある．

c 子宮

子宮は鶏卵大で，重量は40～80g，子宮内腔の長さは約7cmである．子宮は組織学的内子宮口より上方の**子宮体部**と，下方の**子宮頸部**に分けられる．子宮頸部のうち，腟の中に突出している部位を**子宮腟部**と呼ぶ．

子宮体部が子宮頸部に対して前方に傾いている状態を子宮前屈，後方に傾いている状態を子宮後屈と呼び，前屈の場合が多い．膀胱と子宮前壁の間の陥凹（かんおう）部は膀胱子宮窩，子宮の後壁と直腸で囲まれた陥凹部をダグラス窩（直腸子宮窩）と呼ぶ（図6-2）．ダグラス窩は，立位および仰臥位において腹腔内で最

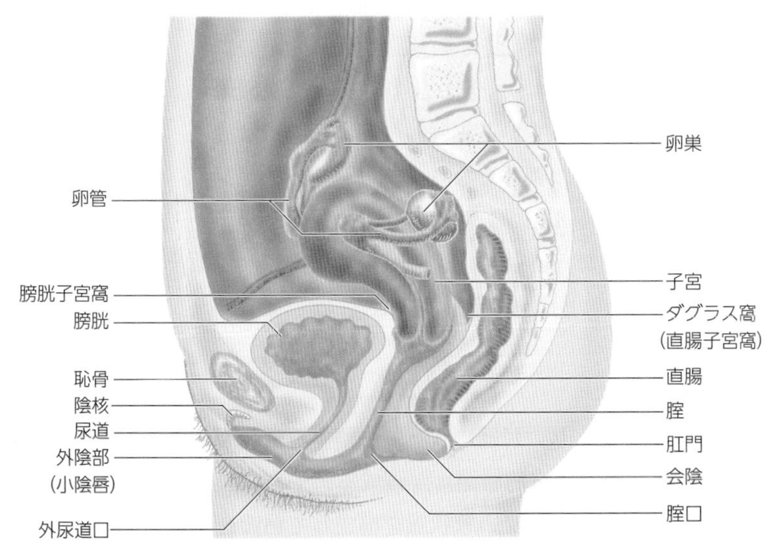

図6-2　女性生殖器（左側面図）

も低い部分となるため，腹水が貯留しやすい．そのため正常でも排卵後の卵胞液や月経血の逆流などの貯留が観察される．また，ダグラス窩は骨盤腹膜炎や子宮内膜症の好発部位となっている．

後腟円蓋は，腹腔内から見るとダグラス窩に相当し，この部位の圧痛がダグラス窩の病変の存在を疑う契機となる．また，子宮内膜症が進行すると，ダグラス窩は癒着により閉塞し，子宮後屈になることがある．

d 腟

腟は長さが約 8 cmで，外陰部と子宮を結んでいる．性交を行う器官であるとともに，月経血の排出経路でもあり，分娩時には産道となる．

腟と尿道，腟と直腸との間の壁は非常に薄いことから，子宮や卵巣の状態を触診する際には，下腹部の腹壁から押さえた指先と腟内に挿入した示指とで双合診（内診）を行う．性交経験がない場合などでは，直腸診で子宮や卵巣の状態を評価することもある．

3 卵巣の機能

卵巣は，生殖細胞である卵子を保有し，生殖可能な年齢になると，排卵により配偶子である卵子を放出する．一方で，卵巣は内分泌器官でもあり，下垂体から分泌される**卵胞刺激ホルモン**（follicle stimulating hormone：**FSH**）や**黄体形成ホルモン**（黄体化ホルモン，luteinizing hormone：**LH**）などの**性腺刺激ホルモン**（**ゴナドトロピン**，gonadotropin）の影響を受けて，**卵胞ホルモン**（**エストロゲン**）や**黄体ホルモン**（**プロゲストーゲン**）を分泌する．生体内で最も活性が高いエストロゲンの成分はエストラジオール(E2)，主要なプロゲストーゲンの成分はプロゲステロン（P4）である．

卵胞は，卵巣の皮質にあり，成熟すると卵胞液を含む大きな一つの卵胞腔をもつ．この成熟卵胞（グラーフ卵胞）は，生殖細胞である卵（**卵母細胞**）の周囲を，エストロゲンを分泌する多くの顆粒膜細胞と莢膜(きょうまく)細胞が取り囲んでエストラジオールを合成・分泌している（図6-3）．排卵により**卵子**（**二次卵母細胞**）が放出されるときには，卵母細胞を覆っている細胞層（卵丘細胞）は放線冠として一緒に放出される．卵胞はその後，黄体となり，プロゲストーゲン優位の分泌となる．このように，卵巣でのホルモン分泌は，卵子の成熟と排卵に直結している．したがって，有限である卵子が加齢により減少し，排卵が止まると閉経に至り，卵巣からのエストロゲン分泌は停止する．

4 子宮と腟の組織

子宮内膜は，月経周期に沿って大きく変化し，月経によって脱離する**機能層**（子宮内腔側）と月経で脱離しない**基底層**（子宮筋層側）から成る．子宮内膜上皮は円柱上皮細胞から成り，粘膜固有層には，深い管状腺を構成して粘液を分泌する子宮腺がある．エストロゲンは子宮頸管粘液を増加させ，子宮内膜を

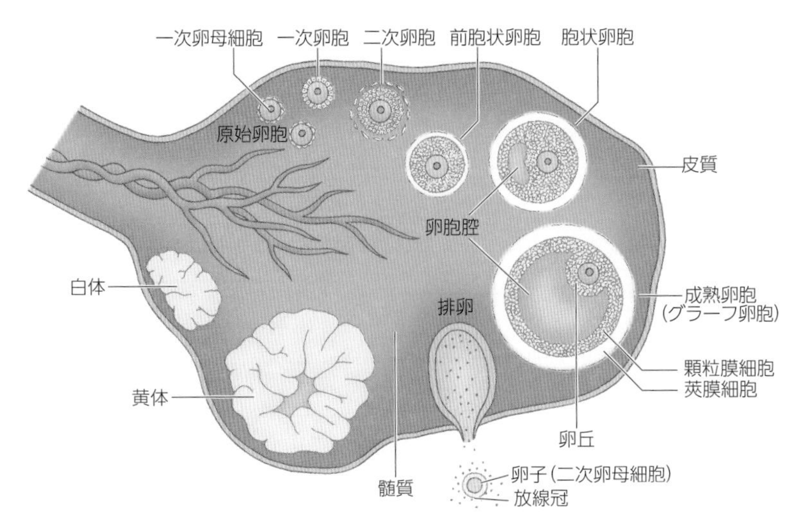

図6-3 **卵胞の発育**

増殖させる（**増殖期**）．一方，プロゲストーゲンは子宮内膜を成熟させ，着床に適した状態に整える（**分泌期**）．妊娠すると黄体は妊娠黄体となり，プロゲステロンの産生を続けるが，妊娠しなければ黄体は退縮し，エストロゲン，プロゲストーゲンの産生低下とともに，子宮内膜が脱離し**月経**となる．

子宮頸管の粘膜も円柱上皮細胞から成り，深い腺腔を形成する子宮頸腺があり，エストロゲンの影響で子宮頸管粘液を分泌する．腟の上皮は皮膚と同じ重層扁平上皮であり，伸縮性に富む丈夫な器官である．性成熟期の腟は自浄作用を有しており，*lactobacillus*属を主とする乳酸菌類の作用で腟内は酸性に保たれ，病原菌の増殖が抑えられている．

子宮腟部には，子宮頸管内からつながる円柱上皮と，腟からつながる重層扁平上皮との移行部がある．この部位は，**扁平円柱上皮境界**（squamo-columnar junction：**SCJ**）と呼ばれる．このSCJは子宮頸癌の好発部位であり，細胞診検査を行う場合には，必ずこの部分を擦過して検体を採取する．エストロゲン分泌のある性成熟期女性では，SCJが腟から観察できる位置にあることが多いが，閉経女性の場合は，SCJが子宮頸管内に移動している．

5 外性器の解剖

女性の外性器は，**外陰**とも呼ばれる（図6-4）．前方から後方に向かって，陰核（クリトリス），外尿道口，腟口，肛門が一直線上に並ぶ．陰核は海綿体から成り，性的興奮により勃起する．陰核と陰唇（いんしん）小帯の間の小陰唇で囲まれた木の葉形の部位は，腟前庭と呼ばれ，尿道と腟とが開口している．その後方で肛門よりも前方の部分は**会陰**と呼ばれる．腟口から腟内に入る部分には処女膜があり，経腟分娩後には痕跡状になる．

恥丘（ちきゅう）は恥骨上の隆起で，第二次性徴に伴い陰毛が生える．この恥丘から会陰までの間の左右の皮膚の隆起が大陰唇である．左右の大陰唇の間を陰裂と呼ぶ．

バルトリン腺は，腟入口部の左右の後方に位置しており，腟に開口する．性的興奮により粘液を分泌し，腟口を潤滑にする．腺の開口部が閉塞するとバルトリン嚢胞が，また，感染を起こすとバルトリン膿瘍が発生する．

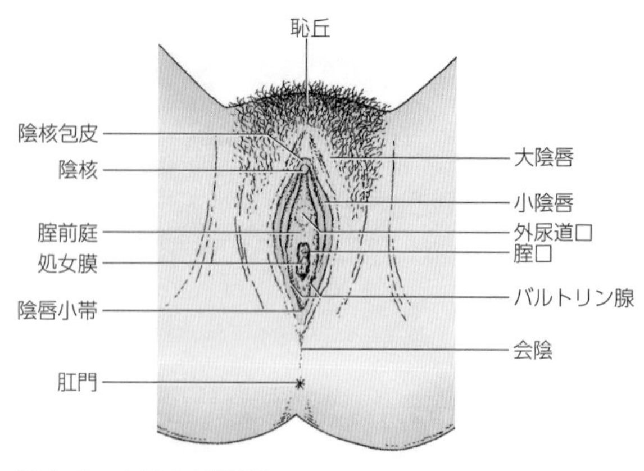

図6-4　女性の外性器

2 男性の生殖器

1 男性の生殖器の解剖

a 精巣

精巣は，直径4～5cmで，体表面から突出した袋状の皮膚から成る陰嚢の中に位置している（図6-5）．精巣で作られた精子は，精巣上体（副睾丸（こうがん））に運ばれる．陰嚢の中で，精巣と精索は，精巣挙筋に包まれて下垂しているため，精巣挙筋の収縮により挙上される．

b 精管

精管は，精巣上体に貯留した精子を尿道まで運ぶ長さ約40cmの管である．精管は動脈，静脈，神経とともに精索の中に含まれ，鼠径（そけい）部の鼠径管を通って

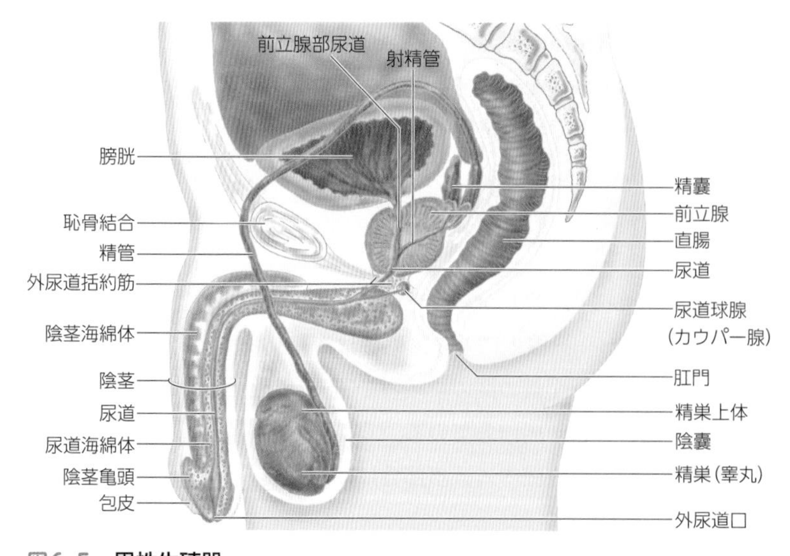

図6-5　男性生殖器

腹腔内とつながる精索の中を通過して腹腔内に入り，膀胱の後方で前立腺の中を通過する（この部分は紡錘状で精管膨大部と呼ばれる）．その先端は射精管となって，尿道に開口する．精管では平滑筋が発達しており，射精時には，蠕動運動により精液が精管膨大部まで運ばれる．

C 尿道，陰茎

尿道は，後部尿道と前部尿道から構成され，さらに，後部尿道は前立腺内を通過する前立腺部尿道と外尿道括約筋周辺の膜様部尿道から成る．前立腺部尿道は長さ約3cmで，この後壁に**射精管**が開口する．前部尿道は，血管に富む尿道海綿体で囲まれており，後方の球部尿道と，陰茎海綿体に包まれた振子部尿道から成る．

男性の場合，排尿のための尿道は，射精のための経路としても使用される．このため，射精した精液が陰茎方向ではなく，膀胱方向へ流入する逆行性射精などの異常もみられる．

陰茎の形態も，排尿のみではなく，外性器として性交を行うのに適したものとなっている．

2 精巣の機能

精巣では，隔膜により区画された小葉ごとに**精細管**が密に詰まっており，その蛇行した管の中で，**精祖細胞**（**精原細胞**）が減数分裂を行い，**精子**が形成され続ける（図6-6）．精子は，精細管から精巣網状組織を通過して精巣上体に入り，射精まで貯留される．

精巣は，男性ホルモン（**アンドロゲン**）を産生する内分泌器官でもある．男性においても，下垂体からのゴナドトロピンにより精巣の機能がコントロールされている．LHは精巣の**ライディッヒ細胞**に作用して，代表的なアンドロゲンである**テストステロン**を合成・分泌する．このテストステロンは，精子形成を促すとともに血流によって全身で作用する．一方，FSHは精細管の隙間に多数存在している**セルトリ細胞**に作用して，精子形成を促進している．

精子形成には温度が関与しており，体温より低いほうが適している．そのため，通常は胎児の時期に精巣が体内から出て陰嚢の中に入り，出生後も精巣の温度を低く保っている．また，比較的低温である静脈が動脈に巻き付くような構造になっていることも，精巣が高温になることを防いでいる．陰嚢上部でつる状静脈叢が怒張し，うっ血する精索静脈瘤が発生すると，精巣の温度が上昇し，慢性的な虚血状態も続いて精巣機能障害が起こる．乏精子症による不妊症の原因ともなるため，手術療法が行われる．

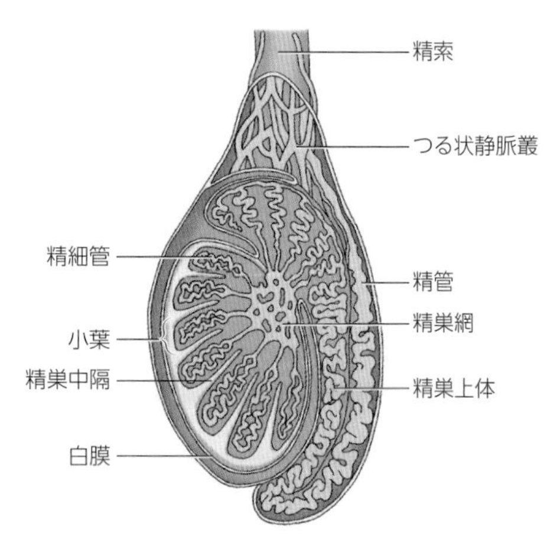

図6-6　精巣

3 ヒトの発生・性分化

1 性分化のメカニズム

生物学的な性の分化は，遺伝的（性染色体による）性，性腺（精巣または卵巣）による性，身体的特徴（性器，第二次性徴）による性に分けられる．

ヒトの染色体は46本あり，このうち44本は常染色体で男女共通である．残りの２本は性染色体であるが，男女で異なり，男性はX染色体とY染色体，女性は２本のX染色体をもつ．つまり，受精時の染色体構成が，46,XYでは男性，46,XXでは女性となる．この染色体構成により**生殖腺原基**（未分化性腺）は精巣または卵巣のどちらかへ分化する．また，このときに男女ともに**ミュラー管**と**ウォルフ管**の両方が形成される．

Y染色体を有する個体（男性）では，Y染色体上にある**SRY**（sex-determining region Y）遺伝子が作用してSRYタンパクが発現すると，精巣のセルトリ細胞が分化し**抗ミュラー管ホルモン**（anti-mullerian hormone：**AMH**）が分泌されミュラー管が退縮する．さらに精巣のライディッヒ細胞からテストステロンが分泌され，ウォルフ管を精巣上体，輸精管，精嚢へ分化させ，同時に外性器である陰茎や陰嚢が形成される（図6-7）．

一方，46,XXでSRY遺伝子がない個体（女性）では，AMHが産生されないため，ミュラー管が発達して子宮，卵管，膣の上部が形成される．そして，テストステロンが産生されないため，ウォルフ管が退縮していき，外性器も女性

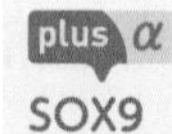

SOX9

精巣の分化がSRYだけで制御されているわけではないことが明らかにされ，SOX9をはじめとする常染色体上にある精巣決定遺伝子も作用している．

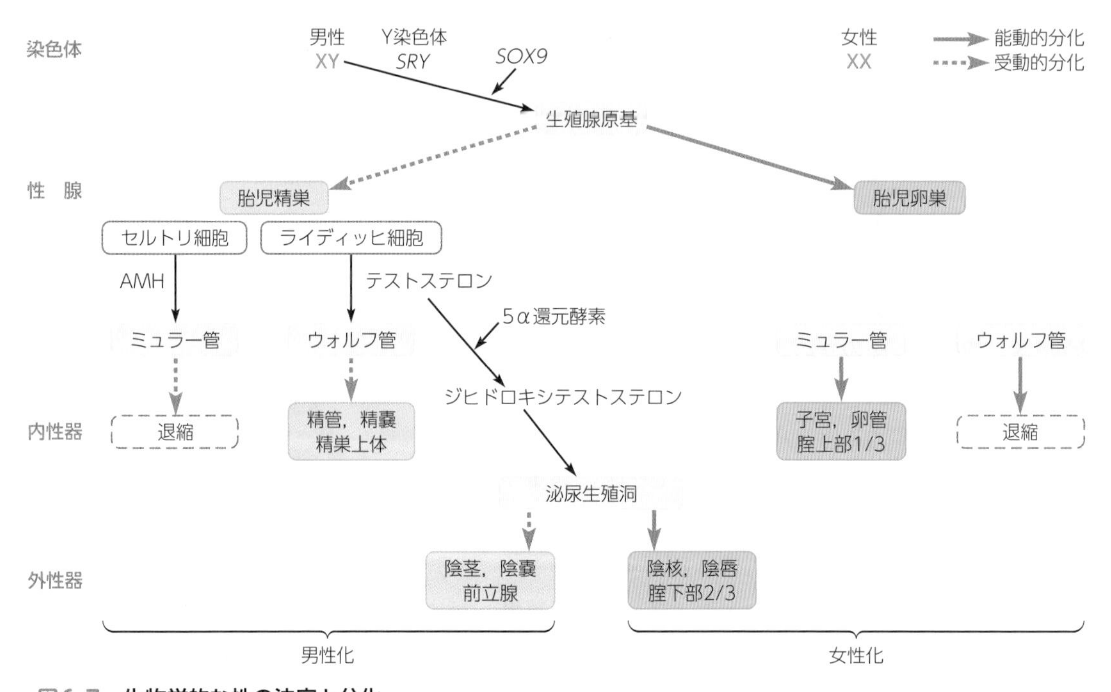

図6-7　生物学的な性の決定と分化

型となる（図6-7）．このように，生物学的な性の分化は男女対称性ではなく，女性化を来す因子は存在しない．すなわち，SRY遺伝子が作用しなければ女性型になること，このプロセスに卵巣は関与していないことが特徴的であると言える．

2 性腺の分化

胎生３週ごろになると，内胚葉性の卵黄嚢に原始生殖細胞が出現し，胎生５週までに移動して生殖隆起に達する（図6-8）．生殖隆起は原始生殖細胞を含む生殖腺原基となり，その中の体腔上皮細胞が増殖し，層が厚みを増して背方に索状に伸び，第一次性索となる．

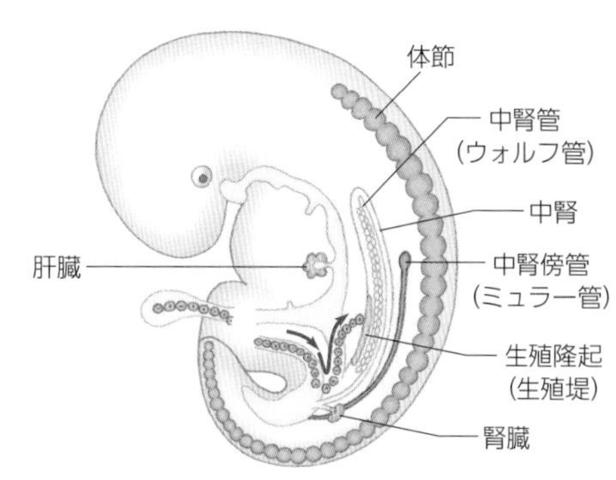

図6-8　性腺の分化

男性では，このような過程の後にSRY遺伝子が発現し始め，胎生８週ごろに生殖腺原基が精巣へと分化を始める．さらに第一次性索が網状になって精巣網を形成し，生殖細胞を含む精細管へと分化する．

一方，女性では生殖腺原基は第一次性索が退縮し，生殖腺原基も外表に近い部分を残して退縮し，残った部分に第二次性索（皮索）が形成される．

1 内性器の発生

胎生初期に前腎が生じ，左右１本の縦走管（前腎輸管）によって排泄腔に通じる．その後，前腎は退縮し，胎生５週ごろ，腹膜腔背側の後腹膜に中腎が発生し，前腎輸管は中腎輸管（ウォルフ管，中腎管）となり，総排泄腔に開口する（図6-9a）．

尿生殖堤（尿生殖隆起）の上皮の前側面が縦方向に陥入し，中胚葉由来の中腎傍管（ミュラー管）ができる．尿生殖堤の側面を走り，頭方は腹腔に向けて開口し，尾方は総排泄腔に開口する．

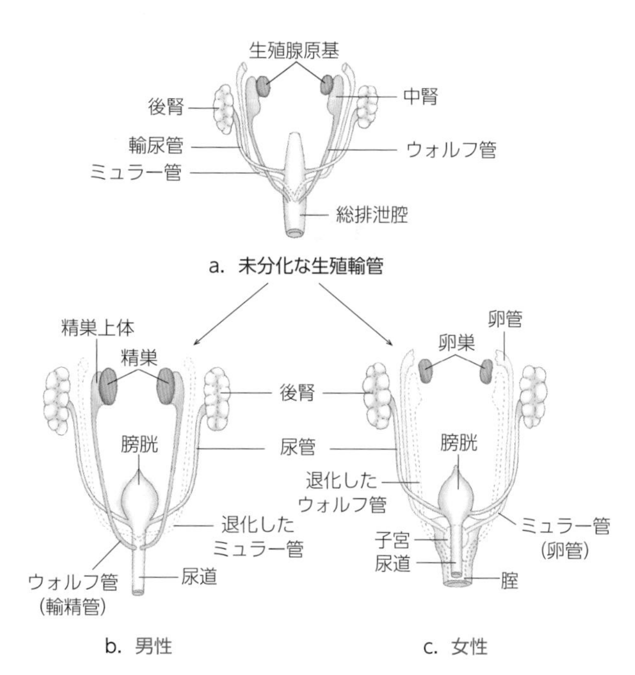

図6-9　内性器の分化

男性では，このような過程の後にミュラー管が退縮し，ウォルフ管がのちに精巣上体と輸精管に分化する（図6-9b）．

一方，女性では左右のミュラー管が癒合してY字状になる．ウォルフ管は退縮し，ミュラー管の癒合部分は子宮と腟の一部になり，上の左右に分かれた部分は卵管に分化する（図6-9c）．

|2| 外性器の発生

男性では，精巣から分泌された**アンドロゲン**が外陰にある受容体に作用して，胎生10～13週に尿生殖溝の性器結節から陰茎が発達し，陰唇陰嚢隆起が癒合して陰嚢になり，尿道ヒダが癒合して尿道海綿体になる．

一方，女性では，アンドロゲンが産生されないため癒合は生じず，性器結節は陰核となり，陰唇陰嚢隆起は大陰唇に，尿道ヒダは小陰唇になる（図6-10）．

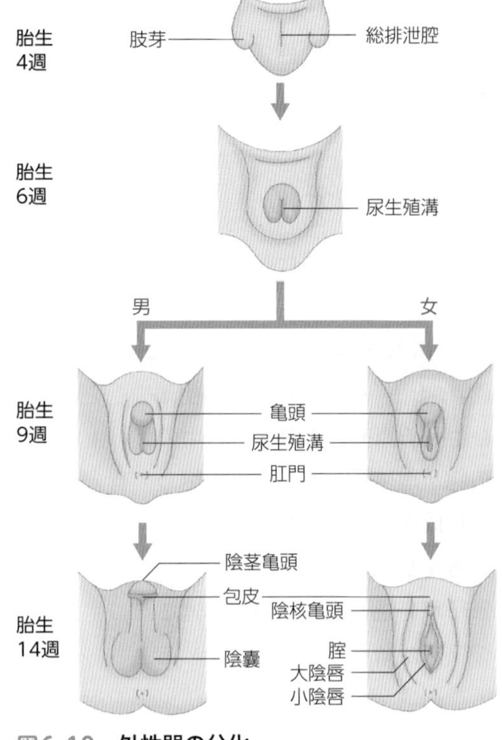

図6-10　外性器の分化

4 性意識の発達

1 性同一性

性同一性は，性の自己認識（**性自認**）とも呼ばれ，自分は「男性である」「女性である」「どちらともいえない」など，自分がどの性別に属するか，同一感をもつかという感覚である[1]．性自認は，1歳半～3歳に形成される．これには，遺伝的因子，環境的因子，社会的因子が関与しているとされ，徐々に安定し，多くは6歳ごろに恒常的となる．幼児期の早期には，その社会における男児，あるいは女児の定型的（ステレオタイプ）な好みや遊びという視点から推測されるが，徐々に自身の性自認を言語化できるようになる．

「疾病及び関連保健問題の国際統計分類（International Statistical Classification of Diseases and Related Health Problems）」第11版（ICD-11）では，性同一性障害は**性別不合**と改称され，「実感する性（experienced gender）」と「出生時に割り当てられた性別」とが一致しない状態であるとされている．この「実感する性」は，性同一性（性自認）と近い概念である[2]．

2 性的指向

性的指向は恋愛，性的接触，性交の対象となる性であり，第二次性徴が開始する思春期に明確になっていく．性自認と同様に，遺伝的因子，胎児期に暴露されるホルモン様物質などの環境的因子，さらに，他者との関わりの中での学習などの社会的因子が関与しているとされる．

性自認や身体の性と異なる性に関心をもつ場合を**ヘテロセクシュアル**（異性愛）という．性自認も男性であり，男性を好きになり性的関心や欲求をもつ（性的指向が男性である）場合を**ゲイ**（男性同性愛），性自認も女性であり，性的指向が女性の場合を**レズビアン**（女性同性愛）という．また，性的関心や欲求をもつ対象が男性・女性などの性別が関わらない場合を**バイセクシュアル**（両性愛），他の人に対して性的関心や欲求をもたない場合を**アセクシュアル**（エイセクシュアル，無性愛）という．告白しやすい環境にあるかどうかが反映されるため，正確な数値は不明であるが，ゲイやレズビアンの割合は全人口の約5%ともいわれている．

性的指向は思春期に入ると徐々に定まることが多い．思春期にはさまざまな経験をし，性的指向が揺れるようにみえることもあるが，揺れているから「単なる思い込み」ととらえたり，「指導すれば変えられる」と考えたりするのは間違いである．性的指向も性自認と同様に，変えようとしても変えられないものである．無理やり変えようとすることは当事者の本質を否定することになり，うつや自殺につながる恐れもある．

10代のゲイ・バイセクシュアル男性の自傷行為の経験率は17%と高く，首都圏の男子中高生の自傷行為の経験率（7.5%）と比較すると2倍以上となっている[3]．また，ゲイ・バイセクシュアル男性における自殺未遂のリスクはヘテロセクシュアル男性の約6倍とされる．うつや自殺念慮をもつ場合は，医療的対応が必要となるが，性同一性障害や性分化疾患と比較すると医療が介入できる部分は小さい．

plus α

アセクシュアルとアロマンティック

アセクシュアルは，性的指向が男性にも，女性にも，そのグラデーションの中のどの人にも向かない状態をいう．「性的に惹かれる」という性的指向には恋愛感情も性的欲求も含まれると考えられるが，恋愛感情のみを恋愛的指向，恋愛感情を除いた性愛のみを性的指向と区別したい場合もある．アロマンティックは誰にも恋愛感情をもたない状態であり，性愛をもつかどうかは問わない．厳密に分けることは困難な場合も多く，アロマンティック／アセクシュアル・スペクトラム（Aro/Ace）とも呼ばれる．

plus α

性的マイノリティの研究報告

ゲイ男性での研究では，一卵性双胎の兄弟の52%が同性愛，二卵性双胎の兄弟の場合は22%，養子の兄弟の場合は11%が同性愛であったと報告されている[17]．幼児期の性自認が身体の性とは異なる例であっても，成人になったときに性同一性障害と診断される例は限定的であり，追跡すると70～80%が同性愛や両性愛であることが判明したとの報告もある[3]．

5 第二次性徴

性染色体，あるいは遺伝的に決定される内外性器の変化や特徴が，第一次性徴と呼ばれるのに対して，思春期になり分泌が増加する性ホルモンにより起こる内外性器の変化や特徴は，**第二次性徴**と呼ばれる．

1 女性の生理的・身体的変化

1 生理的変化

下垂体から分泌される性腺刺激ホルモン（**ゴナドトロピン**）である卵胞刺激ホルモン（**FSH**）や黄体形成ホルモン（黄体化ホルモン，**LH**）は，出生直後は高値であるが，生後2～3カ月で低下し，思春期までは低値が持続する．

第二次性徴が始まる前の時期である7歳ごろになると，中枢神経系において抑制的に働いている神経伝達物質の影響が低下し，視床下部からの性腺刺激ホルモン放出ホルモン（gonadotropin releasing hormone：**GnRH**）の律動的分泌が始まる．GnRHはFSHとLHの分泌を促進し，女性では，卵巣から女性ホルモンの一つである卵胞ホルモン（**エストロゲン**）の分泌が急激に高まる．この内分泌的変化の開始には，栄養状態や体格，人種，地理的要因などが影響することが知られている．

2 身体的変化

女性の第二次性徴には，乳房の発育，皮下脂肪の増加，体形の変化，発毛（陰毛・腋毛）などが含まれる．乳房と陰毛の発育は，**タナー（Tanner）分類**により評価される（図6-11）[4]．日本人女性の場合，8～9歳ごろには**乳房発育**が始まる．11歳ごろには**陰毛の発育**，身長の発育速度が増し，乳房の発育から1～2年後に**初経**が起こる．

乳房の発育では，乳頭の突出，皮下脂肪の発育，乳輪の拡大と着色が起こる．乳房内では乳管が発達し，卵巣が成熟してエストロゲンの分泌が上昇するようになると，乳腺も発達する．また，エストロゲンの作用により腰付近に皮下脂肪が増加し，骨盤も少しずつ拡大して女性的な体形へと変化する．エストロゲンは骨端閉鎖を促進するため，初経後は身長増加が鈍化する．陰毛の発育には副腎性の**アンドロゲン**が関与し，乳房発育や月経発来の**視床下部－下垂体－卵巣**系の調節系とは異なる．

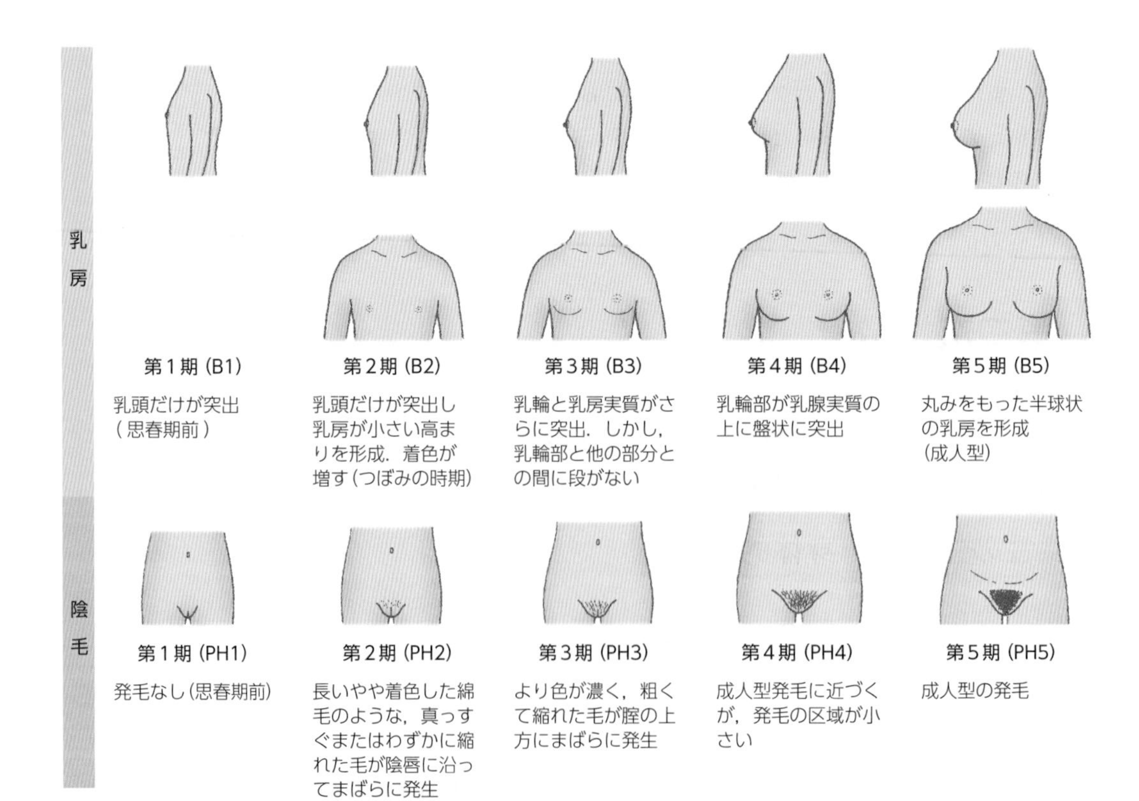

図6-11 女性のタナー分類

下垂体から分泌されるFSHやLHは，卵巣内の未成熟な卵胞に作用して卵胞形成を促進する．卵胞はエストロゲンを分泌し，子宮内膜の増殖が起こる．10歳ごろから子宮が増大し，腟も発育して内壁のひだが増加するとともに，弾力が増す．外陰部は恥丘や大陰唇に脂肪がつき，陰核も増大する．

初経発来の年齢は12.3 ± 1.0（平均±標準偏差）歳であり，12歳の女児の約60％に月経が発来する．年齢にかかわらず身体発育がある一定に達すると初経が起こるとされ，初経時の平均身長は147～148cm，平均体重は40～42kgである．初経後しばらくは，視床下部－下垂体－卵巣系機能が未熟であり，月経周期は不規則である場合も多い．

2 男性の生理的・身体的変化

|1| 生理的変化

小児期の男性ホルモン（**テストステロン**）は，測定感度未満であるが，FSHとLHの分泌が増加し，精巣容量が4mL以上になると（平均11歳），測定可能な濃度に上昇する．LHは精巣におけるテストステロンの産生を，FSHおよびテストステロンは精巣における精子産生を起こす．テストステロンは性器や生殖器以外の身体の男性的な特徴（第二次性徴）を発現させる．

|2| 身体的変化

男性の第二次性徴には，陰嚢や精巣（睾丸），陰茎の変化，発毛（陰毛，腋毛，ひげ），変声，精通などがみられる．陰嚢や精巣，陰茎の変化はタナー分類により評価される（図6-12）[5]．

10歳ごろから陰嚢と精巣が大きくなり，11～13歳ごろから陰茎が長くなり，精管と前立腺も大きくなる．11歳ごろから陰毛が生え始め，約2年で腋毛やひげが生える．12歳半～14歳ごろには射精ができるようになる．タナー分類の2～3期にかけて血中テストステロン濃度は急激に上昇し，筋肉量の増加，変声などの男性化が促進される．

外性器

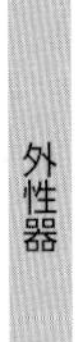

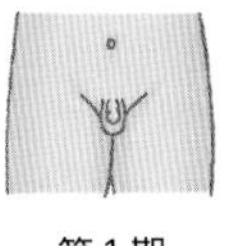

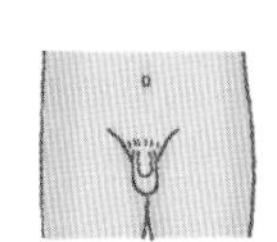

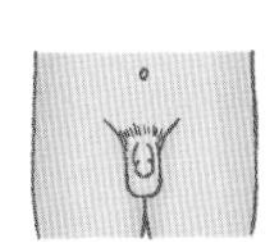

第4期
陰茎は長く，太くなり，亀頭が発育する．陰嚢・睾丸はさらに大きさを増し，陰嚢は黒ずんでくる

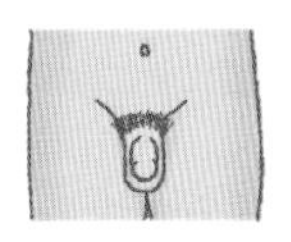

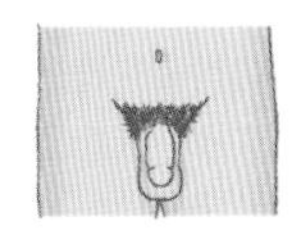

図6-12 男性のタナー分類

3 心理社会的特徴

日本においては，**思春期***は，第二次性徴の出現から性成熟までの期間であり，8～9歳ごろから17～18歳ごろまでに相当する．性機能が発達し，性欲や性衝動，恋愛，性行動などがみられ始めるため，生殖に関する健康度であるリプロダクティブヘルスを考える時期にもなる．また，自我意識の発達などがみられ，**性同一性**が確立してくる時期でもある．

その過程において，身体的変化への適応，親や家庭からの心理的独立，学校などにおける新たな人間関係の形成，社会への反発などを経て，社会人としての責任などを確立していく．このように，思春期は，自己の価値観の確立に向けてさまざまな課題と向き合わなければならない時期でもある．

急激なホルモンの分泌変化により，小さなことで感動する一方，自己をコントロールできずに怒ったり，反抗したり，いじめたりといった行動を起こしやすい．身体発育に比べて精神的に未熟であるため，性感染症や思いがけない妊娠，**神経性やせ症**（神経性無食欲症）などの問題も発生しやすい．したがって，身体的・精神的発達過程であることを念頭に置いて，ライフスキルを身に付ける教育や，生じた課題に対しては適切な支援や対応が必要となる．

また，トランスジェンダー当事者にとっては，身体が希望しない性の特徴を表し始めるため，性別違和感が強くなる．月経による身体症状や生活上の支障は，シスジェンダーの女性にとっても自身の性を受け入れることへの抵抗感につながりやすく，性自認が男性であるトランス男性にとってはよりつらい経験であり，自傷や自殺企図につながることもある．トランス女性にとっては，ひげや声の低音化は不可逆的であり，焦燥感は強くなる．恋愛や性愛などの自覚も高まる時期であり，性的マイノリティー当事者は戸惑いや悲観的な感情をもちやすい．

用語解説*
思春期
第二次性徴の始まりから性成熟までの時期とされる．英語ではpubertyやadolescenceと表記され，pubertyとは生殖可能となる年齢のことで，adolescenceはpubertyから成年となるまでの期間を指す．アメリカでは，pubertyを男性14歳，女性12歳と法律で定めている州も多い．

➡ 性については，2章2節3項p.33参照．

ダイエット・摂食障害・女性アスリート

思春期には，自身の身体や容姿への関心が高まり，自分の容姿を理想とする容姿に近づけるために極端なダイエットを行うことがある．2019年の国民健康・栄養調査では，15～19歳のやせ（BMI18.5未満）は18.5%（男性16.3%，女性21.0%）と高率であった．若年女性のダイエット志向に伴う弊害として，一生のうちで20歳ごろに最大となる骨塩量（peak bone mass）が低くなり，将来の骨粗鬆症のリスクや，やせ型の妊婦における低出生体重児の出産と，その子どもの将来における生活習慣病の発生などが指摘されている．

1993年にアメリカスポーツ医学会が，摂食障害，無月経，骨粗鬆症を女性アスリートの三主徴として，女性アスリートの健康管理上の問題を発表した．2007年には，摂食障害の有無にかかわらず低エナジー・アベイラビリティー（low energy availability，利用可能エネルギー不足），機能性視床下部性無月経，骨粗鬆症の三つに変更され，適切なエナジー・アベイラビリティー（EA）の確保が大事であるとした．EAは以下の計算式で求められる．EAが30kcal/kgFFM/day未満では，月経異常や骨粗鬆症，パフォーマンスの低下などを起こすリスクが高くなる．

EA（kcal/kgFFM/day）＝（1日の総エネルギー摂取量－運動によるエネルギー消費量）／除脂肪量（FFM）

6 性欲・性反応

1 性欲，性衝動

雄性行動は，動物の場合，精巣からのテストステロン産生の上昇（アンドロゲンサージ）により，脳の性分化への修飾が起こることで現れるとされる．ヒトでは，思春期の初期におけるテストステロン上昇により，男性は性的な感覚，**性欲**をもち，多くが**マスターベーション**などを開始する．女性では，多くは徐々に性欲をもつようになり，一部がマスターベーションを開始する．

マスターベーションは，性的ファンタジーを伴うことが多いが，男性は性交を伴う想像を，女性はロマンティックな想像をもつことが多いとされる．このような性的ファンタジーを経験することで性的指向が明確化していく．思春期の中期・後期から性交を経験する者も増加していくが，性交開始年齢は個人差が大きい．

性衝動（sexual desire，sex drive，libido）とは，性欲に関する衝動，湧き起こる性的欲求であり，その人の置かれる人間関係と密接に関係している．また，社会や宗教，身体・精神的健康度，薬物などの影響を受ける．性衝動を評価する尺度として，14項目から成るSexual Desire Inventory（SDI）がある．また，女性用の尺度として，Female Sexual Function Index（FSFI），the Sexual Interest and Desire Inventory-Female(SIDI-F)などがある．

2 性反応

中枢への性的な信号（視覚・聴覚的刺激，心理的刺激など）や外性器などの触覚の性的刺激に対する性器の反応を**性反応**という．マスターズ（Masters, W.H.）とジョンソン（Johnson, V.E.）は，性反応を，①**興奮期**（性器が充血し，勃起する時期），②**高原期**（**平坦期**）（性的興奮が持続し，勃起し続ける時期），③**オルガスム期**（性的興奮が絶頂に達し，極致感を得る時期），④**消退期**（性器が萎縮し，性的刺激に反応しない時期）の四つの時期に分類した[6)]．

|1| 男性の性反応

a 興奮期

性的刺激を受けて数秒で陰茎海綿体に血液が流れ込み，陰茎が膨張して硬くなる勃起が起こる．陰嚢の皮膚も緊張し，精巣が持ち上がる．

b 高原期（平坦期）

陰茎海綿体の血液量がさらに増加し，亀頭部分がさらに膨らみ，陰茎は大きく硬くなる．精巣も充血し大きくなる．カウパー腺からの分泌液が外尿道口から体外に排出される．呼吸数の増加，心拍数の増加，骨格筋の緊張などがみられる．

c オルガスム期

性的興奮が絶頂に達し快感を伴う．不随意的な筋緊張が生じ，射精が起こる．射精は２段階に分かれる．

❶ **オルガスム第１期（流出段階）** 下腹神経（交感神経）の興奮に伴い，精管，精嚢，前立腺の中の射精管，前立腺が２～３秒間隔で収縮し，後部尿道に前立腺液が放出される．続いて精管内容液と精嚢液が射精口から後部尿道に放出される．また，射出時に精液が膀胱に入らないように膀胱頸部が閉鎖される（この機序が起こらないと逆行性射精となる）．

❷ **オルガスム第２期（射出段階）** 陰部神経（体性神経）の興奮に伴い，球海綿体筋や会陰筋が約0.8秒間隔の規則的収縮を起こし，後部尿道に集まった精液が外尿道口から射出される．

d 消退期

陰茎が急激に萎縮し，性的刺激に反応しなくなる（無反応期）．連続した射精は不可能である．また，次の興奮期までの間隔は，加齢とともに長くなる．

2 女性の性反応

a 興奮期

大陰唇が薄くなり，小陰唇が充血し厚みを増して外側に広がる．バルトリン腺や腟壁からの分泌液が増加する．腟上方が拡張し子宮は上昇する．陰核は充血し勃起する．

b 高原期（平坦期）

腟の下３分の１の部位に充血が起こり厚くなる．小陰唇はさらに膨らみ，赤みを増す．後腟円蓋が大きく膨らみ，精液がたまりやすくなる．陰核は上方に移動し包皮に隠れる．

c オルガスム期

性的興奮が絶頂に達し快感を伴う．腟の下３分の１付近の腟括約筋が約0.8秒間隔の規則的な収縮運動を始め，子宮や直腸も規則的に収縮する．女性の場合は，男性と比較してオルガスムを得にくい場合や，また，複数回のオルガスムを連続して得られる場合など，さまざまである．

d 消退期

腟の収縮が止まり，陰核，小陰唇，腟，子宮も元に戻る．オルガスムがなかった場合には性器の充血が長引き，ゆっくりと元に戻る．

3 性反応の多様性

性反応は個人差が大きく，また，同じ個人でも，身体的状態，精神的状態などの影響を強く受ける．さらに，加齢とともに低下する傾向がある．

カプラン（Kaplan, H.S.）は，性反応を性欲が起こる段階を含めて「欲望相」「興奮相」「オルガスム相」の３相に分類している[7]．**カプランの分類**は性機能障害の診断や治療に有用であり，精神障害の診断と統計マニュアルであるDSM-Ⅲ（Diagnostic and Statistical Manual of Mental Disorders-Ⅲ）で採用されて以降，医学の領域で広く使用されている．

7 性周期

1 月経周期

日本における女性の初経年齢は10～14歳とされている．初経の発来機序は完全にはわかっていないが，身長，脂肪量が関わることが知られている．体脂肪量が増加することによって，脂肪細胞から産生される**レプチン**の濃度が高まる．レプチンはNPYニューロンやキスペプチンニューロンを介して視床下部に作用し，GnRHニューロンを活性化し，性腺刺激ホルモン放出ホルモン（ゴナドトロピン放出ホルモン，GnRH）のパルス状分泌を促す[8,9]．

思春期における体脂肪の増加が十分でないと，第二次性徴や初経が遅れる原因となる．通常，13歳まで**タナー（Tanner）第２期**と評価される乳房発育がない場合や，乳房発育開始後５年以内に初経がない場合，第二次性徴があるのに15歳まで初経がないといった場合には医学的な介入を考慮する．15歳以上で初経がない場合を**遅発月経**といい，満18歳を迎えても初経の起こらないものを**原発性無月経**という．

GnRHは下垂体に作用し，下垂体から分泌された**卵胞刺激ホルモン（FSH）**と**黄体形成ホルモン**（黄体化ホルモン，LH）が卵巣にある**卵胞**（卵子を育てる構造）に作用する．卵巣から分泌された**エストロゲン**，**プロゲステロン**が子宮内膜に作用し，子宮内膜の周期的変化により，剥離した子宮内膜が出血と共に子宮から排出され，月経が発来する．

思春期においては，まだ視床下部－下垂体－卵巣系の周期性変化が確立していないため，月経が不順であっても必ずしも医学的な介入を必要としない．

周期的な月経がみられる年齢層の女性では，**月経周期**が25日～38日で，かつ**１周期ごとの変動**６日以内が正常の目安である．月経周期が24日以内の場合を**頻発月経**，39日以上３カ月以内の場合を**希発月経**，３カ月以上月経がない状態を**無月経**という．

卵巣に存在する卵胞は，排卵の有無にかかわらず自然に閉鎖してその数を減らしていく．胎児の卵胞には約700万個の卵胞があるが，出生時にはすでに約80万個まで減少しており，初経時には約30万個，40歳では約１万個となり，ついには枯渇して排卵する卵胞がなくなり，閉経に至る．日本における平均閉経年齢は50.5歳と報告されており，46歳では10%，56歳では90%の女性が閉経している．一般に40代では排卵が規則的ではなくなり，月経周期が不順となり，月経以外に不正性器出血を来すなどの変化が生じる（**周閉経期**）．また，突然顔面が紅潮して暑くなり発汗する**ホットフラッシュ**などの自律神経の失調症状，いわゆる**更年期障害**と呼ばれる症状を示す．

2 視床下部ー下垂体ー卵巣系

視床下部から律動的に（パルス状に）分泌されるゴナドトロピン放出ホルモン（**GnRH**）が下垂体前葉に作用し，卵胞刺激ホルモン（**FSH**）と黄体形成ホルモン（黄体化ホルモン，**LH**）を分泌させる．FSHとLHは合わせて**ゴナドトロピン**と呼ばれている．この二つのホルモンは一部の共通した構造（αサブユニット）と，それぞれ固有の構造（βサブユニット）をもっている．以前はFSHとLHを別々に測定することが困難であり，また，別々に精製して薬剤として用いることも困難であった．尿から精製するゴナドトロピン製剤にはFSHとLHがさまざまな割合で含まれているが，現在では完全に純粋なFSH，LHを人工的に合成することもできる（リコンビナント製剤）．

アクチビンとフォリスタチン

GnRH以外にも局所でFSHをコントロールするホルモンが知られている．下垂体から産生されるアクチビンは，卵巣でFSH受容体の発現を促すとともに，局所で下垂体自体に働いて，FSHの分泌を促す．下垂体から産生されるフォリスタチンは，アクチビンの作用をさえぎってFSHの分泌を抑える．

ゴナドトロピンは卵巣に作用し，**卵胞**という，卵子を育てるための構造を発育させる（➡p.141 図6-3 参照）．卵胞の中にある莢膜細胞はLH刺激を受けてコレステロールからアンドロゲンを産生する．顆粒膜細胞はFSH刺激を受けてアンドロゲンからエストロゲンを産生する．エストロゲンは全身の臓器に作用しさまざまな変化をもたらすが，特に子宮内膜には周期的な変化をもたらす．このように視床下部→下垂体→卵巣→子宮と，上流の臓器から下流の臓器へホルモンによる命令が伝わっていく（図6-13）．これを**視床下部ー下垂体ー卵巣系**（または視床下部－下垂体－卵巣軸）と呼ぶ．FSH，LH，エストロゲンは血中に入って全身に回り，標的とする臓器に到達するホルモンである．現在ではこれらのホルモンの血中濃度を測ることができる．

卵巣から分泌されるエストロゲンはFSHの分泌を抑える．また，FSHの刺激により卵巣の顆粒膜細胞から産生される**インヒビン**は，下垂体におけるアクチビンの作用を遮ってFSHの分泌を抑える．このように視床下部－下垂体－卵巣系は，分泌が促進されてくると，今度はブレーキをかけるような負のフィードバック（**ネガティブフィードバック**）によって調整を受けている．

ヒトでは，ネガティブフィードバックによるFSHの低下に耐えた，FSH受容体を多くもつ卵胞だけが発育を続け，**主席卵胞**となり，原則として１回の月経周期では１個のみ排卵するしくみがある．不妊治療などでゴナドトロピン製剤を用いて卵巣を刺激すると，この主席卵胞のみを選ぶしくみが働かず，過排卵が生じ，卵巣過剰刺激症候群（OHSS）や多胎妊娠の原因となる．

エストロゲンは前述のように視床下部から下垂体に働いてLHの分泌を一時的に抑制するが，その後，エストロゲン濃度が高まってくると，今度はLHを急激に増やすように働く（**ポジティブフィードバック**）．血中LH濃度の急上昇（**LHサージ**）が**排卵**を起こす引

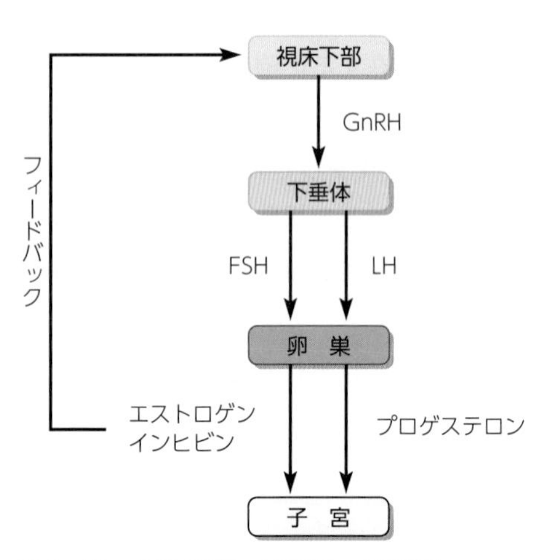

図6-13 視床下部ー下垂体ー卵巣系

き金となる．不妊治療においては，排卵時期の正確な把握のために，血中または尿中のLHを測定することが可能であり，LHサージをとらえることができる．

エストロゲンによるフィードバック機構においてGnRHの分泌を制御するホルモンは長らく不明であったが，近年**キスペプチン**が発見された．視床下部にはキスペプチンを産生するキスペプチンニューロンが同定されている．

LHサージの作用

①卵胞壁でのプロスタグランジンの産生が高まり，タンパク分解酵素が活性化される．その結果，約36時間後に成熟卵胞（グラーフ卵胞）の壁が破れ，卵子は一部の顆粒膜細胞（卵丘細胞）に囲まれた状態（放線冠）で腹腔内に排出される（排卵）．

②卵子は，第1減数分裂を再開し，一次卵母細胞から二次卵母細胞まで成熟する．その後，卵子は卵管に取り込まれ，卵管膨大部で精子と出会い受精する．

③莢膜細胞と顆粒膜細胞は黄体細胞に分化し，エストロゲンだけでなくプロゲステロンを産生するようになる．

plus α

不妊治療へのLHサージの応用

排卵を予測する目的で，LHサージによる尿や唾液内のLH値の上昇を検出することのできる排卵検査試薬のキットが市販されている．また，不妊治療で性交のタイミングを合わせるときに，LHと構造の類似しているヒト絨毛性ゴナドトロピン（hCG）を注射することで，LHサージを作り，排卵を人為的に起こすこともある．

3 月経周期に伴う卵巣と子宮の状態変化

1 卵巣の変化（図6-14）

一つひとつの卵子は顆粒膜細胞，莢膜細胞に取り巻かれ，**卵胞**という構造を作っている．卵胞は卵巣の表層（皮質）に存在している．卵胞は原始卵胞→一次卵胞→二次卵胞→前胞状卵胞→胞状卵胞→成熟卵胞（グラーフ卵胞）と発育していく（➡p.141 図6-3 参照）．顆粒膜細胞はFSH，LHの作用を受けて，卵子にエネルギーや成長因子を供給する．莢膜細胞はLH受容体をもち，コレステロールを基質として**アンドロゲン**を産生する．顆粒膜細胞はFSH受容体をもち，FSHの刺激を受けると**アロマターゼ**の働きでアンドロゲンを**エストロゲン**に転換する．エストロゲンはさまざまな作用をもち，子宮内膜に対しては内膜を増殖させ厚くすることにより，着床の準備をする．

排卵のとき，顆粒膜細胞の一部（卵丘細胞）は卵子と共に放線冠として排出される．卵巣に残った顆粒膜細胞や内莢膜細胞は黄体細胞に分化し，**黄体**を形成する．黄体細胞への分化を促すのは下垂体から分泌されるLHの急激な上昇（LHサージ）である．黄体細胞はエストロゲンを引き続き産生するだけでなく，**プロゲステロン**を産生するようになる．このように，顆粒膜細胞や莢膜細胞は，卵胞においては卵子を育てる乳母（うば）のような役割をもつ細胞であるが，排卵により卵子が卵巣から出て行った後も，黄体細胞として全身の血中にプロゲステロンを分泌することによって，受精卵（胚）が着床しやすいように子宮内膜を変化させ，遠くからいわば「仕送り」のようにサポートを続けている．

妊娠が成立すると，胎児側の成分である絨毛細胞から分泌される**ヒト絨毛性ゴナドトロピン**（human chorionic gonadotropin：**hCG**）の作用により黄

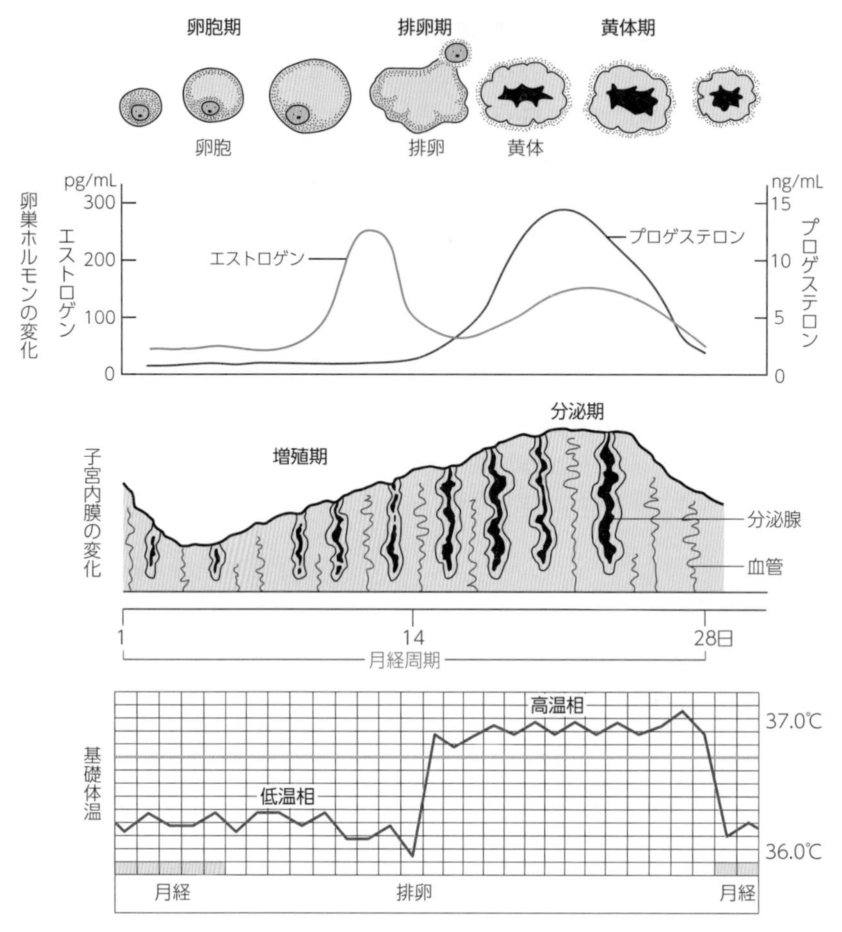

図6-14　ホルモンと卵巣・子宮の周期性変化

ヒト絨毛性ゴナドトロピン（hCG）

ゴナドトロピンはLHとFSHをあわせて呼ぶ語で，絨毛性ゴナドトロピンとは，下垂体性のゴナドトロピンと同じ作用をもつホルモンが，絨毛から産生されるという意味である．実際にhCGはLHに構造も機能も類似しており，黄体を維持する役割をもっている．つまり，妊娠成立に伴い，下垂体から絨毛（胎盤）にホルモン産生のシフトが起こる．尿中または血中hCGの測定は妊娠の判定や異所性妊娠，絨毛性疾患の管理に用いられている．また，つわりを起こす原因物質はhCGであるといわれている．

不妊治療においては，LHサージを人工的に起こす目的で，LHの代わりにhCGを注射することがある（世界的には合成されたLH製剤が使用可能であるが，日本では現在でもhCGが使われている）．

体が維持され，**妊娠黄体**となる．妊娠黄体はプロゲステロンを分泌し続けるため，子宮内膜は厚いまま保たれて月経が阻止され，**高温相**が持続する．妊娠が成立しなかった場合にはhCGが産生されないため，黄体は萎縮して**白体**となり，プロゲステロンが低下，子宮内膜は維持できなくなり，基礎体温が低下して，月経が発来する．

2 子宮内膜の変化（図6-14）

卵巣から分泌されるエストロゲンとプロゲステロンの変化を受けて，子宮内膜も周期的に変化する．月経から排卵にかけて，血中のエストロゲン値は上昇し（**卵胞期**），エストロゲンの作用で子宮内膜は増殖する（**増殖期**）．増殖期の子宮内膜組織には核分裂像が見られ，核の偽重層化が起こる．排卵直前の内膜は通常8mm以上に厚くなり，超音波検査では木の葉状に見える．

排卵が起こり，卵巣に黄体が形成されてプロゲステロンを産生するようになると（**黄体期**），その作用で子宮内膜には胚を受け入れる準備が始まる（**分泌期**）．この時期の子宮内膜の組織にはグリコーゲンの蓄積である核下空胞が見え，子宮腺の腺管は拡大し，屈曲蛇行する．間質の細胞は肥大して円型になる（**類脱落膜変化**）．超音波検査では子宮内膜のエコー輝度が上昇して（白っぽく）見える．

妊娠が成立しなかった場合には黄体は萎縮して白体となり，血中プロゲステロン値は低下する．子宮内膜は維持できなくなり，**機能層**が剝がれ落ちて，子宮の収縮により腟を通って体外に排出される（**基底層**は残り，再生を開始する）．これが**月経**である．子宮内膜が脱落することにより出血が起こるが，子宮筋が収縮し，らせん動脈が収縮することで止血する．内膜の異常や，子宮に腫瘍（子宮筋腫，子宮腺筋症，ポリープなど）があることでこの止血機構がうまく働かないと，**過多月経**や**過長月経**となる．

基礎体温

プロゲステロンは，視床下部の体温調節中枢に作用して体温を上昇させる作用がある．この作用を利用したものが基礎体温表である．基礎体温表をつけると，プロゲステロンの血中濃度の上昇とともに体温が上昇し，黄体期は**高温相**としてとらえられる．基礎体温が二相性である場合には排卵があると推定される．また，高温相が短く10日間以上持続しない場合や高温相後半に体温の下降を示す場合にはプロゲステロンの分泌が十分ではない可能性がある（**黄体機能不全**）．妊娠が成立した場合にはプロゲステロンが高いまま保たれるため，高温相が続く．3週間以上の高温相の持続は，妊娠を疑うサインである．ただし，体温の測定法に問題がある場合や，ほかの原因で体温が上昇している場合もあり，基礎体温法は信頼性に欠けることがある．

plus α

基礎体温の測定方法

測定には専用の基礎体温計（婦人体温計）を用いる．毎朝目覚めたとき（できるだけ同じ時間が望ましい）に安静にした状態のまま，体温計を舌下に挿入し，測定する．普段と起床時間が異なる，睡眠時間が短い，風邪症状があるなど，体温に影響すると思われる状況がある場合には，備考欄にその旨を記入する．

8 妊娠のメカニズム

1 配偶子の形成

胎生4～5週目の胎児には，性腺となる**生殖腺原基**が認められ，この中には後に卵子あるいは精子に発育していく**原始生殖細胞**が含まれている．

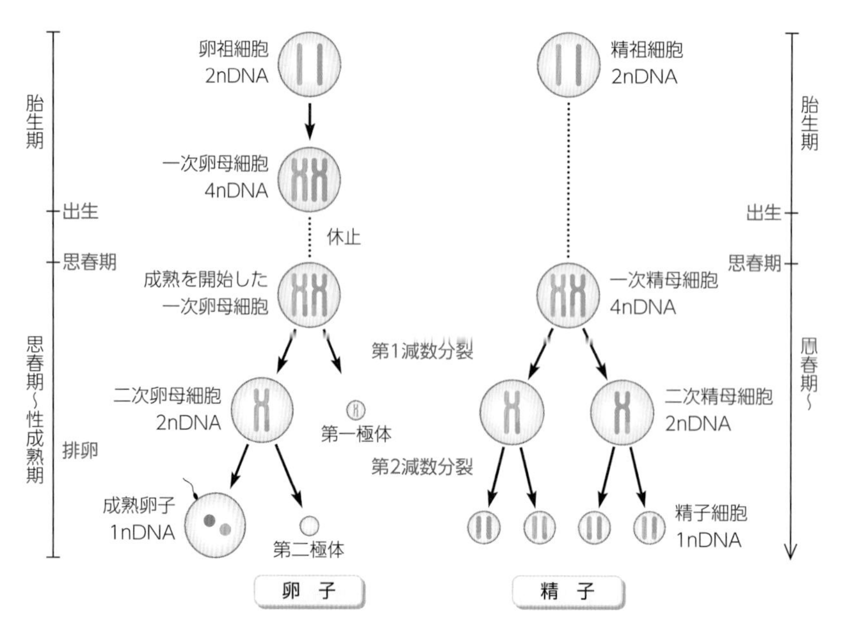

図6-15　配偶子の形成

plus α

染色体核型の表記

精子と卵子は生殖能力をもち，配偶子と呼ばれる．配偶子は23本の染色体をもち，1番から22番までの常染色体を各1本ずつと，X染色体あるいはY染色体のどちらか1本の性染色体をもつ一倍体（haploid）である．配偶子が受精すると，二倍体（diploid）になり，22対の常染色体と2本の性染色体の46本の染色体をもつ．例えば，通常の核型の女性は「46,XX」，男性は「46,XY」と表記する．

|1| 男性

精子は，男性の原始生殖細胞が精祖細胞（精原細胞）→一次精母細胞→二次精母細胞→精子細胞の順に成熟して作られる（**図6-15**）．原始生殖細胞は，胎生期に精巣内で精祖細胞まで進み，思春期になるまでそのまま休止する．思春期を迎えると，精祖細胞〔46本の染色体（46, XY），2倍のDNA量（2nDNA）〕は，体細胞分裂（DNAの複製）により一次精母細胞（46本の染色体，4nDNA）となる．一次精母細胞は**第1減数分裂**で二次精母細胞（半分の染色体数，2nDNA）に，**第2減数分裂**で精子細胞（半分の染色体数，1nDNA）となる．その後，形を変えて精子となる．

|2| 女性

卵子は，女性の原始生殖細胞が卵祖細胞（卵原細胞）→一次卵母細胞→二次卵母細胞→成熟卵細胞の順に成熟して作られる（**図6-15**）．原始生殖細胞は，胎生期に卵祖細胞〔46本の染色体（46, XX），2倍のDNA量（2nDNA）〕に成長し，DNAの複製により4nDNAの一次卵母細胞となる．出生前までに**第1減数分裂**の前期（網糸期）まで進み，思春期になるまでそのままとどまって成熟する．思春期から性成熟期の間は，排卵前のLHサージを受けて第1減数分裂終了から**第2減数分裂**中期まで進み，そこで排卵される．第1減数分裂により**第一極体**を排出し，半分の染色体数と2nDNAの二次卵母細胞となる．精子の貫入をもって第2減数分裂完了となり，**第二極体**を排出し，半分の染色体数と1nDNAをもつ成熟卵子となる．

2 受　精

卵巣から排卵された卵子は卵管采から卵管に取り込まれ，卵管上皮の線毛運動により移動する．これと同時に卵子（二次卵母細胞）は，精子から放出される卵活性化物質の働きにより，休止していた第２減数分裂を再開する．精子は子宮から卵管を移動する間に**受精能を獲得**する（capacitation）．

卵管膨大部で卵子と精子が出会い，卵子の**透明帯***に結合した精子は**先体反応***（acrosome reaction）を起こして透明帯を通過する．最初の精子が接触すると同時に卵子の細胞膜直下の表層顆粒から酵素が放出され，ほかの精子は卵子に進入できなくなる．精子が透明帯に貫入した卵子は，第２極体を放出して第２減数分裂を終了し，卵の核は雌性（しせい）前核となる．卵子内に貫入した精子の核は雄性（ゆうせい）前核となり，雌性前核と雄性前核が融合して**受精**（**胚**）の核を形成する．

その後，受精卵（胚）は体細胞分裂を開始し，２細胞期胚→４細胞期胚→８細胞期胚→桑実胚（そうじつはい）→胚盤胞と，その細胞数を増やしていく．この細胞分裂を**卵割**という．

用語解説*
透明帯
哺乳類の卵細胞の外側を取り囲む膜．機械的な損傷から卵を保護し，また，多精子受精および異種精子の侵入を防ぐ防御壁の働きをする．

用語解説*
先体反応
受精能を獲得した精子が卵子に接近したとき，精子頭部先端にある先体の表面に小さな孔が生じ，ヒアルロニダーゼやアクロシンなどのタンパク分解酵素を放出する一連の現象をいう．これらの酵素により，透明帯など卵子の表面を溶解もしくは分散させる．

3 着床と妊娠の成立

受精卵（胚）は受精後約５日で**胚盤胞**の状態となり，胎児になる**内細胞塊**と絨毛，胎盤になる**トロホブラスト**（**栄養膜**）に分かれる．トロホブラストの最も外側である**合胞体栄養膜細胞**はタンパク質分解酵素を出して胚を取り囲む透明帯を破り（**孵化**（ふか）），子宮内膜を分解しながら侵入し，胎児－母体間の血液循環を作る．胚が子宮内膜に接着して侵入，結合する過程を**着床**という（**図6-16**）．

合胞体栄養膜細胞は**ヒト絨毛性ゴナドトロピン**（**hCG**）を分泌する．hCGは下垂体性のゴナドトロピンである黄体形成ホルモン（黄体化ホルモン，

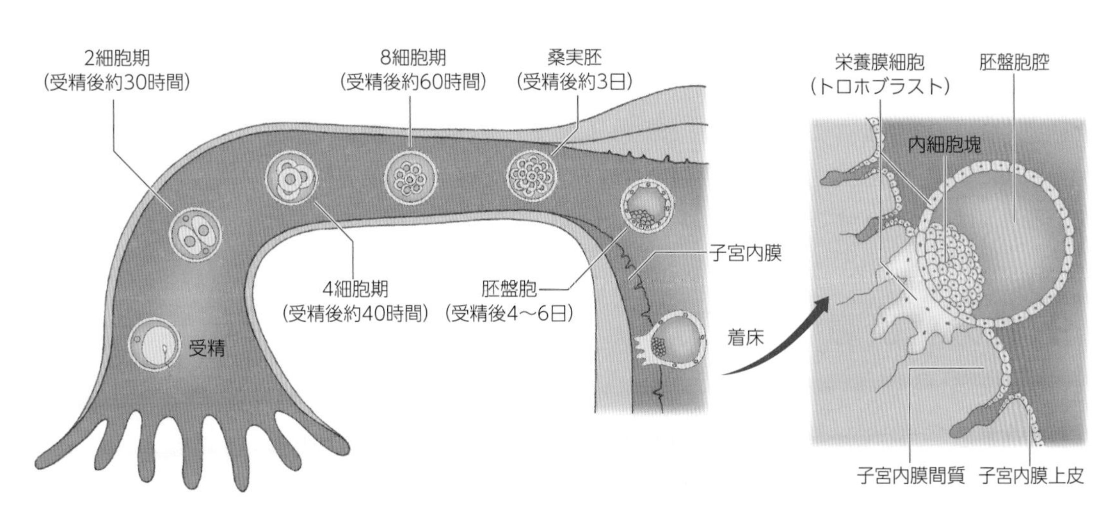

図6-16　受精卵の卵割・輸送・着床

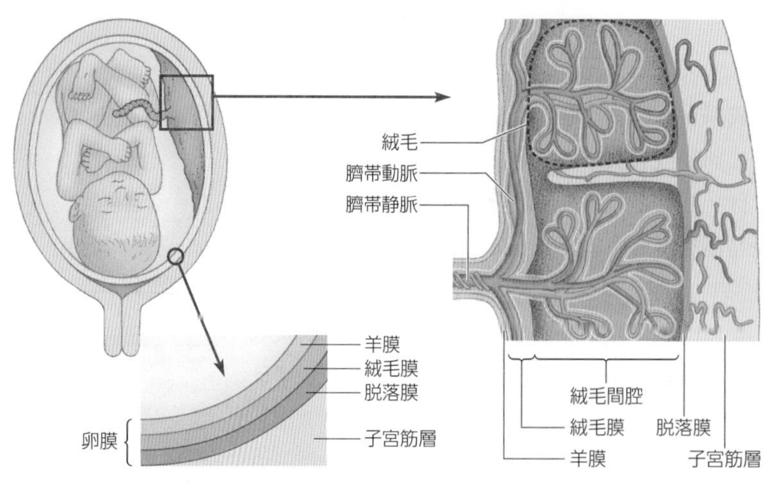

図6-17　**胎盤と卵膜**

LH）と同様の黄体化作用をもち，黄体細胞が細胞死（アポトーシス）を起こすことを抑制し，黄体を維持して**妊娠黄体**とする．また，hCGの作用により子宮内膜の腺管の分泌が亢進することで細胞質が豊富になり，核が腫大してクロマチンが濃く染まるホブネイル（hobnail）細胞が出現する〔**アリアスステラ**（Arias-Stella）**反応**〕．さらに，子宮内膜の間質も変化し，**脱落膜**となる．hCGの作用による子宮内膜のこうした変化は異所性妊娠でもみられる．現在，一般的な妊娠の診断は，血中または尿中のhCGを検出することにより行われている．

トロホブラスト由来の上皮と中胚葉由来の間質から**絨毛膜**が形成され，絨毛膜と脱落膜から**胎盤**が形成される（図6-17）．成熟胎盤は，最終的に直径20cm，厚さ2.5cm，重さ500gぐらいの組織となる．

臍帯（さいたい）は，胎盤と胎児をつなぐ索状（さくじょう）の構造物で，内部には胎児から母体への血液を運ぶ２本の臍帯動脈と，母体から胎児への血液を運ぶ１本の臍帯静脈が通っており，間質はワルトン膠質（こうしつ）という結合織が豊富で，表面は羊膜に連続する単層の上皮が覆っている．

胎児・臍帯・羊水は閉じた袋状の膜（**卵膜**）に包まれている．卵膜は，胎児側から順に**羊膜**，**絨毛膜**，**脱落膜**の３層から成る．羊膜と絨毛膜は胎児側の成分，脱落膜は母体の成分である．

> plus α
> **免疫寛容**
> 胎児組織が異物として母体から拒絶されないように，合胞体栄養細胞は主要組織適合抗原（major histocompatibility complex：MHC）を発現しない．その一方で，胎児側の栄養膜細胞にはヒト白血球抗原（human leucocyte antigen：HLA）の特殊なタイプであるHLA-Gが発現し，母体の免疫反応を抑制している．こうした特定の抗原に対して免疫反応が起こらない，もしくは抑制されているしくみをいう．

> plus α
> **妊娠の定義**
> 日本産科婦人科学会では，妊娠を「受精卵の着床から始まり，胎芽または胎児および付属物の排出をもって終了するまでの状態」と定義している．

9 性分化疾患（DSD）

|1| 定義

性分化疾患（disorders of sex development：**DSD**）は，染色体，性腺，内・外性器の発育が非典型的である状態と定義される．胎内での性分化の過程において，生殖腺原基は卵巣にも精巣にも分化できるbipotential（両能性）

をもっており，さまざまな因子が働いて男性型，女性型に誘導される（➡p.144 図6-7 参照）．この分化過程に関わる遺伝子やステロイド合成過程に問題が生じることでDSDを招く．

性分化の過程の中心的な現象は，精巣の分化である．その状態の評価は病態を解明するのに有用であり，テストステロンとAMHの液性因子，性腺の位置（精巣が鼠径部に触れるか），子宮の有無，性腺の病理学的診断が重要となる．

2 社会医学的議論

かつてはインターセックスや半陰陽などの言葉で呼ばれていたが，軽蔑的，差別的な意味を含むと感じられる当事者の心理面を考慮して，性分化疾患（DSD）に統一された．

2012年にハワイ大学のダイアモンド博士（Diamond, M.）は，大阪母子医療センターで行われた講演の中で「性分化疾患は身体的体質であり病気ではない．DSDのサポートに当たっては嘘がないことが重要で，本人，養育者，医療者など，関わるすべての人たちの出発点を同じにしなければ真のサポートはできない」と述べている．近年，この「DSDは身体的体質・違い（differences）であり疾患（disorders）ではないとする」とらえ方が広まってきており，性分化疾患をdisorders/differences of sex developmentと記載するようになってきている．

3 臨床管理

性分化疾患に関わる国際コンセンサス会議は，2005年に第1回，2015年に第2回が行われ，言葉の定義や診断治療，社会的サポートに言及している．日本では，日本小児内分泌学会を中心に「性分化疾患初期対応の手引き」を作成し，DSD診療の標準化を目指している．サポートは集学的チームが有効であり，このチームには小児内分泌医，小児泌尿器科医，婦人科医，新生児科医，産科医，児童精神科医に加えて，看護師，助産師，臨床心理士，MSWが含まれる．

DSDの診断のきっかけは，新生児期の外性器異常，乳幼児期の鼠径ヘルニア疑い，思春期の「月経が来ない」などの第二次性徴の遅れ，性成熟期の不妊など，発見時期や症状はさまざまである．小児期で診断された場合，DSDは移行期医療の対象となり，生涯にわたる医療管理と自立支援を行う必要がある．医療的長期フォローには，腫瘍化のフォロー，性ホルモンの補充と骨の健康維持などが含まれる．

新生児期の外性器異常への対応は，医学的診断と性別判定（提言）が必要となるが，出産の中での対応となるため，まず現場や家族の混乱を最小限にすることが重要である．そのためには，集学的チームによる支援が有用である．1991年から大阪母子医療センターで開始した初期対応では，医療者からの病態の説明に際しては，性別が「わからない」「不完全」「異常」という言葉を避け，「外性器が未熟で性分化疾患が疑われ精査が必要である」と伝え，安易に性別を告げないことを原則としている．日本の戸籍法に則り，できるだけ14

日以内に出生届を提出できるように，速やかに集学的チームで性別判定会議を行い，性別の提言を行う．両親へ病態と社会的性別に関する情報を説明し，将来的に本人の意思で性別を変える可能性があることを含めた今後の見通しも伝える．

4 成人移行支援

成人移行支援には，①自立（自律）支援，②診療スタイルを家族から患者本人に移す支援，③小児診療科から成人診療科への転科・併診のための支援がある．①と②について，患者自身が病名と病態を知ることが成人へ向けて自立する第一歩である．子どもにDSDの病態を「いつ」「どのように」伝え，どのように長期フォローするかを計画的に行っていかなければならないが，養育者が病態を受け入れられないことがある．養育者が受け入れられない病態を子どもが受け入れることは難しく，先に養育者をエンパワメントしていくことも重要である．

子ども（患者）と養育者には，DSDの病態とこれまでの治療経過を段階的に繰り返し説明（教育）することが望ましい．大阪母子医療センターでは，多職種による専門移行期支援外来のプログラムがある．その一部を表6-1，表6-2，表6-3に示す．基本方針は以下の四つである．

- 子どもと養育者の意思を尊重する．
- 隠し事なく正しい情報を繰り返し提供する．
- 養育者が病気を正しく理解し，子どもへ病気の説明が行えるように支援する．
- 子どもが疑問に思ったときにすぐに対応する．

③については，日本では成人期医療を担う内分泌科医の中でもDSDを専門とする医師が少ないことから，完全転科より成人泌尿器科医や産婦人科医と小児期医療を担ってきた内科医との併診の形でフォロー体制を組むことがある．成人期においても，集学的なチームでのフォローアップ体制が望まれる．

表6-1　DSDの成人移行支援（大阪母子医療センター）

時期	対応
診断時	• 養育者へ疾患（病名，病態，治療，予後）を説明する． • 今後の治療方針に加えて，5歳ころから子どもへの説明を開始すること，子どもの気持ちを尊重し将来的に性別の変更の可能性があること，なども養育者へ伝える．
5～6歳	• 子どもへ受診や採血，服薬の理由などの説明を始める． • 子どももそばで聞いている状況で，養育者へ手術内容を含めて疾患について再説明する．
9～10歳 （思春期開始時期前後）	• 養育者から子どもに病名・病態を伝えてもらう（主治医は補足し，看護師は寄り添う）． • 子どもへ過去の手術内容や治療，今後の治療方針など疾患について説明する． • 評価尺度やチェックリストを用いて子どもの疾患の理解度，移行レディネスやQOLの評価を行い，支援方法を検討する．
15～20歳	• 子どもへ生涯管理，成人期の問題点など繰り返し説明する． • 評価尺度やチェックリストを用いて子どもの疾患の理解度，移行レディネスやQOLの評価を行い，支援方法を検討する．
20歳～	• 成人期医療への移行，あるいは併診により支援する．

表6-2　子どもの療育行動における自立のための目安（7～9歳の本人の目標）

到達目標	・療養行動が自分にとって必要なことと認識できる.
発達の特徴と課題	・集団の中の自分を意識する時期 ・「一生懸命に精を出して取り組む」勤勉性の獲得 ・フラストレーション耐性，自制心，役割分担などの能力向上
病気・治療に関すること	・自分の体のどの部分に病気があるか知っている. ・治療に伴う外見上の違いや創痕に対し，簡単な言葉で説明できる. ・受診の理由が言える. ・体調不良がわかる.
病気のとらえ方	・内服や療養行動など何か一つでも「自分でできる」と評価することができる. ・病気のために内服や処置などが，自分にとって必要であることと理解できる.
受療行動	・自分から自分の病気について質問したり，話すことができる.
セルフケア行動	・療養行動の中で自分でできることをする. ・いくつかの選択肢の中から方法を選択することができる.
性に関すること	・命の大切さ，自分の体は大切なものであると理解できる. ・男女の体の違いについて知る.
学校生活など	・集団生活の中で療養行動ができる. ・遠足などの体験活動に参加できる. ・友人に病気や創痕のことなどを聞かれたときの答えを用意する.

表6-3　子どもの療育行動における自立のための助産師の役割

□子どもが病気の治療以外でプライベートゾーンを他者に見せたり，触らせたりしないという意識をもてるよう関わる.

□子どもと家族が身体の特徴や発達段階に個人差があることを知り，自分の性を受け止め，発達や第二次性徴に応じた行動（月経や精通への対処など）がとれるように支援する.

□性に関する支援を通して，子どもに病気をもっていても自分は大切な存在であることを伝える.

DSDは希少疾患であるため，個々に試行錯誤の対応となり，子どもと養育者を混乱させることが起こる．したがって，小児内分泌学会が公表している「性分化疾患診療の中核施設・準中核施設マップ（Ver2）」にある，DSDの臨床管理は習熟した医療機関での診療が推奨される．また，慶應義塾大学が開設した性分化疾患センターやさまざまな地域での生殖医療センターとの連携により，成人期を含む長期の支援が強化され，DSDの方々が少しでも安心して成人期を過ごすことができる体制が充実することが期待される.

引用・参考文献

1) 中塚幹也．封じ込められた子ども，その心を聴く：性同一性障害の生徒に向き合う．ふくろう出版，2017.
2) 中塚幹也．性の多様性－性同一性障害／性別不合，LGBTQ／SOGIとは？．小児内科．2022，54（10），p.1672-1676.
3) 日高庸晴．平成26年度厚生労働科学研究補助金エイズ対策政策研究事業．個別施策層のインターネットによるモニタリング調査と教育・検査．臨床現場における予防・支援に関する研究報告書．子どもの“人生を変える”先生の言葉があります．2014，p.1-8.
4) Marshall, W.A.; Tanner, J.M. Variations in pattern of pubertal changes in girls. Arch Dis Child. 1969. 44（235），p.291-303.
5) Marshall, W.A.; Tanner, J.M. Variations in the Pattern of Pubertal Changes in Boys. Arch Dis Child. 1970, 45（239），p.13-23.
6) Masters, W.H.; Johnson, V.E. Human Sexual Response. Bantam Books, 1966.
7) Kaplan, H.S. The new sex therapy：active treatment of sexual dysfunctions. Brunner/Mazel, 1974.
8) Pralong, F.P. Insulin and NPY pathways and the control of GnRH function and puberty onset. Molecular and cellular endocrinology. 2010, 324（1-2），p.82-86.
9) Cravo, R.M. et al. Leptin signaling in Kiss1 neurons arises after pubertal development. PLoS One. 2013, 8（3），e58698.

10) 位田忍，島田憲次編．性分化疾患ケースカンファレンス．診断と治療社，2014.
11) 位田忍ほか編．みんなで考える性分化疾患：本人と養育者と医療者のために．診断と治療社，2019.
12) Chan, Yee-Ming et al. “24 Disorders of Sex Development”. Williams Textbook of Endocrinology. 14th ed., Elsevier, 2020, p.867-936.
13) Diamond, M.; Sigmundson, h.K. Management of Intersexuality：Guidelines for Dealing With Persons With Ambiguous Genitalia. Arch Pediatr Adolesc Med. 1997, 151 (10), p.1046-1050.
14) 小児内分泌学会HP．http://jspe.umin.jp/，(2023.06.20)
15) 賀藤均，位田忍ほか．日本小児科学会移行支援に関する提言作成ワーキンググループ委員会報告：小児期発症慢性疾患を有する患者の成人移行支援を推進するための提言．小児科学会雑誌．2023, 127 (1), p.61-78.
16) Koopman, P. et al. Male development of chromosomaly female mice transgenic for Sry. Nature. 1991, 351 (6322), p.117-121.
17) 江口奈美ほか．小児期発症慢性疾患の子どもの自立に向けた多職種による支援：移行支援シート「子どもの療養行動における自立のためのめやす」を作成して．大阪母子医療センター雑誌．2017, 33 (1・2), p.67-75.

重要用語

卵巣
卵管
子宮
膣
エストロゲン
エストラジオール
プロゲストーゲン
プロゲステロン
卵母細胞
卵子
外陰
バルトリン腺
精巣
精管
陰茎
陰嚢
精原細胞
精子
ライディッヒ細胞
セルトリ細胞
アンドロゲン
テストステロン
SRY
ウォルフ管
ミュラー管
抗ミュラーホルモン（AMH）
性同一性，性自認
性的指向
ヘテロセクシュアル
ゲイ
レズビアン
バイセクシュアル
アセクシュアル
第二次性徴
ゴナドトロピン放出ホルモン（GnRH）
卵胞刺激ホルモン（FSH）
黄体形成ホルモン（黄体化ホルモン，LH）
タナー（Tanner）分類
初経
思春期
性欲，性衝動
マスターベーション
性反応
月経周期
周閉経期
視床下部－下垂体－卵巣系
インヒビン
ネガティブフィードバック
主席卵胞
LHサージ
ポジティブフィードバック
排卵
顆粒膜細胞
莢膜細胞
黄体
極体
透明帯
先体反応
受精
受精卵（胚）
卵割
胚盤胞
着床
妊娠
トロホブラスト
主要組織適合抗原（MHC）
HLA-G
ヒト絨毛性ゴナドトロピン（hCG）
妊娠黄体
脱落膜
絨毛膜
胎盤
羊膜
卵膜
性分化疾患（DSD）
成人移行支援

7 性・生殖における健康問題と看護

学習目標

- 月経異常の症状・診断・治療について理解する.
- 性感染症の症状・診断・治療について理解する.
- 女性生殖器の腫瘍の症状・診断・治療について理解する.

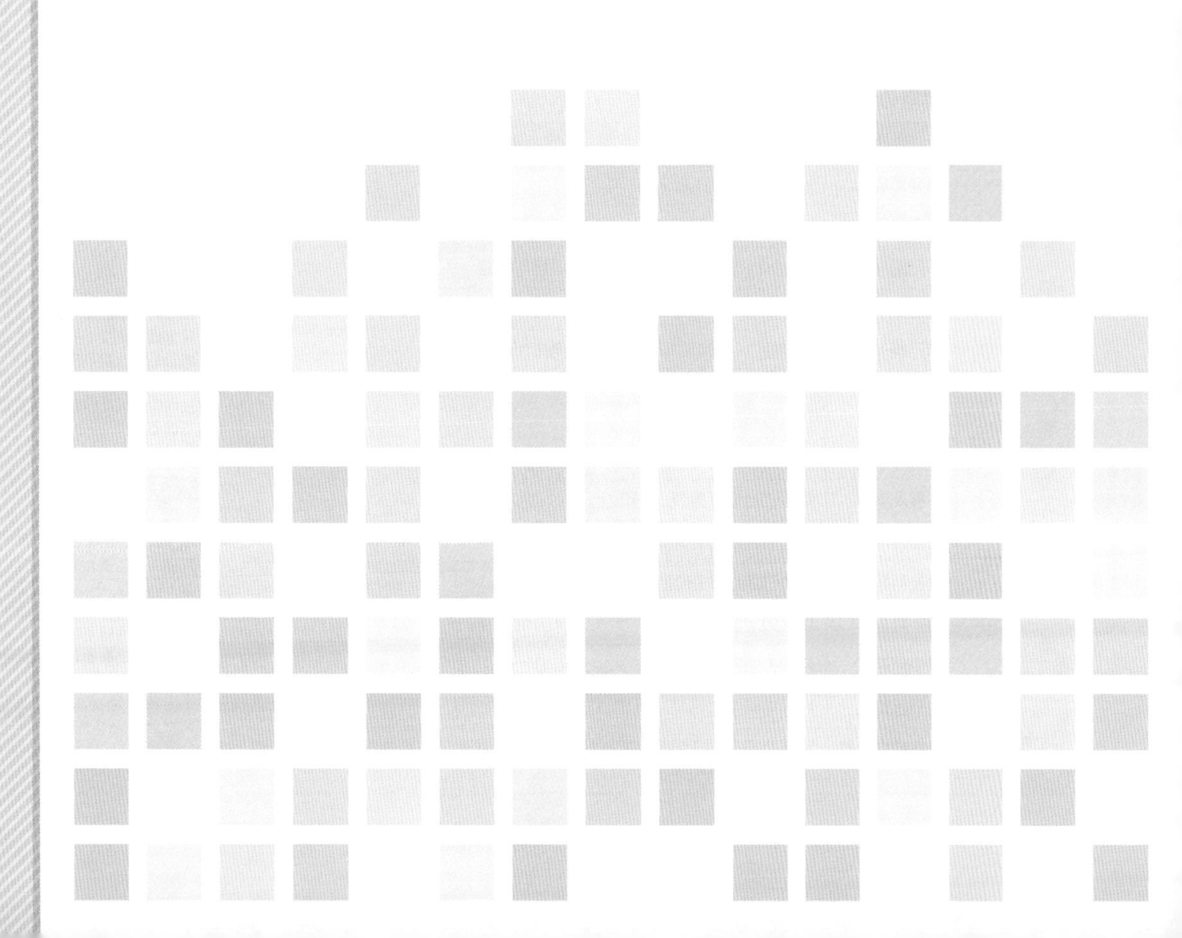

1 月経異常

正常な月経とは，月経周期が25～38日で，かつ1周期ごとの変動が6日以内のものをいう．正常な月経では，持続日数は3～7日，1周期の総経血量は20～140mLである．月経の異常は，表7-1のように分類される．

1 早発思春期

早発思春期（思春期早発症）は，思春期が通常より早く訪れ，性ステロイドホルモンの上昇が起こることにより，第二次性徴が標準より早く始まる疾患である．視床下部・下垂体の炎症・外傷・腫瘍などが原因の器質性のものと，原因の特定できない特発性のものがある．特発性早発思春期が全体の70%を占め，視床下部－下垂体系が早期に活動を始める**中枢性思春期早発症***が含まれる．卵巣腫瘍や副腎腫瘍などのホルモン産生疾患が原因で早発月経となっている場合もあるため，早発思春期ではホルモン値の測定のほか，中枢神経・副腎・卵巣の画像検査を行う．

早発思春期では，早期には急激な身長増加をみるが，エストロゲンの作用により骨端線が早期閉鎖すると身長の伸びが止まり，最終的には低身長となる．また，低年齢で第二次性徴が進むため，本人や周囲の心理社会的問題が生じる場合がある．将来，心血管障害，2型糖尿病，乳癌などの発症リスクが上がるともされている．

用語解説*
中枢性思春期早発症
厚生労働省間脳下垂体機能障害調査研究班による中枢性思春期早発症の診断の手引き（平成15年度版）では，7歳6カ月より前の乳房発育，8歳より前の陰毛発生，10歳6カ月より前の月経発来を主症状としている．

表7-1　月経異常の分類

分　類	項　目	定　義
開　始	早発月経	初経発来が10歳未満
	遅発月経	初経発来が15歳以上
停　止	早発閉経	40歳未満での卵胞の枯渇による自然閉経
	遅発閉経	55歳以降での閉経
周　期	無月経	原発性：18歳になっても初経発来がない 続発性：3カ月以上月経が停止
	頻発月経*	月経周期が24日以内
	希発月経	月経周期が39日以上3カ月以内
	不整周期	周期ごとの変動が7日以上
持続日数	過短月経	出血日数が2日以内
	過長月経	出血日数が8日以上
量	過多月経	月経の出血量が異常に多い（140mL以上）
	過少月経*	月経の出血量が異常に少ない（20mL以下）
随伴症状	月経困難症	月経期間中に月経に随伴して起こる病的症状
	月経前症候群	月経開始3～10日前ごろから始まる身体的・精神的症状で，月経開始とともに消失する

用語解説*
頻発月経
月経周期が24日以内であるもの．無排卵によることが多い．貧血や日常生活の障害に注意が必要である．

用語解説*
過少月経
月経の出血量が異常に少ない状態で，一般に20mL以下の場合をいう．過少月経そのものが治療対象となることは少ない．器質的原因として，子宮内腔癒着症（**アッシャーマン症候群**），子宮発育不全，子宮内膜炎などが挙げられる．

治療の目的は，第二次性徴の進行を止め，低身長になるのを防ぐことにある．腫瘍などの原因疾患がある場合はその治療を優先する．特発性早発思春期では，GnRHアナログ製剤を使用してLH，FSHを抑制し，エストロゲンの分泌を抑制する．

2 原発性無月経

18歳になっても初経の起こらないものを**原発性無月経**という．続発性無月経の多くが排卵の障害によるものであるのに対し，原発性無月経では，子宮・卵巣・腟の先天異常など性分化異常が原因である割合が多い．その中には染色体の異常を伴うものもあり，最も多いのがX染色体の欠失を伴う**ターナー症候群***である．**アンドロゲン不応症候群***では，男性ホルモンの受容体が正常に機能しないことなどにより，性染色体がXYであるにもかかわらず外性器が女性型となり，子宮や腟に欠損・形成不全を生じる．また，染色体は正常であっても，**性腺発生異常症**のように卵巣が形成不全となる場合や，**メイヤー・ロキタンスキー・キュスター・ハウザー症候群**（MRKH症候群）のようにミュラー管の発生異常によって子宮と腟の形成不全を来す場合がある．

原発性無月経，遅発月経，遅発思春期*では，身長および**最大骨量**（peak bone mass）の獲得に注意が必要である．

3 続発性無月経

続発性無月経は，妊娠，産褥，授乳もしくは閉経以後のような生理的無月経以外で，これまであった月経が3カ月以上停止した病的無月経をいう．続発性無月経の女性の診察では，まず妊娠していないことを確認し，体重の増減，精神的ストレス，過度の運動，内服薬，乳汁分泌，男性化徴候などがないか問診する．医師の診察では子宮の大きさや子宮内膜の厚さ，卵胞の発育程度が内診と超音波検査で調べられる．ホルモン検査としては卵胞刺激ホルモン（FSH），黄体形成ホルモン（黄体化ホルモン，LH），エストラジオール（E2），プロゲステロン，テストステロン，プロラクチン（PRL），甲状腺刺激ホルモン（TSH）を測定し，視床下部・下垂体・卵巣のいずれに異常があるのか，障害部位を検討する．

1 視床下部性無月経

視床下部性無月経の原因で多いのは**体重減少性無月経**である．治療では，不適切な食習慣を適正化し，標準体重の90％までの体重増加を目標とする．**神経性やせ症**（**神経性無食欲症**，anorexia nervosa）は，必要な摂取エネルギーの制限により著しい低体重に至る疾患である．低血糖，電解質異常，心不全から死亡に至る場合もあり，また，精神状態が不安定で自殺が多いことも知られている．重篤な場合や治療抵抗性の場合には，活動制限や入院による栄養療法が必要であるため，生命に関わる疾患であることを認識し，摂食障害を専

用語解説*
ターナー症候群
性染色体はX染色体が1本だけで，Y染色体がないため女性となる．低身長や細かい症状はあるが，目立たないこともあり，卵巣機能不全により思春期に第二次性徴が現れないことで初めて発見される場合が少なくない．症状や発見される時期は一人ひとり異なり，生まれてすぐ診断がつく場合もあれば，12歳ごろになって初めて染色体異常であることを知る場合もある．したがって，それぞれに合った治療・ケアを行う必要がある．

用語解説*
アンドロゲン不応症候群
アンドロゲン不応症候群では，男性ホルモンであるアンドロゲンは作用しないが，精巣が存在しAMH（抗ミュラー管ホルモン）が産生される結果，卵管や子宮はできない．

用語解説*
遅発思春期
標準的な年齢を過ぎても乳房発育，陰毛発生あるいは初経発来をみないもの．現状では乳房発育が11歳，陰毛発生が13歳，初経発来が14歳になってもみられない場合を目安としている．

門とする機関（心療内科や精神科）を紹介すべきである[1]．また，近年，**女性アスリートの三主徴***が注目されている．これらがみられた場合には，疲労骨折などの問題を生じる前に，運動量の制限または摂取エネルギー量の増加を指導する必要がある．

女性アスリートの三主徴

女性アスリートにしばしばみられる利用可能なエネルギー不足，無月経，骨粗鬆症の三つをいう．

2 下垂体性無月経

下垂体性の無月経には，下垂体の腫瘍やそれに対する治療，あるいは虚血や外傷の結果，下垂体ホルモンが分泌されなくなることで引き起こされるものがある．

シーハン症候群は，分娩時の大量出血で下垂体に虚血性の壊死が生じて起こる，広範な下垂体機能不全である．副腎皮質刺激ホルモン（ACTH），甲状腺刺激ホルモン（TSH），黄体形成ホルモン（黄体化ホルモン，LH）・卵胞刺激ホルモン（FSH），成長ホルモン（GH），プロラクチン（PRL），抗利尿ホルモン（ADH）の分泌がさまざまな程度に障害される．頭痛，乳汁分泌不全や無月経で気付くことが多いが，高度な場合には，産褥早期に甲状腺機能低下や副腎不全により低ナトリウム血症，低血糖を来す．

plus α

卵胞ホルモン（エストロゲン）

卵巣からはさまざまな種類の卵胞ホルモン（エストロゲン）が分泌される．天然型エストロゲンの主なものは17β-エストラジオール（E2）である．排卵抑制を目的とした合成エストロゲンには，エチニルエストラジオールなどがある．

3 多嚢胞性卵巣症候群

続発性無月経の原因の約30%を占めるのが，**多嚢胞性卵巣症候群**（polycystic ovary syndrome：**PCOS**）である．排卵が障害されて，卵巣の中に多数の小さな胞状卵胞が認められる（図7-1）[2]．テストステロンなどの男性ホルモン（アンドロゲン）の分泌量が増加して血中濃度が高くなることが原因と考えられている．また，肥満も原因の一つとなる．男性ホルモンの一部がエストロゲンに転換されてエストロゲンの濃度が高まるが，それに見合ったプロゲステロンが分泌されないため，子宮内膜が厚くなり，月経不順や不正性器出血の原因となる．また，長期的には子宮内膜増殖症が発生することがある．下垂体ホルモンはほぼ正常値であり，黄体形成ホルモン（黄体化ホルモン，LH）の基礎値が卵胞刺激ホルモン（FSH）よりも高くなるため、卵胞が発育せず排卵障害を招く．また，テストステロン値が上昇し，多毛などの男性化症状を来す．

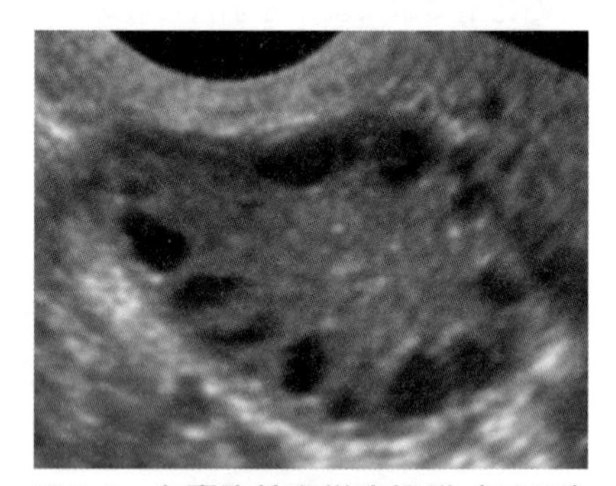

図7-1 多嚢胞性卵巣症候群（PCOS）の卵巣の超音波像

患者のほとんどは軽度の肥満で，糖代謝異常（インスリン抵抗性）やメタボリックシンドロームを伴う場合がある．減量指導を行うとともに，プロゲスチンを投与して消退出血（投薬終了時に生じる月経様の出血）を起こす治療などを行う．

plus α

黄体ホルモン

黄体ホルモン受容体に結合して生物活性をもつ物質を黄体ホルモン（プロゲストーゲン）と呼ぶ．内因性の黄体ホルモンは天然型プロゲステロンである．合成黄体ホルモン薬には，黄体ホルモン作用・男性ホルモン作用の強さが異なるさまざまな製剤がある．例えば，レボノルゲストレルは第2世代黄体ホルモン薬で，避妊薬や子宮内システムに用いられる．ジエノゲストは第4世代黄体ホルモン薬で，子宮内膜症や子宮腺筋症の治療に用いられる．

4 早発卵巣不全，早発閉経

40歳未満で卵巣性無月経となったものを**早発卵巣不全**（premature ovarian failure：**POF**），40歳未満で卵胞が枯渇し，自然閉経を迎えた状態を**早発閉経**という．卵巣からのエストロゲンやプロゲステロンの値は低く，下垂体ホルモン（LH，FSH）は高値（FSH＞25mIU/mL）となる．原因としては，卵巣に障害を与える腫瘍・感染・自己免疫疾患のほか，医原性の卵巣機能低下を引き起こす化学療法・放射線治療・卵巣手術などが挙げられる．また，染色体・遺伝子の異常によるものや，原因不明のものもある．

挙児希望がある場合のPOFの治療は極めて困難で，卵巣刺激薬を用いても排卵させることができない場合も多いが，エストロゲン，プロゲスチンなどを使用することにより，下垂体の働きを抑制して内因性のLH，FSHを低下させるカウフマン療法あるいはGnRHアナログ製剤の投与を行い，そこにFSH薬を注射することで排卵を起こさせる試みがある．海外では卵子提供が行われている．

また，POFでは，**ホットフラッシュ**（急激なのぼせ・発汗など）をはじめとした，いわゆる更年期障害の症状，脂質異常症や冠動脈疾患の発生，骨量の減少が早い年齢から始まることが問題である．これらの健康問題の予防・治療のため，**ホルモン補充療法**を行う．ホルモン補充療法は，下垂体の抑制作用までは必要としないため経皮薬などによる最低限のエストロゲン補充を行う．子宮がある場合には，子宮内膜の異常を予防するため黄体ホルモンの連続的または周期的な補充も行う．子宮が反応すれば，黄体ホルモンの補充終了後に消退出血が起こる．

GnRHアナログ

視床下部から分泌されるゴナドトロピン放出ホルモン（gonadotropin releasing hormone：GnRH）は，下垂体にあるGnRH受容体に結合することで下垂体から卵胞刺激ホルモン（FSH）や黄体形成ホルモン（LH）のゴナドトロピンを分泌させる働きをする，10個のアミノ酸からなるペプチドホルモンである．**GnRHアナログ**は，これらのアミノ酸のいくつかを他のアミノ酸で置換して安定性を高め，GnRHに類似した作用を有する薬剤として合成された．GnRHアナログには，**GnRHアゴニスト**（作動薬）と**GnRHアンタゴニスト**（拮抗薬）がある．

まず実用化されたのはGnRHアゴニストで，投与初期はGnRHと同様の作用をもち，**フレアアップ**と呼ぶ一過性のゴナドトロピンとエストロゲンの放出が起こり，不妊治療においてはLHサージを起こす目的などに使用される．フレアアップの時期を過ぎて使用を続けると，下垂体のGnRH受容体が減少してくるため逆に下垂体からの分泌を抑制するようになる．これを**偽閉経療法**とも呼ぶ．

のちに実用化されたGnRHアンタゴニストは，フレアアップがなく，投与開始からGnRHと拮抗するため速やかに下垂体からの分泌を抑制し，卵巣からのエストロゲン分泌を低下させる．異常子宮出血の止血などにおいて特に有用である．

GnRHアナログは，現在では子宮筋腫，子宮腺筋症，子宮内膜症，乳癌，前立腺癌など，さまざまな疾患に対する内分泌療法として用いられている．

5 高プロラクチン血症

高プロラクチン血症では，乳汁漏出性無月経症候群を来すことがある．授乳期以外に乳汁の漏出を認め無月経を伴う．高プロラクチン血症の原因には，下垂体の腫瘍（**プロラクチノーマ**）や**甲状腺機能低下症**などによるプロラクチン分泌の亢進，精神科領域等で使用されるドパミンを低下させる薬剤による**薬剤**

性高プロラクチン血症などがある．原因となる疾患の治療を行い，薬物による場合は，その減量・休薬を検討する．逆に，ドパミン作動薬によってプロラクチン値を低下させることができる．

4 過多月経，貧血

過多月経とは，月経の出血量が異常に多い状態で，一般に1周期当たりの経血量が140mL以上の場合をいう．しかし，血塊の排出やパッドの取り替え頻度などからも正確な経血量を知ることはできないため，臨床的には患者の訴えで判断され，**鉄欠乏性貧血**の有無を客観的な指標とする．80mL以上の月経出血があると60％の女性が貧血になるとされている．

月経のある女性に多い貧血は，鉄欠乏性貧血である．貧血の治療には，鉄剤が使用されるが，貧血の程度が著しい場合や月経により貧血治療が奏効しない場合には，月経の調節も行われる．

過多月経の治療では，まず，妊娠していないことと婦人科の悪性腫瘍がないことを確かめた上で，過多月経の原因となる子宮筋腫，子宮腺筋症，子宮内膜増殖症，子宮内膜ポリープなどの婦人科疾患の有無を確認する．若年者では白血病，先天性血液疾患，自己免疫疾患などによる血小板数低下，血小板機能異常，血液凝固異常が原因であることもあり，凝固異常に注意が必要である．

薬物治療として，**低用量エストロゲン・プロゲスチン配合薬***（low dose estrogen-progestin：**LEP**）を投与して排卵を抑制し出血量を減少させる方法が普及している．**トラネキサム酸**は局所線溶亢進を抑制して出血量を減少させることにより排卵性の過多月経を改善する．また，**レボノルゲストレル放出子宮内システム***（levonorgestrel-releasing intrauterine system：**LNG-IUS**）の高い有効性が報告され，2014年から保険適用となっている．

急性の大量子宮出血の場合，米国ではホルモン薬の大量投与を行うが，日本では保険適用外である．薬物療法が無効あるいは困難な場合には，子宮内膜掻爬術（endometrial curettage），子宮内バルーン留置によるタンポナーデ，**子宮動脈塞栓術***（uterine artery embolism：**UAE**），**マイクロ波子宮内膜アブレーション***（microwave endometrial ablation：**MEA**），子宮摘出術などの方法で過多月経を治療することができる．ただし，これらはいずれも外科的手術であり，どうしても必要な処置であるか，慎重に考える必要がある．

5 月経随伴症状

1 月経困難症

月経困難症とは，月経に伴って起こる痛みを主とした症状が強いために，月経期間中，日常生活に支障を来す状態をいう．下腹部痛，腰痛，頭痛，腹部膨満感，悪心・嘔吐，疲労・脱力感，食欲不振，いらいら，下痢，憂うつなどの症状がみられる．月経困難症は，機能性（原発性）と器質性（続発性）の二つ

用語解説*
低用量エストロゲン・プロゲスチン配合薬
成分は低用量ピルと同様であるが，避妊目的ではなく排卵抑制の目的で用いられる場合はこのように呼ぶ．

用語解説*
レボノルゲストレル放出子宮内システム
子宮内避妊器具に，黄体ホルモンであるレボノルゲストレルを子宮内に放出するための薬剤放出部を付加した製剤．本来の目的の避妊に加えて，過多月経や月経困難症に対する効能も有する．

用語解説*
子宮動脈塞栓術
両側の子宮動脈（栄養血管）をゼラチンスポンジなどで塞栓し，異常子宮出血の止血を図るとともに，子宮筋腫がある場合には，これを壊死・縮小させて，症状の改善を図る治療法．

用語解説*
マイクロ波子宮内膜アブレーション
子宮腔内よりマイクロ波を子宮内膜に照射し，内膜を焼灼する治療法．

に分類される．**器質性月経困難症**は，原因となる疾患があり，それによって引き起こされるもので，原因疾患としては，子宮形態異常に伴う月経血流出障害のほか，子宮筋腫，子宮腺筋症，子宮内膜症，骨盤内炎症性疾患などが挙げられる．器質的原因が特定できない場合を**機能性（原発性）月経困難症**といい，子宮内膜から産生されるプロスタグランジンが子宮筋の収縮，虚血，血管攣縮（れんしゅく）を引き起こすことで痛みが生じる．過多月経，貧血や排卵障害（多嚢胞性卵巣症候群や無排卵周期症など）を伴っていないか，血算や血中ホルモン値の確認も必要である．

- 疼痛に対する治療　**非ステロイド性抗炎症薬**（non-steroidal anti-inflammatory drugs：**NSAIDs**）などの鎮痛薬が用いられる．月経困難症に対するホルモン治療には**低用量エストロゲン・プロゲスチン配合薬（LEP）**またはプロゲスチンの内服が用いられる．プロゲスチンには経口薬だけでなく，子宮内に挿入した器具から持続的に薬を放出する徐放薬（レボノルゲストレル放出子宮内システム）もある．
- 月経困難症の非薬物療法　十分な睡眠のほか，ウオーキングやサイクリングなどの負荷の少ない運動を長時間続ける有酸素運動療法，認知行動療法，自律訓練法・リラクセーション，下腹部の温熱法，鍼灸，月経痛改善体操やストレッチ体操，アロマトリートメント，マッサージなどが挙げられる．

痛みの評価法

痛みを定量的に評価することは難しいが，痛みの強さを評価するための指標がいくつかある．

VAS（visual analog scale）

長さ10cmの直線の左端を「痛みがない」，右端を「これまで経験した一番強い痛み」として，現在の痛みがどの程度かを線上に指し示してもらう方法．

FRS（face rating scale）

表情の絵を示し，自分の心情に近い表情を選んでもらうことにより痛みを評価する方法．

NRS（numerical rating scale）

0を「痛みがない」，10を「これ以上ない痛み」として，0～10の11段階に分けて，現在の痛みがどの程度かを指し示してもらう方法．

QOLの障害による評価

0＝仕事（学業，家事）に支障を来すような痛みはない，1＝仕事（学業，家事）に多少は支障がある，2＝横になって休憩したくなるほど仕事（学業，家事）に支障がある，3＝1日中寝込み，仕事（学業，家事）ができない，の4段階で自己評価する方法．

鎮痛薬の使用による評価

0＝鎮痛薬は使用しなかった，1＝鎮痛薬を1日使用した，2＝鎮痛薬を2日使用した，3＝鎮痛薬を3日以上使用した，の4段階で自己評価する方法．

2 月経前症候群

月経前症候群（premenstrual syndrome：**PMS**）は，月経前の3～10日間続く精神的あるいは身体的症状で，月経発来とともに軽減または消失する．原因として，黄体期の後半に卵胞ホルモンと黄体ホルモンが急激に低下し、脳内のホルモンや神経伝達物質の異常を引き起こすことや，セロトニン作動性ニューロンの黄体ホルモンへの感受性が亢進することが考えられる．

精神神経症状としては，情緒不安定，いらいら，抑うつ，不安，眠気，集中力の低下，易怒性など，自律神経症状としては，のぼせ，めまい，倦怠感，食欲不振・過食など，身体的症状としては，頭痛，腰痛，下腹部の痛みや膨満感，乳房の張りや痛み，浮腫など，多様な症状が現れる．15～45歳の健康な女性の30～60％に月経前症候群を認め，社会生活に支障が出る中等症以上の割合は5.3％とされている[4]．月経前症候群（PMS）と比較して，精神症状が特に強く，社会生活に大きな支障を来す状態を**月経前不快気分障害**（premenstrual dysphoric disorder：PMDD）といい，女性の３～８％にみられる[5]．また，月経困難症とPMSは相関するとの報告がある．

- PMSの非薬物療法　食事療法として，γ-リノレン酸，ビタミンB_6，ビタミンE，カルシウム，マグネシウムを含有する食品の摂取を勧める．サプリメントも有効である．嗜好（しこう）品では，カフェイン，アルコール，喫煙は避けるよう指導する．このほか，月経困難症の治療と同様に，十分な睡眠，有酸素運動，マッサージ，認知行動療法，自律訓練法などが有効とされている．
- 薬物治療　精神症状に対しては**選択的セロトニン再取込み阻害薬**（selective serotonin reuptake inhibitors：SSRI）・抗不安薬・抗うつ薬が，腹痛など痛みに対しては鎮痛薬（NSAIDs）が，浮腫に対しては利尿薬が使用される．また，漢方療法もそれぞれの症状や体質に合わせて用いられる．低用量エストロゲン・プロゲスチン配合薬（LEP）が有効な場合もある．

plus α
月経前症候群の漢方療法
月経前症候群の漢方療法では，個人の証（しょう：症状や体質）に合わせて桂枝茯苓丸（ケイシブクリョウガン），当帰芍薬散（トウキシャクヤクサン），加味逍遙散（カミショウヨウサン），抑肝散（ヨクカンサン）などが用いられる．

6 月経に関わるセルフケア

1 初経までのケア

思春期になると，性ホルモンの分泌量が変化し，さまざまな第二次性徴が現れる．

1 身体的成長スパートに対応する

身長の伸びは，初経のおよそ１年前から始まる．エストロゲンは，少量で骨端の成長を促進し身長の伸びを加速させ，多量になると骨端を閉鎖させ身長の伸びを止める．女子は８～９歳ごろから身長の急伸が始まり，卵巣性エストロゲンが増加して月経が始まると，骨端線は閉鎖に向かう．14～15歳で成長が完成する．このように成長期は多くのエネルギーを消費するため疲れやすい．睡眠とバランスの良い食事が大切である．

女子や養育者が成長期の身長の伸びや体重増加量に関心をもつように，健康教育を行う．学校生活を送る上でも，成長に必要な栄養摂取，適度な運動の促進，効果的な睡眠が大切である．

2 第二次性徴の出現時期と内容を学ぶ

女子と養育者は，思春期を迎える前に，乳房の変化，皮下脂肪の増加，体形の変化，発毛（陰毛や腋毛），月経発来など，女子の身体に，いつごろどのような変化が生じるかを学ぶことが重要である．正常な第二次性徴は，８～９歳ごろからの乳房発育，陰毛発生，腋毛発生と進む．初経は平均12歳ごろに始まる．第二次性徴の出現時期の早い・遅いは，別の疾患が潜んでいる可能性があるため，軽視せず，受診を勧める．

10歳未満で初経が始まる早発思春期では，早期にゴナドトロピンの分泌が起こり，周囲の子どもより身体成熟が早いため，戸惑いや孤立感を感じていたりする．そういった気持ちに配慮する．

13歳になっても乳腺の発育がみられない，または乳腺の発育が始まって5年以上経っても初経がみられない場合は遅発思春期が考えられるが，内分泌疾患や染色体疾患がその背景にある場合があるため，放置されないように注意する．原発性無月経の場合では，性分化疾患が原因と判明することがあり，その場合には妊孕性（にんようせい）にも影響するため，将来の不安に寄り添った支援が求められる．

2 月経管理のためのセルフケア

女子には，月経が性機能や全身の健康状態を推し量る貴重な機会であることを伝え，セルフケア方法を教えることが大切である．初経は無排卵性月経であり，2～6カ月は不規則な月経周期が続くが，成長に伴って規則的になり，排卵性の月経へと移行する．初経後3年で半数が正しい月経周期になり，初経後6年で3分の2に排卵が始まる．

|1| 心身の状態を管理する習慣

月経が3カ月以上停止した場合は，病的無月経であり，体重の増減や，精神的ストレス，過度の運動，内服薬にも影響される．無月経の背後には下垂体や卵巣の疾病が潜んでいることもあるため，放置せず受診を勧める．

日常生活や学業，就業に悪影響を及ぼすものとして月経困難症や月経前症候群がある．苦痛症状や不快症状を我慢せず，まずは原因を調べ，原疾患があればその治療を行うことを優先すべきである．

過少月経や過多月経は，月経量だけの問題ととらえがちであるが，月経前症候群や月経困難症と同様に，なんらかの疾患が潜んでいる可能性がある．

|2| 望まない妊娠を避ける

初経を迎えるころ，女子は月経と妊娠の機序について知り，初経以降，自分の体内にいのちのもとである卵子が形成され，妊娠が可能な体に成長したことを学ぶ．またそれは，自己の性の指向性や，性衝動について自覚し，異性関係を築く上での価値を形成していく時期でもある．現代の青少年の性交経験率をみると，第8回青少年の性行動全国調査（2017年）では，早い場合は中学生から始まり，高校生女子は約20%，大学生の女性では約4割が経験している（➡p.63 図3-19参照）．

したがって，女子には，月経を通じて自己の健康管理を学び，望まない妊娠を避けるために避妊についての教育の機会をつくることが大切である．避妊法に関する教育は，義務教育としてすべての子どもたちが受けられるよう中学生に行うことが望ましい．避妊法については表7-2に示す．

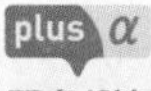

緊急避妊法

妊娠を望まない女性が，避妊せずに行われた性交，または避妊したものの避妊手段が適切かつ十分でなかった性交後に緊急避難的に用いる方法をいう．性交後72時間以内にレボノルゲストレルを服用する．実施については，日本産科婦人科学会から「緊急避妊法の適正使用に関する指針」が出されている．

表7-2　主な避妊法

	経口避妊薬（ピル）	子宮内避妊具（IUD）	女性用コンドーム	男性用コンドーム	基礎体温法	不妊手術
方法	エストロゲンとプロゲステロンの混合剤であり，妊娠と同じホルモン環境にすることで妊娠を防ぐ．排卵を抑制，受精卵の着床防止作用がある	子宮内に器具を挿入することにより，受精および受精卵の着床を防ぐ．挿入後，2～3年は有効である．	バリア型（外陰部と腟内を覆う構造）の女性用避妊器具がある．腟内に装着し，精子の侵入を防ぐ．	ペニスに装着し，腟内への精子の侵入を防ぐ．	基礎体温を計ることで，高温期と低温期の2相サイクルの変化によって排卵日を知り，性交を避ける．	男性は精管，女性は卵管を結紮する．
失敗率	5%（正しく服用すれば0.1%）	1.0～4.0%	6.3%	14%	20%	女性0.5% 男性0.15%
利点	正しく服用すれば，失敗率が極めて低い．	性交のたびに避妊する煩わしさがない． 経産婦，月経量・月経痛に異常がない場合などに勧められる．	STI予防効果が最も高い． 薬局などで購入できる．	他の避妊具に比べて安価（100円/個以下から） STI予防効果がある． 薬局などで購入できる．	器具は必要ない． 女性は自分のリズムがわかる．	子どもを産む計画のない場合には，失敗率も低く，煩わしさがない． 男性の手術のほうが安価で侵襲が少ない．
欠点	産婦人科への受診が必要． 副作用が発現する場合がある．	医師による装着・除去が必要． 異所性妊娠は防止できない． 過多月経，月経痛を悪化させる可能性がある． 装着時の感染のリスクがある．	男性用コンドームに比べ高価（700円/個）．	性交のたびに装着する必要がある． 失敗率が比較的高く，使用方法に関する誤認がある．	月経不順などがなく基礎体温のサイクルが規則的であることが条件．男性の禁欲が必要． 排卵日の確定が難しいことなどから失敗率が高い．	再度妊娠はほぼ不可能である． 女性：腰椎麻酔・硬膜外麻酔下で小切開手術が必要．帝王切開術の際に，実施可． 男性：泌尿器科外来で局所麻酔にて実施可．
特記	1カ月で3千円程度（受診費用含まず）	医療施設（産婦人科）でIUDを挿入する．挿入に必要な費用は，約3～4万円．抜去時には5千円～1万円必要．	薬局などで購入できる．	薬局などで購入できる．	基礎体温計：1千円程度．	配偶者の同意等，必要条件がある． 費用は10～30万程度である（施設によって異なる）．

2 性感染症

性感染症*（sexually transmitted infection：**STI**）とは，性的な接触が原因となり，性器・口腔などの皮膚・粘膜を通して，ヒトからヒトへ，病原微生物（寄生虫，原虫，細菌，クラミジア，ウイルスなど）が感染することによって生じる疾患の総称である．

日本における性感染症患者報告数の推移は，男女ともにクラミジアが最多となっている[7]（➡p.66 図3-20参照）．2002（平成14）年ごろから性感染症の多くは減少傾向にあり，若年層の性的活動性の低下が背景にあるともいわれているが，梅毒の新規感染者数のみは2013年ごろから急増しており，口腔や咽頭の梅毒も増加している．なお，小児の梅毒・淋菌感染症・コンジローマ感染症を発見した場合には，**性的虐待**の可能性を考える必要がある．

STIのスクリーニング検査の希望があった場合は，**性器クラミジア感染症**，

用語解説*
性感染症
性的接触により感染するすべての感染症を性感染症と呼ぶ．英語ではsexually transmitted diseases（STD）またはsexually transmitted infections（STI）ともいわれる．STDは発症したものであるが，STIは無症候のものも含む概念である．

表7-3　主な性感染症（STI）

	梅　毒	性器クラミジア感染症	淋菌感染症	性器ヘルペス	尖圭コンジローマ
病原体	梅毒トレポネーマ *Treponema pallidum* スピロヘータ	クラミジア *Chlamydia trachomatis* 細胞内寄生菌	ナイセリア *Neisseria gonorrhoeae* グラム陰性双球菌	単純ヘルペスウイルス（1型，2型） herpes simplex virus（HSV）	ヒトパピローマウイルス（6型，11型） human papilloma-virus（HPV）
症　状	第１期：陰茎や陰唇周囲の硬結，硬性下疳 鼠径部リンパ節の無痛性の腫脹 第２期：バラ疹，扁平コンジローマ，脱毛 第３期：結節性梅毒疹・ゴム腫 第４期：心臓・血管・骨・神経系病変	〈男性〉 尿道炎：排尿痛 〈女性〉 子宮頸管炎：帯下異常，性交時出血（無症状も多い） 卵管炎：不妊，異所性妊娠 骨盤内炎症性疾患（PID）：発熱，腹痛 肝周囲炎：右上腹部痛	〈男性〉 疼痛と膿性分泌物を伴う尿道炎 〈女性〉 子宮頸管炎：帯下異常，性交時出血（無症状も多い） 卵管炎 骨盤内炎症性疾患（PID） 肝周囲炎	外陰部の水疱，浅い潰瘍 （初感染） 髄膜刺激症状：強い頭痛・項部硬直・羞明感 発熱，倦怠感	外陰部～性器の疣贅，乳頭腫
新生児への感染	経胎盤感染（胎内感染） 先天性梅毒	産道感染 肺炎，結膜炎	産道感染 結膜炎	産道感染 脳炎，全身感染	産道感染 喉頭乳頭腫
検査法	発疹部からの病原体の検出 血清反応	核酸増幅法 IgG・IgA抗体	核酸増幅法 分離培養法	HSV抗原検査，擦過標本でウイルス性巨細胞 血清IgG・IgM抗体価	視診 組織診
治　療	合成ペニシリン薬経口投与 ベンジルペニシリン筋肉内注射	マクロライド系またはキノロン系抗菌薬経口投与 ミノサイクリン点滴静脈内注射	セフトリアキソン静脈内注射 スペクチノマイシン筋肉内注射	抗ウイルス薬経口・経皮・点滴静脈内投与（アシクロビル，バラシクロビル，ファムシクロビル）	イミキモド5%クリーム塗布 外科的切除，冷凍療法，電気焼灼，レーザー蒸散

淋菌感染症，**梅毒**，**HIV感染症**の４疾患について検査し，症例によってはトリコモナス感染症，B型肝炎，C型肝炎の検査を追加する．

主な性感染症の症状，検査，治療について，表7-3にまとめた．

1 梅　毒

梅毒は，スピロヘータの一種である**梅毒トレポネーマ**（*Treponema pallidum*）によって起こる感染症で，菌を排出している感染者との粘膜の接触により感染する．コンドームの使用は，完全ではないが感染予防効果がある．梅毒はいまだ世界中に広く分布しており，根絶の兆しはない．

梅毒の第１期（感染後３週～３カ月）の初期症状として，感染部位（陰茎や陰唇周囲）の初期硬結，硬性下疳（げかん），鼠径部リンパ節の無痛性の腫脹がみられる．近年，梅毒に対する意識の低下が指摘されている．初期において適切な治療が行われなかった場合には，第２期（３カ月～３年）でバラ疹，扁平コンジローマ，脱毛などの症状が，第３期（３年～10年）で結節性梅毒疹・ゴム腫が，第４期（10年以上）では心臓，血管，骨，神経系にまで病変が及び，大動脈瘤や精神神経症状を来すことがある．妊婦が感染した場合，**胎内感染**により流産・早産のリスクが増加し，出生した児は**先天梅毒**になる恐れがある．乳児期に早期先天梅毒の症状である梅毒疹，骨軟骨炎などを呈する場合と，乳幼児期は症状が現れずに経過し，学童期以後にハッチンソン３徴候（実質性角膜炎，内耳性難聴，ハッチンソン歯）などの晩期先天梅毒の症状を呈する場合がある．

診断　梅毒の検査法には，発疹部からの病原体の検出と，血清反応による診断（RPRカードテスト，自動化法，TPHA法など）がある．陽性の場合は，説明を行い同意を得た上でHIV検査も行うことが望ましい．梅毒患者と診断された場合には，感染症法の規定により，診断した医師は７日以内に届出を行わなければならない．

治療　梅毒の治療は**合成ペニシリン薬**の内服またはベンジルペニシリン筋肉内注射により行う．注射薬ではアナフィラキシーやヤーリッシュ・ヘルクスハイマー反応*などの副反応が起こることがあり，注意を要する．治癒の判定は血清反応によって行う．

用語解説*
ヤーリッシュ・ヘルクスハイマー反応
ペニシリン薬の投与による梅毒治療の初期に起こる，発熱や悪寒，頭痛をいう．

2 性器クラミジア感染症

クラミジア・トラコマティス（*Chlamydia trachomatis*）によって生じる**性器クラミジア感染症**は，日本では最も罹患者数の多い性感染症で，特に10～20代の男女に多い．2003（平成15）年ごろから罹患者は男女ともに減少傾向にあったが，2017（平成29）年ごろから増加に転じている．

無症状の場合も多いが，子宮頸管炎を来すと，帯下異常，性交時出血の原因となる．また，子宮内膜，卵管へと上行感染すると，卵管炎や卵管周囲のフィルム様癒着を来し，**異所性妊娠**や**不妊症**の原因となる．**骨盤内炎症性疾患**（pelvic inflammatory disease：**PID**）に至れば発熱，腹痛を来し，しばしば急性腹症の原因となる．また，肝臓周囲に及べば肝周囲炎・癒着を来し，右上腹部痛〔**フィッツ・ヒュー・カーティス症候群**〕を生じる．咽頭感染例もあり注意が必要である．妊婦の感染では，新生児に肺炎，結膜炎を発症する．

診断　クラミジアは細胞内寄生生物であり，培養検査では検出できないため，診断は子宮頸管擦過検体を専用スワブで採取し，**核酸増幅法**（PCR法など）により行う．クラミジア陽性者の約10％が淋菌感染症を合併するため，淋菌の同時検査を行うことが望ましい．不妊症女性において既往の有無も併せて知りたい場合には，クラミジア抗体検査（IgG，IgA）も有用である．

治療　**マクロライド系**または**キノロン系抗菌薬**（**アジスロマイシン**など）の内服によって行い，投薬終了後３週間あけて治癒判定を行う．重症例では**ミノサイクリン**の点滴静脈内注射も行われる．パートナーも同時に検査・治療を受けることが望ましい．

3 淋菌感染症

淋菌感染症は，グラム陰性双球菌である**淋菌**（*Neisseria gonorrhoeae*）が，性交によりヒトからヒトへ感染し，男性では疼痛と膿性分泌物を伴う尿道炎，女性では子宮頸管炎，子宮内膜炎，卵管炎，付属器炎，骨盤内炎症性疾患（PID），肝周囲炎，時に結膜炎，咽頭感染，直腸感染を引き起こす．クラミジアと同様に，異所性妊娠や卵管性不妊症の原因になる．また，妊婦が感染すると，産道感染により新生児の淋菌性結膜炎を引き起こし失明する場合もある．

- 診断　**核酸増幅法**（クラミジアと同時検査が可能）または分離培養法を用いて，子宮頸管あるいは咽頭の擦過検体から病原体を検出する．
- 治療　淋菌は**多剤耐性化**が問題となっており，ペニシリン系抗菌薬，キノロン系抗菌薬，セフェム系抗菌薬の経口による治療はいずれも効果不十分である．**セフトリアキソン**の静脈内注射または**スペクチノマイシン**の筋肉内注射の単回治療が第一選択となる．必ず治療効果判定を行う．パートナーも同時に検査・治療を受けることが望ましい．

4 性器ヘルペス

性器ヘルペスは**単純ヘルペスウイルス１型**（**HSV-1**）または**２型**（**HSV-2**）の接触感染により生じ，大陰唇・小陰唇から腟前庭部・会陰部・肛門周囲に水疱，浅い**潰瘍**が多発し強い痛みを訴える．初感染では，性的接触後２～14日間の潜伏期をおいて発症する．38℃以上の発熱や倦怠感，強い頭痛・項部硬直・羞明感などの**髄膜刺激症状**を伴うことがある．両側鼠径リンパ節の腫脹を伴うことが多い．妊婦の感染では，新生児に産道感染を来し，約３割は脳炎や全身感染から重篤な経過をたどる．初感染の発症から１カ月以内の分娩では，帝王切開術が選択される．

- 診断　病歴・症状・局所所見からの診断に加え，病原診断として，病変部を擦過した標本の**HSV抗原検査**により診断するが，感度は低い．病変の擦過標本で**ウイルス性巨細胞**を証明する方法もある．血清 IgG・IgM 抗体価は初発・再発の判断に用いる．
- 治療　抗ウイルス薬である**アシクロビル**，**バラシクロビル**，または**ファムシクロビル**の経口・経皮・点滴静脈内投与により治療するが，HSVは知覚神経節に潜伏し完全に排除することができないため，再発を繰り返すという特徴がある．頻回に（年６回以上）再発を繰り返す場合や再発時の症状が重い場合は，バラシクロビルの継続投与による再発抑制療法を行う．

5 尖圭コンジローマ

尖圭(せんけい)**コンジローマ**は，**６型**，**11型**などの**ヒトパピローマウイルス**（human papillomavirus：**HPV**）による性感染症であり，外陰部から性器に生じる疣(ゆう)

贅（ぜい）の原因の一つである．疣贅は女性では，外陰部，腟，子宮頸部，肛門周囲や尿道口に好発する．淡紅色～褐色で鶏冠状・乳頭状の重層扁平上皮の腫瘤（**乳頭腫**）を形成する．妊婦の感染では，産道感染により新生児に再発性呼吸器乳頭腫症を引き起こすことがある．

- 診断　臨床症状と視診の所見により診断できることが多いが，診断困難な場合は，核酸増幅法によりHPV-DNAを検出するか，組織診によりHPV感染細胞の特徴的な変化（核の腫大・濃染や，核周囲が抜けて見える**コイロサイトーシス**など）を確認する．
- 予防・治療　HPV4価ワクチンの接種により予防が可能である．治療は，外陰部病変には第一選択として**イミキモド**5％クリームを塗布する．その他の治療法として，外科的切除，冷凍療法，電気焼灼，レーザー蒸散などがある．

6 腟カンジダ症

腟カンジダ症の原因菌は，カンジダ属の**真菌**である**カンジダ・アルビカンス**（*Candida albicans*）や**カンジダ・グラブラータ**（*Candida glabrata*）などである．これらは消化管や皮膚，腟などの常在菌であり，腟カンジダ症は，腟内の常在菌叢のバランスが崩れて原因菌が増殖することで発症する．妊娠中やピル内服中など，エストロゲンの分泌が亢進して腟内pHが低くなると起こりやすい．また，糖尿病，免疫力低下，抗菌薬の内服による**菌交代現象**なども誘因となる．強いかゆみと，**酒粕様**（さけかすよう）**・カッテージチーズ様の帯下**（たいげ）を生じる．外陰部にも発赤や瘙痒感がみられる．

- 診断　腟分泌物の顕微鏡検査で菌体を確認するか，培養法を用いて行う．
- 治療　抗真菌薬（イミダゾールなど）の内服または腟錠によって行い，外陰部にはクリームや軟膏（なんこう）を塗布する．自覚症状の消失と帯下所見の改善を確認する．

7 腟トリコモナス症

腟トリコモナス症は，**トリコモナス原虫**（*Trichomonas vaginalis*）の感染による疾患である．トリコモナス原虫は，腟，子宮頸管，尿道に感染し，**淡黄色，泡沫状の帯下**の増加と強いかゆみを引き起こす．子宮腟部には溢血性（いっけつせい）点状出血を認めることがある．性的接触以外に，浴室・便器・タオルなどを介した感染もみられる．

- 診断　腟分泌物の顕微鏡検査で原虫を確認するか，培養法を用いて行う．
- 治療　経口薬による全身投与が原則であり，抗トリコモナス薬（メトロニダゾール，チニダゾールなど）の腟錠や経口薬を使用する．ピンポン感染を防ぐため，パートナーも同時に治療する．治療後は自覚症状やトリコモナス原虫の消失を確認する．

8 性感染症に関連したセルフケア

1 性感染症の予防

性感染症は性的活動が活発な若年層を中心とした病気であることは明らかである．性感染症の中では性器クラミジア感染症が最も多い（➡p.66 図3-21）．性関係をもち始める時期に先行して，性感染症に関する知識と予防法を教育する必要がある．

性感染症は接触感染であり，予防のためにはコンドームの使用が必須である．正しい使い方を啓発し，同時にコンドームだけでは予防できない性感染症もあることに留意させる．梅毒（精液や腟分泌物に含まれる），性器ヘルペス（精液や腟分泌物，水疱内に含まれる），尖圭コンジローマ（精液や腟分泌物に含まれる），B型肝炎（精液や腟分泌物，血液に含まれる）は，性器周辺の小さな傷口からも感染し，また，毛じらみ（陰毛に寄生する）は陰毛の直接接触で感染する．これらはいずれもコンドームでは防げない．一方，ヒトパピローマウイルス（HPV）が原因である尖圭コンジローマは，子宮頸癌とともにHPVワクチンによる予防が有効であり，子宮頸癌ワクチンの効果などについての情報提供を行うことが重要である．

表7-4は性感染症に罹患した後の支援内容であるが，最も基本的で重要なことは，患者と医療者との間に良好な関係性を築くことである．

2 母子感染の予防

妊娠期間中に性感染症の検査を行うことにより，妊婦の感染がわかると適切な治療と対処が行える．妊娠中にHIV感染が明らかになった妊婦は，妊娠中から抗ウイルス薬の服用を開始し，新生児も生後から６週間服用する．分娩は帝王切開術とし，母乳哺育を避ける．

➡ 妊娠期の感染症については，ナーシング・グラフィカ『母性看護の実践』３章７節参照．

妊婦から胎児に感染する経路は，経胎盤感染や産道感染である．胎芽期に梅毒や性器ヘルペスに感染した場合は，胎児の器官形成に影響する．妊娠中に性器ヘルペスに初感染した妊婦の場合は，産道感染により新生児に重篤な後遺症

表7-4　性感染症罹患者への支援

知識を提供する	性感染症の種類，それぞれの潜伏期間，症状，検査法，治療法について教育する．
パートナーの検査の必要性を伝える	パートナーの治療も必須であるが，患者がパートナーと対等に治療を提案できない場合があり，患者とパートナーの関係性にも関わる必要がある．また，不特定多数の性関係をもつ患者もいるが，偏見をもたず，治癒と予防のための性関係のあり方について考える機会をつくり続ける．
治癒を確認する	丁寧な問診，視診，触診をもとに検査を行い，患者が積極的に治療に臨むようサポートし，途中で放棄しないように支援する．
性感染症の予防に関する指導を行う	再び性感染症にならないための支援をする．それまでの態度を否定せず，新たな性関係を築いていけるようサポートする．性器ヘルペスは，再発する場合があり，再発するたびに治療を繰り返すことになる．そのため，再発時に迷うことなく治療を再開できるよう患者と医療者間の信頼関係を築くことが重要である．

が残るため，帝王切開術を選択する．

クラミジア，尖圭コンジローマは，妊娠中に治療を行い，完治した状態で出産に臨むようサポートする．

|3| 骨盤内炎症性疾患の後遺症

女性は解剖学的に性感染症や細菌による感染リスクが高い．感染しても無症状のことが多く，慢性的な骨盤内炎症性疾患（PID）の原因となりやすい．PIDは治療が遅れると，異所性妊娠や不妊症の原因になるため，早期治療が大切である．

3 女性生殖器の腫瘍

1 子宮筋腫

子宮筋腫（uterine leiomyoma）は，子宮の平滑筋から発生する良性腫瘍である．正確な発生頻度は明らかではないが，全女性の20%以上，小さい筋腫も含めれば50歳までの女性の70～80%に存在するとの報告もある．子宮筋腫はエストロゲン依存性の腫瘍であり，性成熟期には増大し，閉経後には緩徐に縮小がみられる．

子宮筋腫は無症状のことも多いが，過多月経や過長月経などの月経異常や異常子宮出血，貧血，腹部の圧迫感，下腹部痛，腰痛などの原因となる．

発生部位によって，子宮表面より外方に突出する**漿膜下筋腫**，子宮筋層内に発生する**筋層内筋腫**，子宮内膜を圧排したり，子宮内腔側に突出したりする**粘膜下筋腫**に大別される（図7-2）．粘膜下筋腫は小さいものでも**異常子宮出血**（abnormal uterine bleeding：**AUB**）の原因になりやすく，有茎性に発育し，子宮口を越えて腟内に脱出してくる場合もある（**筋腫分娩**）．また，粘膜下筋腫は子宮内腔の変形や着床障害を来し，**不妊症**や**反復する流産**，**不育症***の原因となることがある．巨大な子宮筋腫では，排便障害や，膀胱・尿道の圧迫による頻尿，排尿困難，尿管の圧迫による水腎症，血管の圧迫による血栓症が出現することがある．日常生活に影響を及ぼす症状がある子宮筋腫は，治療の対象となる．

> 用語解説*
> **不育症**
> 妊娠は成立するが，流産や死産を繰り返し生児が得られない状態をいう．連続３回以上の自然流産を繰り返した状態を習慣流産という．不育症の原因には，抗リン脂質抗体症候群，子宮の形態異常，夫婦の染色体構造異常などがある．

|1| 診断

子宮筋腫の診断は，内診，超音波検査で行う．子宮筋から発生する悪性新生物として**子宮肉腫**があり，子宮筋腫と鑑別する必要がある．

子宮筋腫の確定診断は病理学的診断であり，手術的に腫瘍または子宮全体が摘出された場合には診断を確定することができるが，外来診療での病理組織の採取は必ずしも容易ではない．子宮肉腫との鑑別診断を目的として子宮筋層病変針生

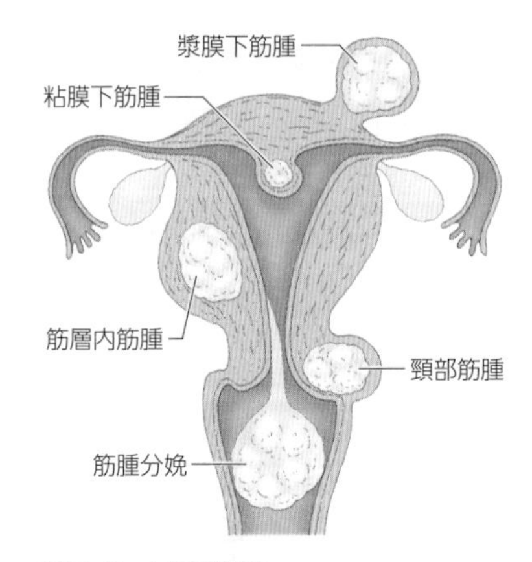

図7-2　子宮筋腫

検が行われる場合があるが，一般に普及しているとは言い難い．

2 治療

無症状の場合は経過観察を行い，過多月経や異常子宮出血，貧血に対する対症的な治療を行う．効果不十分の場合には，さらなる治療が必要である．**ゴナドトロピン放出ホルモン**（gonadotropin releasing hormone：**GnRH**）に類似した作用をするGnRHアナログ製剤を用いた偽閉経療法により，筋腫は縮小して貧血も改善する．しかし，GnRHアナログ製剤には，可逆的ではあるが，低エストロゲン血症による急激なのぼせ（ホットフラッシュ）や骨量減少などの副作用があり，6カ月以上の連続投与が困難である．終了後には月経が再開し筋腫も再増大するため，効果は一時的である．したがって，自然閉経の直前に行うか，貧血改善・手術時間の短縮・手術中の出血量減少などの目的で手術前に限って行うことが多い．最近になり開発された**選択的プロゲステロン受容体修飾薬**（selective progesterone receptor modulator：**SPRM**）は筋腫の縮小効果，子宮出血の止血効果を有し，副作用も少ないと報告されており，海外では使用可能となっている．

現在のところ，妊孕（にんよう）性温存の希望がない，もしくは必要がない場合の根治的な治療は**子宮摘出術**である．開腹（腹式），腟式，腹腔鏡下の手術がある．月経を有する女性で術中，付属器（卵巣・卵管）の外見が正常であれば付属器は切除せず残すのが通例である．ただし，近年になり卵管采から卵巣癌が発生するとの知見があり，将来的には子宮摘出術に際して，卵巣を残して両側卵管を摘出することが標準的治療となる可能性がある．子宮の摘出法は，通常は子宮体部・頸部をすべて摘出する**単純子宮全摘術**が選択され，この術式のほうが子宮頸癌の予防効果があるが，症例により子宮頸部の一部を残して腟上部切断とすることもある．

挙児希望があるなどの理由で子宮摘出術を選択しない場合には，筋腫のみの**筋腫核出術**が，粘膜下子宮筋腫や筋腫分娩の場合には，**子宮鏡下筋腫切除術**が行われる．また，近年では子宮摘出術を希望しない場合や手術リスクが大きい症例（反復手術既往，高度の骨盤内癒着など）を対象に，その代替法として，**子宮動脈塞栓術**（UAE），**MRガイド下集束超音波療法***（MR guided focused ultrasound surgery：MRgFUS），**マイクロ波子宮内膜アブレーション**（MEA）などの治療が試みられている．UAEは妊孕性が温存されることも多いが，妊娠した場合の周産期合併症が多いことが知られている．

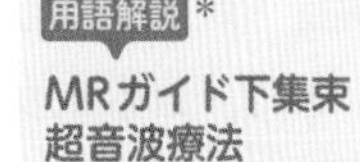

*

MRガイド下集束超音波療法

MRIで子宮筋腫の位置を確認しながら，経皮的に筋腫に集束した超音波を照射し，筋腫を壊死させる治療法．

2 子宮腺筋症

子宮腺筋症（adenomyosis）は，子宮筋層内に子宮内膜および類似の組織を認める疾患で（図7-3），エストロゲン依存性に発育，増殖する．30代後半～40代にピークがある．月経困難症，下腹痛，性交痛，過多月経やこれによる貧血，圧迫症状および不妊などの症状があれば，治療の対象となる．

1 診断

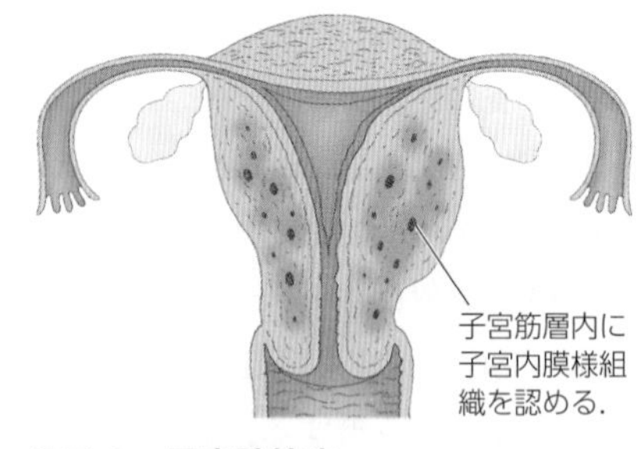

図7-3　子宮腺筋症

内診では硬く腫大した子宮を触れ，画像診断では，超音波検査やMRIで子宮壁内の境界不鮮明な，あるいは限局性の腫瘤として見える．筋層全体が厚くなるびまん型，腫瘤を形成する限局型，およびダグラス窩の子宮内膜症からの浸潤と推定されるタイプに大別する考え方がある．血中CA125が上昇することが多い．

2 治療

子宮腺筋症には，痛みと貧血に対する対症的な治療を行う．同時にGnRHアナログ製剤，黄体ホルモン薬（ジエノゲスト），低用量エストロゲン・プロゲスチン配合薬（LEP），レボノルゲストレル放出子宮内システム（LNG-IUS）などによるホルモン療法が行われる[9]．根治療法としては，子宮摘出術が行われる．妊孕性温存の場合に子宮腺筋症病巣のみを切除する手術療法も行われるが，有効性と，妊娠が成立した場合の安全性は確立していない（子宮破裂のリスクが報告されている）．

3 子宮内膜症

子宮内膜症（endometriosis）は，子宮内膜組織に類似する組織が子宮以外の部位で発育・増殖する疾患である．月経血と共に卵管を逆流して骨盤内に至った子宮内膜が腹膜に生着するという説と，腹膜や卵巣表層細胞が子宮内膜類似の組織へと化生（かせい）変化して生じるとする説がある．

生殖年齢女性の約7～10％に発生し，特に20～30代に好発するため，個人，家庭，女性の社会的活動にとって重大な影響を及ぼす．

主な症状は，**月経困難症**，**慢性骨盤痛***，排便痛，腰痛，**性交痛**などの疼痛と不妊である．また，卵巣表面から子宮内膜症組織が陥入して**卵巣チョコレート嚢胞**を形成する（図7-4）．卵巣チョコレート嚢胞は無症状の場合もあるが，周囲との癒着形成により痛みを生じたり，内容液の漏出（微小破裂）により急性腹症・腹膜炎症状を呈したり，感染により膿瘍を形成したりする場合がある．また，日本人女性においては卵巣チョコレート嚢胞の0.7％に卵巣癌（**明細胞腺癌**，**類内膜腺癌**）が発生するとの報告があり，日本産科婦人科学会による疫学調査が行われている[11]．

不妊となる原因として，骨盤内の癒着による卵管の狭窄・閉塞（時に卵管水腫を形成する）や卵管周囲癒着，卵巣チョコレート嚢胞による卵巣機能の低下，慢性炎症による腹腔内環境の悪化などがあるといわれている．

1 診断

子宮内膜症の診察所見は，子宮可動性の制限，ダグラス窩の硬結と圧痛，卵巣の嚢胞などである．補助診断として，血中CA125の上昇を確認する．疼痛症状のみで腫瘤性病変を伴わない場合には，確定が難しいこともある．確定診

用語解説 *

慢性骨盤痛

月経時以外に発症する骨盤内の疼痛のうち，3カ月以上持続し，かつなんらかの治療を要するものをいう．発症には複数の身体的および精神的要因が関与するため，診断・治療に苦慮することが多い．原因としては，子宮筋腫，子宮腺筋症，子宮内膜症のほかにも，以下のような疾患が挙げられる．①卵巣嚢腫，②内性器および腟の形態異常に伴う月経血流出障害や血腫形成，③骨盤内感染症，④消化器系疾患（便秘，過敏性腸症など），⑤尿路疾患（尿路感染症，結石，間質性膀胱炎など），⑥術後骨盤内癒着，⑦筋膜系の疼痛，⑧ホルモン異常，⑨薬物依存，⑩心因性の疼痛（仮面うつ病，不安障害，身体表現性障害，適応障害など）

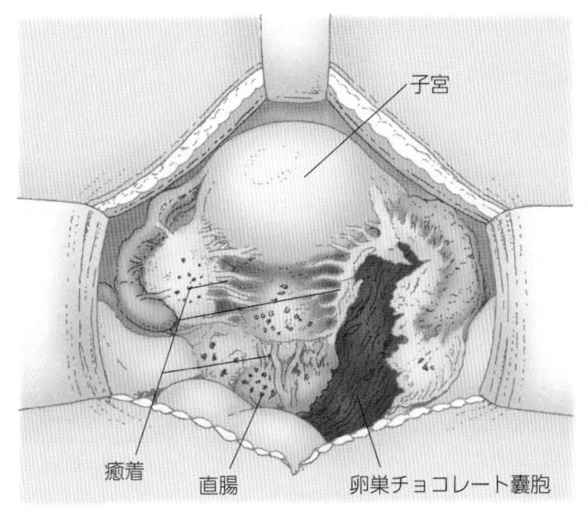

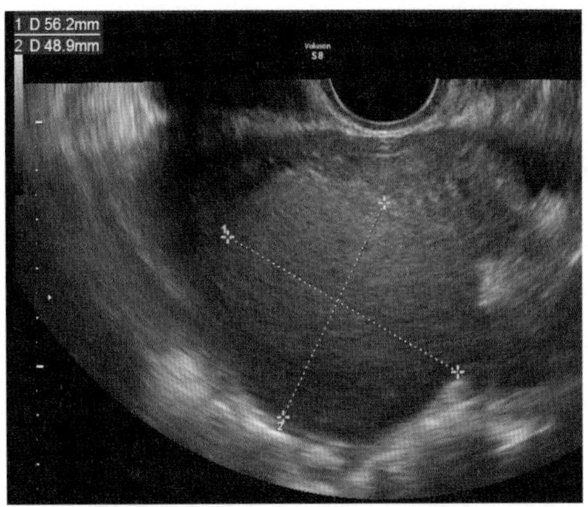

卵巣チョコレート囊胞の超音波像

図7-4　**卵巣チョコレート囊胞**

断は，腹腔鏡などにより病変を直接視認し，組織を採取して行う．

2 治療

子宮内膜症では，まず疼痛に対する非ステロイド性抗炎症薬（NSAIDs）などを用いた治療を行い，同時に低用量エストロゲン・プロゲスチン配合薬（LEP）もしくはプロゲスチンによるホルモン療法を行う．LEPは，2017（平成29）年から最長120日間の連続投与法が可能となっている．GnRHアナログ製剤も有効であるが，長期間の投与ができず，効果は一時的である．ホルモン療法は，プロゲスチンの一部を除いて排卵を抑制するため，直ちに妊娠希望がある場合には使いづらい．

手術治療により腹腔内環境が改善し，外来不妊治療での妊娠率が上がるとの報告がある一方で，卵巣に対する手術操作により，体外受精時に採卵できる卵子の数が減少するとの報告もあり，手術治療の不妊症に対する効果は明らかではない．こうしたことから，不妊治療中の女性で妊娠成立を第一の目標としている場合には，子宮内膜症の治療よりも不妊治療を優先することが推奨されている．しかし，不妊治療経過中に子宮内膜症が増悪し疼痛症状が強まってくる場合もあり，難しい問題である．

手術療法は，確定診断，薬物療法でコントロールできない疼痛の緩和，妊孕性の改善を目的として，子宮内膜症の病巣切除，病巣焼灼術，チョコレート囊胞の摘出術または付属器切除術などが行われる．より根治的には，子宮摘出＋両側付属器摘除術が行われる．

また，前述のように，日本において卵巣チョコレート囊胞を有する女性の0.7％に卵巣癌が発生するとの報告があり，年齢が高く囊胞が大きいほどリスクが高いとされていることから，MRIなどの画像診断や血中CA125の値も参考に，病理学的確定診断および卵巣癌発生リスクを減少させるという観点からチョコレート囊胞に対する手術が行われる場合がある．この場合，通常は病変

plus α

妊娠時の子宮内膜症

妊娠が成立した場合には，一般に妊娠期間中を通じて子宮内膜症の活動性が低下するが，内膜症病変への感染や病変からの腹腔内出血を来す場合があり，注意が必要である．また，産褥期には再燃することも多い．

がある側の付属器切除が行われる．嚢胞のみの摘出では残存した卵巣からの卵巣癌の発生があるとされており，卵巣癌予防効果は明らかではない．

4 子宮頸癌

日本における女性の悪性新生物による死亡の年次推移は図7-5の通りである[12]．2021（令和3）年の最新がん統計によると，がんで死亡した女性は15万9,038人で，そのうち乳癌1万4,803人，卵巣癌5,081人，子宮頸癌2,894人，子宮体癌2,741人となっており，乳癌による死亡者数は子宮癌と卵巣癌の合計を上回っている．

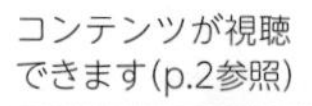
コンテンツが視聴できます(p.2参照)

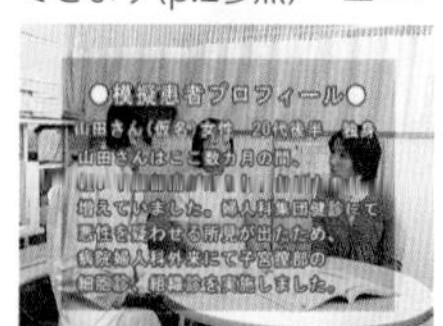
●がんの告知場面〈動画〉

子宮頸癌による死亡は横ばいであり，現在でも年間約2,900人の女性が子宮頸癌で死亡している．早期には自覚症状がなく，腫瘍の進行とともに不正性器出血や性交後出血，帯下の異常，疼痛がみられる．進行癌では膀胱や直腸に浸潤し，リンパ節のほか脳，骨，肺などに転移する．

子宮頸癌は**扁平上皮癌**と**腺癌**に分類され，腺癌が20％と増加傾向にある．40歳未満の罹患が多い．子宮頸癌のリスク因子は，早い初交年齢，多数のセックスパートナー，多い妊娠・出産回数，喫煙，経口避妊薬の使用，クラミジア感染などである．原因の大部分は**ヒトパピローマウイルス**（human papillomavirus：**HPV**）の感染であり，子宮頸癌の95％以上からHPVが検出される．特に**HPV16型**，**18型**など，子宮頸癌に進行しやすいハイリスクHPVが存在する．日本ではハイリスクHPVに対する**予防ワクチン**が2009（平成21）年に承認され，小学6年生から高校1年生までに相当する年齢の女子を対象に，2013（平成25）年度からは定期予防接種となった．しかし，「因果関係は不明ながら持続的な痛みを訴える重篤な副反応」が報告され，厚生労働省が2013年6月に「積極的な接種の勧奨はしない」と発表したこともあり日本の接種率は低かった．2022（令和4）年に接種の有効性が副反応のリスクを上回るとし，勧奨が再開された．

plus α

HPVワクチン

HPVワクチンは2006年6月にアメリカ，9月にEU諸国，その後も世界100カ国以上で認可されている．予防効果はほぼ70％とされ，効果持続は7年以上との報告があるが，近年では20年以上も効果的であるともいわれている．日本のサーバリックス®は16型と18型感染に対する2価ワクチンである．ガーダシル®は6型，11型，16型，および18型に対する4価ワクチン，シルガード9®は9価ワクチンである．

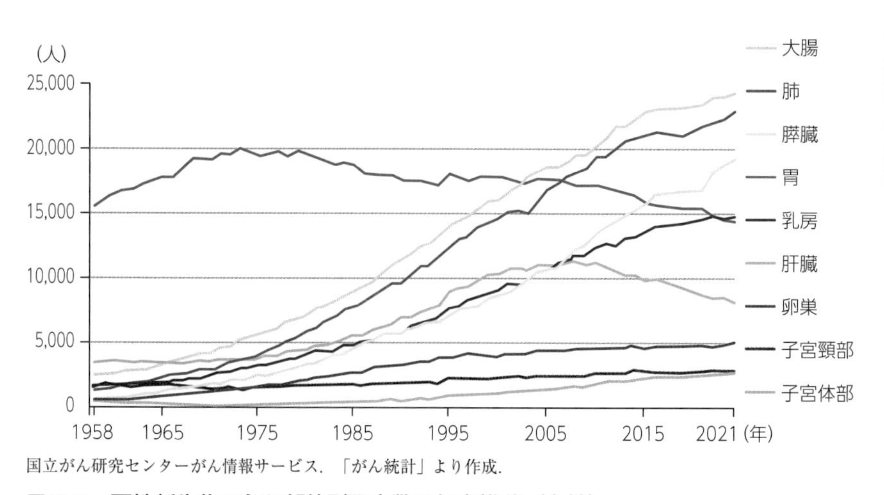

国立がん研究センターがん情報サービス．「がん統計」より作成．

図7-5 悪性新生物の主な部位別死亡数の年次推移（女性）

| 1 | 診断

子宮頸癌の検診は20歳以上を対象として２年に１回の受診が推奨されている．日本における受診率は43.7%（2019年，国立がん研究センター）である．子宮頸癌の好発部位は子宮頸部の**扁平円柱上皮境界**（squamo-columnar junction：**SCJ**）であり，検診は問診，視診に加えて，この部位の表面の細胞をブラシまたはヘラなどでこすり取って採取し，顕微鏡で観察することにより行われる（擦過細胞診）．子宮頸部細胞診は，**ベセスダシステム***という評価法により判定される．HPV感染細胞の疑いがあると「**意義不明な異型扁平上皮細胞**」（**ASC-US**）と判定される．細胞診の異常が指摘された場合にはHPV検査やコルポスコピー*が行われる．白色上皮，モザイク，異型血管などの異常な所見があれば生検（狙い組織診）し，採取された組織は顕微鏡下で観察される．組織採取後の出血は通常は自然に止血するが，圧迫や止血処置が必要となる場合もある．

組織診の結果，中等度異型上皮（CIN2）が長期間持続する場合や，高度異型上皮以上（CIN3）の病変が見つかった場合には，**子宮頸部円錐切除術**，または，その低侵襲な代替法としてループ状の電気メスによる切除（loop electrosurgical excision procedure：LEEP）やレーザー蒸散が行われる．これらの手術では原則として妊孕性は温存されるが，子宮頸管粘液の減少などから不妊症となる恐れがあり，妊娠後は頸管の短縮に起因する流産・早産のリスクがある．

癌細胞が基底膜を越えて浸潤した子宮頸癌に対しては，癌の大きさや進展度合い，転移の有無を診断する．腟や子宮傍組織への進展を知るには理学所見（視診，触診，内診，直腸診），コルポスコピー，膀胱鏡，直腸鏡，画像所見（胸部X線検査，排泄性尿路造影，超音波診断法，CT，MRI，PET*，PET/CT），病理学的所見（摘出標本・生検標本の所見）を用い，総合的に最終判断する（**表7-5**，**図7-6**）．

MRI（磁気共鳴画像装置検査）は癌の大きさや局所の浸潤がよくわかり，CT（コンピューター断層撮影）は遠隔転移・リンパ節転移の診断に必須である．近年では静脈内に注入したFDG（ブドウ糖に似た検査物質）の病変や転移巣への取り込みを調べるPET検査，PET/CT検査も用いられる．また，血中のSCC，CA125，CEAなどの値が上昇していることがあり，参考とされる（**腫瘍マーカー**）．

| 2 | 治療

進行期，患者の状態（Performance Status：PS）や合併症に従って手術治療・化学療法（抗がん剤治療）・放射線療法が行われる．日本産科婦人科学会の統計によれば，2013年に治療を開始した子宮頸癌症例の５年生存率はⅠ期93%，Ⅱ期76%，Ⅲ期59%，Ⅳ期31%である．

子宮頸癌は子宮傍組織に沿い骨盤壁に向かって進展する．ⅠB期からⅡ期の子宮頸癌に対し，子宮と子宮傍組織・腟壁・腟傍組織を併せて広範囲に摘出す

用語解説*
ベセスダシステム
1988年にアメリカのメリーランド州ベセスダにあるアメリカ国立研究所（NCI）が中心となってまとめた子宮頸部細胞診の報告様式のこと．2001年に「ベセスダ2001」が発表され，国際的に広く使用されている．日本では日本産婦人科医会がベセスダ2001準拠子宮頸部細胞診報告様式として「医会分類2008」を発表し，現在使用されている．

用語解説*
コルポスコピー
3%酢酸液を子宮頸部に塗布し，コルポスコープ（拡大鏡）で観察する方法．

plus α
CIN
子宮頸部上皮内腫瘍（cervical intraepithelial neoplasia：CIN）はその病変の程度によって，3段階に分けられる．CIN1は軽度異形成，CIN2は中等度異形成，CIN3は高度異形成～上皮内癌に相当する．

用語解説*
PET検査
陽電子を放出する放射線同位体を含む薬剤を静脈内に投与し，その体内分布を画像化して診断する．現在ではFDG（ブドウ糖に似た物質）を使用し，糖は癌病巣に取り込まれるため，病巣の把握に用いられる．

表7-5　子宮頸癌進行期分類（日産婦 2020，FIGO2018）

Ⅰ期：癌が子宮頸部に限局するもの（体部浸潤の有無は考慮しない）
　ⅠA期：病理学的にのみ診断できる浸潤癌のうち，間質浸潤が5mm以下のもの
　　浸潤がみられる部位の表層上皮の基底膜より計測して5mm以下のものとする．脈管（静脈またはリンパ管）侵襲があっても進行期は変更しない．
　ⅠA1期：間質浸潤の深さが3mm以下のもの
　ⅠA2期：間質浸潤の深さが3mmをこえるが，5mm以下のもの
　ⅠB期：子宮頸部に限局する浸潤癌のうち，浸潤の深さが5mmをこえるもの（ⅠA期をこえるもの）
　ⅠB1期：腫瘍最大径が2cm以下のもの
　ⅠB2期：腫瘍最大径が2cmをこえるが，4cm以下のもの
　ⅠB3期：腫瘍最大径が4cmをこえるもの
Ⅱ期：癌が子宮頸部をこえて広がっているが，腟壁下1/3または骨盤壁には達していないもの
　ⅡA期：腟壁浸潤が腟壁上2/3に限局していて，子宮傍組織浸潤は認められないもの
　ⅡA1期：腫瘍最大径が4cm以下のもの
　ⅡA2期：腫瘍最大径が4cmをこえるもの
　ⅡB期：子宮傍組織浸潤が認められるが，骨盤壁までは達しないもの
Ⅲ期：癌浸潤が腟壁下1/3まで達するもの，ならびに／あるいは骨盤壁にまで達するもの，ならびに／あるいは水腎症や無機能腎の原因となっているもの，ならびに／あるいは骨盤リンパ節ならびに／あるいは傍大動脈リンパ節に転移が認められるもの
　ⅢA期：癌は腟壁下1/3に達するが，骨盤壁までは達していないもの
　ⅢB期：子宮傍組織浸潤が骨盤壁にまで達しているもの，ならびに／あるいは明らかな水腎症や無機能腎が認められるもの（癌浸潤以外の原因による場合を除く）
　ⅢC期：骨盤リンパ節ならびに／あるいは傍大動脈リンパ節に転移が認められるもの（rやpの注釈をつける）
　ⅢC1期：骨盤リンパ節にのみ転移が認められるもの
　ⅢC2期：傍大動脈リンパ節に転移が認められるもの
Ⅳ期：癌が膀胱粘膜または直腸粘膜に浸潤するか，小骨盤腔をこえて広がるもの
　ⅣA期：膀胱粘膜または直腸粘膜への浸潤があるもの
　ⅣB期：小骨盤腔をこえて広がるもの

日本産科婦人科学会・日本病理学会・日本医学放射線学会・日本放射線腫瘍学会編．子宮頸癌取扱い規約：臨床編．第4版，金原出版，2020，p.4-5．より一部改変．

る術式（**広汎子宮全摘出術***）が施行され，領域リンパ節を含めて切除される．卵巣の温存は可能であり，骨盤照射野外に移動固定される．広汎子宮全摘出術では膀胱へ向かう神経の損傷に伴う術後排尿障害，便秘，下肢の浮腫などの合併症が起こり得る．浸潤癌での妊孕性の温存は困難であるが，子宮体部を残す広汎子宮頸部摘出術などの試みがある（図7-7）．

用語解説*
広汎子宮全摘出術
子宮傍組織から基靱帯を広範囲に摘出する術式．腟の一部や骨盤の所属リンパ節を含めて切除される．

子宮頸癌には放射線治療が有効であり，根治的な効果も期待できる．ⅠB期～ⅡA期で腫瘍径4cm以下の扁平上皮癌の場合，根治的手術を行わずに治癒を目的として行う放射線治療の治療成績は手術と同等である．外部照射と，子宮内や腟内に密封小線源を留置する腔内照射が併用される．手術で摘出された標本の病理組織学的所見から再発高リスク群と判断された場合（大きな頸部腫瘤，深い頸部間質浸潤，脈管侵襲など）には，術後補助療法としての放射線療法が行われる．

放射線治療の副作用には悪心，食欲不振，倦怠感などの宿酔症状，骨髄抑制による白血球減少や貧血，皮膚・膀胱・腸管などの炎症，卵巣機能の低下などがある．放射線膀胱炎・直腸炎は出血，穿孔，腟との瘻孔形成などを来し，重篤な障害となり得る．下半身の**リンパ浮腫**はリンパ節郭清や放射線療法によりリンパ管が損傷しリンパ液の流れが悪くなって生じる．歩行困難や外陰部の浮腫，蜂窩織炎（ほうかしきえん）などが生じ，日常生活を障害することもある．スキンケア，マッ

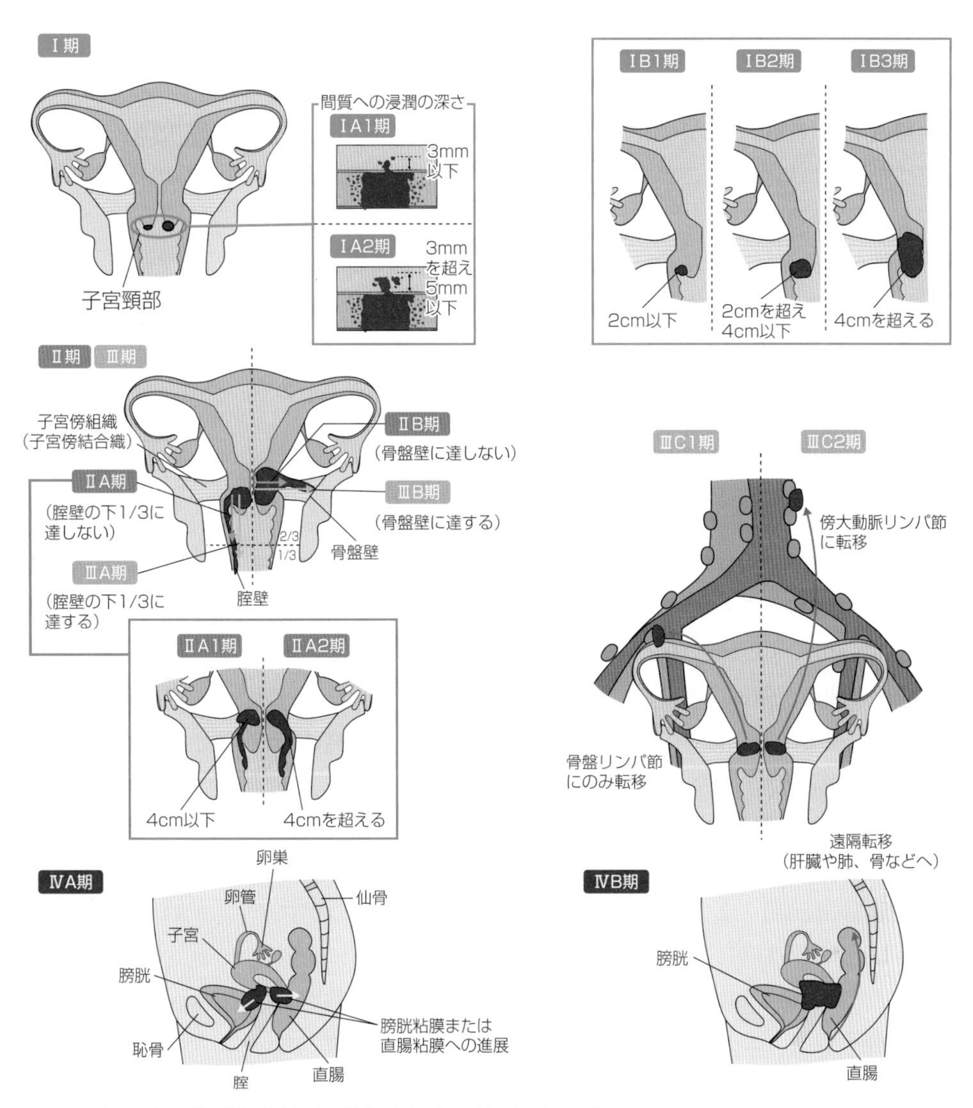

図7-6　子宮頸癌進行期分類（日産婦 2020，FIGO 2018）

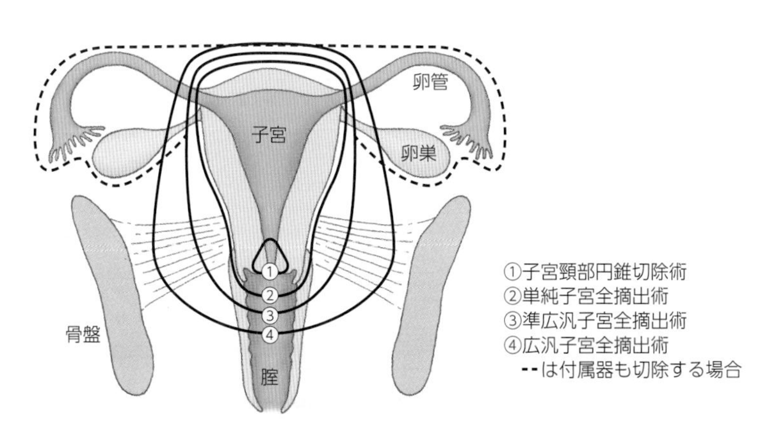

図7-7　子宮頸癌手術の切除範囲

サージ（リンパドレナージ），圧迫療法（弾性包帯，弾性ストッキングなど），運動療法（ウオーキングや水泳など）の理学療法が行われる．

同時化学放射線療法*（concurrent chemoradiotherapy：CCRT）は化学療法と放射線療法を同時に施行することで治療効果を高める治療法である．根治的治療としても，術後補助療法としても行われる．これに対して，単独の化学療法は，遠隔転移がある進行症例や放射線照射範囲内に再発した患者を対象としている．シスプラチン＋パクリタキセル＋分子標的薬（ベバシズマブ）併用療法などがある．術後補助療法としては，単独の化学療法の有用性は確立していない．また，単独の化学療法を手術や放射線治療よりも先に行うことの有効性は明らかではない．

5 子宮体癌（子宮内膜癌）

子宮体癌は子宮内膜から発生する悪性新生物であり，病理学的には類内膜腺癌が80～90%，漿液性腺癌が5～10%，明細胞腺癌が5%程度である．類内膜腺癌はGrade1（高分化）～3（低分化）に分類される．

肥満や生活習慣との関連が強いことから，子宮体癌は子宮頸癌と異なり欧米などの先進国に多い疾患であり，日本でも現在では子宮頸癌よりも子宮体癌のほうが罹患数が多い（図7-8）．また，以前は50歳以上での発生が大半であったが，閉経前の比較的若年で発生数が増加している．

子宮体癌は，ホルモン依存性のⅠ型と非依存性のⅡ型に分類される．Ⅰ型に属するのは類内膜腺癌Grade1～2である．排卵の異常などによりプロゲステロンの分泌が減少し，エストロゲンが過剰な状態で発生しやすくなる．子宮体癌のリスク因子には，閉経後，初婚・初妊年齢が高い，妊娠・出産回数が少ない，30歳以降の月経不規則，エストロゲン服用歴，飲酒，動物性脂肪の多い食事，肥満，糖尿病，高血圧などがある．また，乳癌の治療薬であるタモキシフェン*の服用や，**リンチ症候群***などもリスク因子となる．

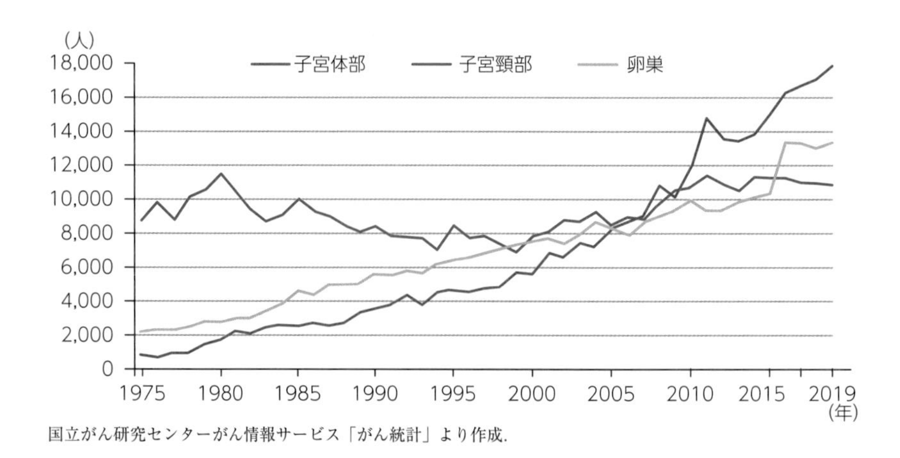

国立がん研究センターがん情報サービス「がん統計」より作成．

図7-8 婦人科がんの罹患数の年次推移

用語解説*
同時化学放射線療法
シスプラチンなどの抗がん薬による化学療法と放射線療法を同時に施行することで治療効果を高める治療法．

用語解説*
タモキシフェン
乳癌の薬物治療に用いられるタモキシフェンを5年間内服することにより，閉経後の女性は子宮体癌になる危険性が2～3倍に増えるが，乳癌再発防止の利益のほうが大きいとされている．

用語解説*
リンチ症候群
子宮体癌が好発する家族性腫瘍としてリンチ症候群が知られている．生殖細胞系列でのDNAミスマッチ修復遺伝子の変異が原因である．本人および近親者に大腸癌・子宮体癌の発症リスクが高く，さらに卵巣癌，胃癌，胆道癌，腎盂・尿管癌，小腸癌，脳腫瘍などが発生しやすい．同一女性に複数の癌が発生することもある（重複癌）．常染色体優性遺伝を示す．リンチ症候群は子宮体癌の約3%を占める．

子宮体癌の90％以上は異常子宮出血を症状としており，血液や膿の混じった帯下の増加，**シンプソン徴候***がみられることもある．特に閉経後では，不正出血があり，5mm以上の内膜肥厚が認められた場合には，子宮内膜増殖症あるいは子宮体癌の存在を疑う必要がある．

用語解説*
シンプソン徴候
子宮内容物の排出とともに陣痛様の下腹部痛が起こる．子宮体癌の進行例でみられることがある．

|1| 診断

日本における子宮体癌検査（細胞診および組織診）は，最近6カ月以内に不正性器出血，過多月経や不規則月経などの月経異常，褐色帯下のいずれかの症状がみられた女性を対象に行われている．細胞診は子宮口から細い棒状の検査器具を子宮内腔に挿入し，擦過または吸引により細胞を採取する．組織診ではキュレットなどの器具を挿入し，掻爬により組織を採取する．組織診は，細胞診で異常が見つかったときだけでなく，症状や内診・超音波所見から子宮体癌を疑う場合には最初から施行される．

子宮内膜の採取は，子宮口が狭窄・閉鎖している場合には困難であることも多く，検査に際して疼痛，感染，出血，子宮穿孔などのリスクも存在する．無症状で，超音波上，子宮内膜の肥厚も認められない場合には，スクリーニングとして全例に行うことは勧められていない．

子宮体癌の前癌病変として**子宮内膜異型増殖症**がある．子宮内膜異型増殖症と診断された場合は，麻酔下での子宮内膜全面掻爬によって組織を採取し，診断を確定することがある．子宮鏡を用いて子宮内膜の観察や組織の採取も行われる．診断確定後は原則として子宮全摘出術を行うが，妊孕性温存希望の場合はホルモン治療が行われることがある．

子宮体癌の広がりは，通常の婦人科外来における内診・超音波検査に加えて，造影CTや造影MRI検査の結果を参考として判断される．CTは遠隔転移やリンパ節転移の検索に，MRIは子宮筋層への浸潤の深さや子宮頸部間質への浸潤を判断するために有用である．また，血清腫瘍マーカーとしてCA125やCA19-9が測定される．

子宮頸癌と比べると，子宮体癌では術前に進行期を正確に判定することが難しく，手術例では**進行期分類**により進行期を決定して以後の治療を行う（表7-6）．手術がなされなかった場合は，画像診断により推定する．

2013年に治療を開始した症例の5年生存率は，Ⅰ期94％，Ⅱ期89％，Ⅲ期74％，Ⅳ期26％である．

|2| 治療

挙児希望があり，子宮温存を希望している女性では**黄体ホルモン治療***が考慮されるが，対象は子宮内膜異型増殖症から分化度の高い初期の子宮体癌（類内膜腺癌Grade1のⅠA期）までであり，確実な臨床・病理診断に基づいて決定される必要がある．

用語解説*
黄体ホルモン治療
強力な子宮内膜増殖抑制効果をもつメドロキシプロゲステロン酢酸エステル（medroxy-progesterone acetate：MPA）の内服薬を用いる．副作用として血栓症，肝機能障害に注意を要する．

子宮体癌は放射線感受性が低く，標準的な抗がん薬治療も確立していないことから，手術治療が基本である．子宮頸癌と異なり，子宮外に進展している

表7-6　子宮体癌進行期分類（日産婦 2011，FIGO 2008）

Ⅰ期：癌が子宮体部に限局
　ⅠA：癌が子宮筋層1/2未満
　ⅠB：癌が子宮筋層1/2以上
Ⅱ期：癌が頸部間質に浸潤するが，子宮をこえない*
Ⅲ期：癌が子宮外に広がるが，小骨盤腔をこえない，または領域リンパ節へ広がる
　ⅢA：子宮漿膜ならびに／あるいは付属器を侵す
　ⅢB：腟ならびに／あるいは子宮傍組織へ広がる
　ⅢC：骨盤リンパ節ならびに／あるいは傍大動脈リンパ節転移
　　ⅢC1：骨盤リンパ節転移陽性
　　ⅢC2：骨盤リンパ節への転移の有無にかかわらず傍大動脈リンパ節転移陽性
Ⅳ期：癌が小骨盤腔をこえているか，明らかに膀胱ならびに／あるいは腸粘膜を侵す，ならびに／あるいは遠隔転移
　ⅣA：膀胱ならびに／あるいは腸粘膜浸潤
　ⅣB：腹腔内ならびに／あるいは鼠径リンパ節を含む遠隔転移

＊頸管腺浸潤のみはⅡ期ではなくⅠ期とする．

日本産科婦人科学会・日本病理学会編．子宮体癌取扱い規約：病理編．第５版，金原出版，2022，p.16-17．一部改変．

（進行期Ⅱ期以上）場合であっても手術治療が行われる．エストロゲン依存性の腫瘍であることから，子宮，付属器（卵巣・卵管）を摘出するのが標準的手術であるが，若年の早期の症例では卵巣を温存する場合もある．進行期を決めるため，大網生検，腹腔洗浄細胞診，リンパ節の検索を行う．日本では，再発リスクの高い症例に対して，骨盤リンパ節および**傍大動脈リンパ節の郭清**が行われている．リンパ節の生検や郭清には診断的意義があるが，治療的な意義については議論がある．子宮体癌に対する子宮摘出法は，Ⅰ期では単純子宮全摘出術であることが多く，現在は腹腔鏡下手術が保険適用となっている．

Ⅳ期や高齢，合併症などの理由により手術ができない場合，および再発の場合は，化学療法や根治的放射線療法が行われる．また，再発の中リスク群や高リスク群を対象として，術後に放射線療法として全骨盤照射や全身化学療法としてアドリアマイシン，タキサン製剤，プラチナ製剤などを用いる場合がある．術後のホルモン療法の有用性は明らかではない．また，術後の卵巣機能欠落症状に対するホルモン補充療法は禁忌ではない．

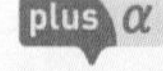

子宮体癌の再発リスク分類

低リスク群：体部筋層浸潤1/2未満
中リスク群：体部筋層浸潤1/2以上，脈管侵襲など
高リスク群：低分化型や特殊組織型，頸部間質浸潤，子宮外進展，リンパ節転移陽性など

6 子宮肉腫

子宮体部に発生する悪性新生物として，上皮性悪性腫瘍である子宮内膜癌のほかに間質性悪性腫瘍である**子宮肉腫**がある．子宮体部悪性腫瘍のうち肉腫は約５～８%の頻度で，比較的まれではあるが，化学療法の効果が低く，子宮外に進展した場合の予後は不良である．子宮肉腫には癌肉腫，平滑筋肉腫，子宮内膜間質肉腫，腺肉腫がある．癌肉腫の50%生存期間は28カ月，平滑筋肉腫では31カ月とされる．

1 診断

子宮平滑筋腫（子宮筋腫）と子宮平滑筋肉腫は，病理学的に細胞異型，核分裂，凝固壊死などの所見で鑑別されるが，悪性とも良性とも断定できない場合（悪性度不明な平滑筋腫瘍）もある．子宮筋腫と子宮平滑筋肉腫との鑑別診断

が，画像的にも困難なことがある．急速に増大し，腫瘍内に出血壊死を認め，LDHの上昇を伴うなどの所見があれば，子宮肉腫を疑う．造影MRI検査は筋腫と肉腫との鑑別に有用であるが，確定診断ではない．

|2| 治療

子宮肉腫に対する標準的治療は，腹式単純子宮全摘出術＋両側付属器切除術で，進行例ではできる限り腫瘍を減量する．放射線治療は有効ではない．化学療法が試みられているが，有効性は確立していない．

7 卵巣癌

卵巣の腫瘍は**上皮性腫瘍**，**性索間質性腫瘍**，**胚細胞性腫瘍**に分けられる．**卵巣癌**の90％以上は上皮性であり，10～20代の若年者を中心に発症する胚細胞性腫瘍が4％程度みられる．

上皮性卵巣癌は卵巣の表面を覆う胚上皮から発生するといわれていたが，近年になり卵管采遠位端の卵管上皮から発生するという説が有力となり，卵管の切除による卵巣癌の予防効果があるかどうか検討されている．また，日本では子宮内膜症性嚢胞（卵巣チョコレート嚢胞）の0.7％が卵巣癌（明細胞腺癌・類内膜腺癌）に悪性転化すると報告されている．卵巣癌の一部は遺伝性腫瘍であることがわかってきた．卵巣癌のリスク因子には人種，家族歴のほか，未産（出産未経験），早い初経と遅い閉経，不妊などがある．

plus α

胚細胞性腫瘍の治療

若年者に好発し，妊孕性温存の希望があることが多く，進行例においても患側卵巣のみを切除して化学療法（BEP療法：ブレオマイシン，エトポシド，シスプラチンの併用）などを行うことがある．

|1| 症状，診断

卵巣癌は初期には無症状であることが多く，腹部膨満感，下腹痛，腹水貯留などの訴えで発見されたときにはすでに進行し，腹腔内に播種（はしゅ）していることが多い．35～50％がⅢ期以上の進行癌で発見される（表7-7）．少数ながら，腫瘍の破裂や茎捻転による急性腹症で発見される場合や，検診，ほかの疾患の精査時の超音波検査，腫瘍マーカー上昇で発見される場合もある．腫瘍マーカーは，上皮性卵巣癌では**CA125**，**CA19-9**が，胚細胞性腫瘍では**AFP**が，腸管のがんからの転移では**CEA**が上昇しやすい．

|2| 治療

卵巣癌の５年生存率は，Ⅰ期で約90％，Ⅱ期で約70％，Ⅲ・Ⅳ期では約30％である．

初回治療は手術療法が原則である．挙児希望の場合に片側の付属器切除術＋大網切除術，腹腔内生検のみを行うことがあるが，悪性度が低い早期（ⅠA期）のがんに限られる．標準的には両側の付属器（卵巣・卵管）と子宮，大網を切除し，腹膜やリンパ節の生検や腹腔洗浄細胞診で浸潤・転移・播種の有無を確認する．加えてリンパ節の郭清や腸管・腹膜などの合併切除が必要となることがある．早期癌を除いて初回手術のみでの根治は困難であり，生検と進行期の確認にとどまる試験開腹術（exploratory laparotomy）や可能な限りの腫瘍減量術（debulking surgery）のみを行うことも多い．卵巣癌の周術期に

表7-7　卵巣腫瘍・卵管癌・腹膜癌手術進行期分類（日産婦 2014，FIGO2014）

Ⅰ期：がんが卵巣あるいは卵管にとどまる
　ⅠA：がんが片側の卵巣あるいは卵管にとどまり，被膜にない
　　　がん細胞が腹水中または洗浄液中にない
　ⅠB：がんが両側の卵巣あるいは卵管にとどまり，被膜にない
　　　がん細胞が腹水中または洗浄液中にない
　ⅠC：がんが一側または両側の卵巣あるいは卵管に限局するが，以下のいずれかが認められる
　　ⅠC1：手術中の被膜破綻
　　ⅠC2：手術前からの自然被膜破綻，あるいはがんが被膜表面にある
　　ⅠC3：がん細胞が腹水中または腹腔洗浄液中にある
Ⅱ期：骨盤内への進展，あるいは原発性腹膜癌
　ⅡA：子宮ならびに／あるいは卵管ならびに／あるいは卵巣への進展
　ⅡB：他の骨盤内臓器への進展
Ⅲ期：骨盤外の腹膜播種または後腹膜リンパ節転移
　ⅢA1：後腹膜リンパ節転移のみ
　　ⅢA1(ⅰ)：1cm以下
　　ⅢA1(ⅱ)：1cm超
　ⅢA2：顕微鏡レベルでの腹腔内播種
　ⅢB：腹腔内への腫瘍の播種を認めるがその最大径は2cm以下
　ⅢC：2cm超の腫瘍の腹腔内進展，肝臓・脾臓の被膜への進展
Ⅳ期：腹膜播種を除く遠隔転移
　ⅣA：胸水中にがん細胞を認める
　ⅣB：肝臓，脾臓実質ならびに腹腔外臓器への転移，鼠径リンパ節・腹腔外リンパ節への転移

日本産科婦人科学会・日本病理学会編．卵巣腫瘍・卵管癌・腹膜癌取扱い規約：臨床編．金原出版，2015，p.4．より一部改変．

は静脈血栓塞栓症が特に多く，注意を要する．アメリカ臨床腫瘍学会では，麻酔時間２時間以上，臥床４日間以上，進行癌，60歳以上などの高リスク因子がある場合には，４週間の抗凝固療法を勧めている．

多くの場合，術後に化学療法が必要となる．卵巣癌の種類と進行期，残存腫瘍により，術後化学療法の必要性や抗がん薬の種類などが決まる．上皮性卵巣癌の術後化学療法は，TC療法*を行う．dose-dense TC療法*やシスプラチンの腹腔内投与法も試みられている．また，ベバシズマブなどの分子標的治療が併用される場合もある．

化学療法の副作用・有害事象として，抗がん薬に対する過敏性反応，悪心・嘔吐，脱毛，下痢・便秘，末梢神経障害*，骨髄抑制*・発熱性好中球減少症などが挙げられる．これらの化学療法中の副作用・有害事象には，それぞれガイドラインに従った対応がなされる．高度の副作用が発現した場合には，次回の抗がん薬の減量や薬剤変更，延期または中止などの対応策がとられる．

8　その他の婦人科系腫瘍

1　絨毛性疾患

絨毛性疾患とは，胎盤栄養膜細胞（トロホブラスト）の異常増殖を来す疾患である．**胞状奇胎**，**侵入胞状奇胎**，**絨毛癌**，胎盤部トロホブラスト腫瘍，類上皮性トロホブラスト腫瘍，**存続絨毛症**に分類される．化学療法や病巣の摘出を要するものがある．存続絨毛症にはメトトレキサート，あるいはアクチノマイシンDの単剤療法が，絨毛癌にはメトトレキサート，アクチノマイシンD，エ

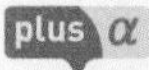

下肢静脈血栓症の診断

下肢超音波断層検査，造影CT，D-ダイマー測定などが有用である．

用語解説*
TC療法

タキサン製剤（パクリタキセルなど）とプラチナ製剤（カルボプラチンなど）を組み合わせて用いる治療法，ごく初期を除き，3～4週間隔で，3～6コース行う．

用語解説*
dose-dense TC療法

パクリタキセルを毎週，カルボプラチンを3週に1回の投与を6コース以上行う治療方法．

用語解説*
末梢神経障害

手指や足趾のしびれ感，痛み，感覚鈍麻など．

用語解説*
骨髄抑制

白血球の減少に伴う感染症，赤血球の減少に伴う貧血，血小板の減少に伴う出血傾向などが生じ，輸血が必要になる場合もある．

plus α
緩和ケア

すべてのがん領域で共通に行われる医療であるが，特に卵巣癌においては，がん性腹膜炎からの腹水貯留や腸閉塞を来すことも多く，緩和目的の手術や薬剤治療がしばしば重要となる．一方で，終末期まで卵巣癌に対する積極的治療を続けることにより在院期間が延長し，苦痛も長引くとの指摘がある．多職種からなる緩和ケアチームの整備や地域連携の強化が重要な課題である．

トポシドを含む多剤併用療法が行われる．

2 外陰癌

外陰癌は，全女性性器がんの4％を占める．組織型は扁平上皮癌90％，悪性黒色腫5％，ほかにバルトリン腺癌などがある．HPV16型，18型が関与するといわれている．治療は手術療法が原則であり，鼠径リンパ節転移例には骨盤放射線照射も行われる．

9 乳 癌

乳癌は日本女性のがん罹患率の第1位で，9人に1人が生涯に乳癌になるといわれ，年間約9.7万人が罹患し，約1.4万人が死亡している（➡p.184 図7-5参照）．

乳癌の自覚症状は，乳房のしこりや痛み，乳頭からの分泌液（時には血性）などである．乳癌は一般に弾性があり，硬く，境目がはっきりしないしこりとして触れ，月経周期に関係しない．皮膚のくぼみや発赤・浮腫（橙皮状皮膚）を示すこともある．症状がある場合は直ちに乳癌の検査を受けるべきである．乳癌にかかる危険性は40代から大きくなるため，特に症状がない場合でも，40歳以上の女性では2年に1回**マンモグラフィー検診**を受けることが推奨されている．また，40歳未満では乳腺が高濃度（dense breast）であるため，超音波検診または超音波・マンモグラフィー併用検診が勧められている．欧米の乳癌検診受診率が70～80％であるのに対し，日本の受診率は30％前後にとどまっている．

乳癌のリスクは，飲酒，喫煙などの生活習慣によって高まり，閉経後の肥満や糖尿病はハイリスクである．生活歴や既往歴として，出産歴なし，または初産が35歳以上，授乳経験なし，早い初経，遅い閉経，子宮体癌・卵巣癌の既往，乳腺症，エストロゲン薬の使用などがリスク因子である．閉経後，5年以上のホルモン補充療法により浸潤性乳癌リスクは1.26倍となることが知られている．ただし，背景因子を調整すればこれほどのリスク上昇はないとの意見もある．60歳以上でホルモン補充療法を行う場合には，十分な説明と同意のもとに行う必要がある．

また，子宮体癌・卵巣癌の家族歴はリスク因子となる．

1 診断

乳癌が疑われた場合は，乳腺症や線維腺腫との鑑別が必要であり，細胞診（穿刺吸引細胞診，捺印（なついん）細胞診など），組織診（外科的生検または針生検）で確定診断し，さらにがんの広がりを調べる．乳房に病変がある場合のMRI検査は方針決定に有用である．乳管・小葉の周囲まで広がっている場合は浸潤癌であり，乳癌の80％が浸潤癌で見つかる．また，ホルモン受容体や**HER2受容体***をもっているか，細胞増殖能の指標となるKi67の測定など，がんの性質を調べることは治療方針の決定に役立つ．乳癌の70～80％がホルモン受容体陽

用語解説*
HER2受容体
ヒト上皮成長因子受容体2型は腫瘍表面に存在する，がん細胞の増殖に関わるタンパク．

性であり，15～25%にHER2受容体の過剰発現を認める．乳癌の治療方針は，組織型と病期（腋窩リンパ節転移の有無を含む）に加えて，閉経の有無，ホルモン受容体やHER2受容体が陽性であるかどうか，また，患者の希望や意向によって異なってくる．

2 治療

標準手術としては，乳房を部分的に切除する**乳房温存手術**，または大胸筋と小胸筋を残してすべての乳房を切除する**乳房切除術**が行われ，乳房温存手術が60%を占めている．手術中のセンチネルリンパ節生検で転移がある場合は腋窩リンパ節郭清が行われる．

術後には，リンパ液が貯留して腕が腫れる**リンパ浮腫**が問題となる．清潔，保湿といったスキンケアを行い，けがや虫さされに注意し，**蜂窩織炎**を予防する．患側の腕のリハビリテーションは必要であるが，負担をかけるような衣服や運動は避け，強いマッサージは行わない．弾性着衣や弾性包帯による圧迫療法を行うことがある．また，**乳房切除後疼痛症候群***に対する治療も重要である．

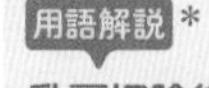

*

乳房切除後疼痛症候群

乳房切除後に違和感，しびれ，痛みが持続することがある．

乳癌の術後には必要に応じて放射線療法，内分泌療法，化学療法が行われる．内分泌療法としての卵巣摘出は現在では行われなくなり，**選択的エストロゲン受容体モジュレーター**（selective estrogen receptor modulator：**SERM**）である**タモキシフェン**など，抗エストロゲン薬の内服が5～10年間行われる．また，閉経前では**GnRHアゴニスト**，閉経後では**アロマターゼ阻害薬**が併用される．治療により卵巣機能が欠落し低エストロゲン状態となると，ホットフラッシュや腟・外陰部の乾燥・瘙痒感，性機能障害，不正性器出血，体重増加，脂質異常，骨量減少，気分の落ち込みなどさまざまな有害事象が現れるため，ケアが必要である．対症療法としてライフスタイルの改善，認知行動療法，漢方療法や大豆イソフラボンの摂取などが勧められる．

抗がん薬ではアンスラサイクリン，タキサンなどが用いられる．HER2が陽性の乳癌には，分子標的治療としてトラスツズマブが併用される．乳癌に対する治療により卵巣機能が低下するため，挙児を希望する女性においては卵子を採取し，パートナーがいる女性では受精後の胚を，パートナーがいなければ未受精卵を凍結保存することが推奨されている．

10 がん生殖医療

がん生殖医療（oncofertility）とは，2006年に米国で提唱された腫瘍学（oncology）と生殖医療（fertility treatment）を組み合わせた領域を表す概念で，がんサバイバーの妊孕性に関するQOLの維持を目的とした治療や支援をいう．

アメリカ臨床腫瘍学会・アメリカ生殖医学会は，がん患者を対象とした**妊孕性温存療法**に関する臨床診療ガイドラインを発表している．日本産科婦人科学会・日本産婦人科医会の『産婦人科診療ガイドライン：婦人科外来編2023』

遺伝性乳癌卵巣癌（HBOC）

家系内に腫瘍例が多数発生している場合，その腫瘍性疾患を家族性腫瘍という．原因遺伝子が同定されている場合は遺伝性腫瘍という． 遺伝性乳癌卵巣癌（hereditary breast and ovarian cancer：HBOC）は代表的な遺伝性腫瘍で，常染色体優性遺伝の遺伝形式をとり，乳癌の5～10%，卵巣癌の10～15%を占める．がん抑制遺伝子BRCA1またはBRCA2の遺伝子変異が原因である．家系内に乳癌，卵巣癌，卵管癌，腹膜癌などが多発し，若年発症，多重癌（乳癌と卵巣癌の合併），両側癌などの特徴をもつ．どちらかの変異があると乳癌の生涯発生リスクは65～70%に達する．卵巣癌になる確率はBRCA1変異で39～46%，BRCA2変異で12～20%，両方変異をもつ場合は40%以上とされている．

家族性腫瘍が疑われる場合は，少なくとも第2度近親者まで家族歴を聴取する．遺伝カウンセリング，遺伝子検査の選択肢を提示し，希望があれば臨床遺伝専門医や認定遺伝カウンセラーによる対応が可能な施設へ紹介する．HBOCでは，25歳ごろからがん検診を受けることが望ましい．

アメリカでは変異遺伝子キャリアに対し，本人の希望があれば予防的乳房全切除術（risk reducing mastectomy：RRM）が行われており，その乳癌予防効果は100%に近い．35～40歳でのリスク低減卵巣卵管切除術（risk reducing salpingo-oophorectomy：RRSO）もあるが，腹膜癌に対する予防効果はないため，手術の効果は100%ではない．

では，悪性腫瘍に罹患した女性患者が妊孕性温存を希望する場合は，①妊孕性温存の適否を日本産科婦人科学会の見解などに従って，原疾患担当医と検討すること，②受精卵・卵子・卵巣組織の凍結保存などを希望する患者には，対応可能な生殖医療施設を紹介することが示されている．

がん治療開始前にカウンセリングを行い，妊孕性温存療法を受けるかどうかの意思決定支援を行うことが望ましいが，患者は自身の生命にも関わる決定を限られた時間の中で求められるため，妊孕性温存療法に対する意思決定支援は容易ではない．

婦人科がん，乳癌の患者における妊孕性温存治療の実際については，それぞれの項を参照されたい．

11 女性生殖器の腫瘍に関連したセルフケア

1 セルフモニタリングの支援

子宮の良性腫瘍である子宮筋腫，子宮腺筋症，子宮内膜症に共通しているのは，月経困難症，過多月経，異常子宮出血，慢性骨盤痛があることである．このように月経異常が伴うため，早期発見と早期治療には，月経症状のセルフモニタリングが不可欠である．

子宮頸癌の予防と早期発見のためには，予防ワクチンの接種と定期的ながん検診が必要である．一方，子宮体癌検査は，最近6カ月以内に不正性器出血（一過性の少量の出血，閉経後出血），月経異常（過多月経，不規則月経など）および褐色帯下のいずれかの症状がある女性を対象に行われる．良性腫瘍と同様に，月経や性器出血のセルフモニタリングが重要である．

乳癌については，自己検診および超音波検診やマンモグラフィ検診を受検することが推奨されている．

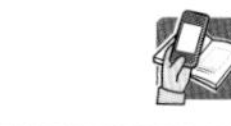

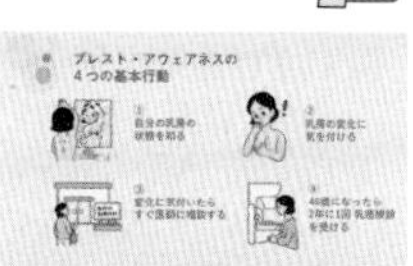

●ブレスト・アウェアネス〈アニメーション〉

さらに，成人女性の望ましい健康行動は，禁煙，運動，適正体重の維持，健康的な栄養摂取，適切なアルコールの摂取，予防接種や性感染症チェックの受検などであり，これらの啓発が保健事業として行われている．

2 治療選択の自己決定の支援

挙児希望の時期や妊娠中に婦人科腫瘍や乳癌を診断された女性は，治療法の選択において葛藤するであろう．看護師は，本人，家族，医療者と話し合いを重ね，女性として，母として，本人が最善の治療を選択できるように支援する．女性の動揺する心を支えつつ，女性が理性的に病気や治療法を理解できるように説明する．また，意思決定後のフォローも行う．

3 ボディイメージの変化への適応促進

婦人科腫瘍や乳癌を発症した女性は，自己非難（self-criticism）や罪責感を抱いたり，ボディイメージの変化から自尊心の低下を招きやすい．女性が本来の自己肯定感を取り戻すには，女性の尊厳を守るケアを行うことが大切である．具体的には，看護師は，徹底して安全で順調に治療過程が進むためのケアをする，女性が医療者と納得がいくまで話し合いができるように支える，女性自身が自己コントロール感を維持できることを保証する，ことである．また，個別カウンセリングに加え，同疾患をもつ女性たちと体験をわかち合う場を提供することも有効な手段の一つである．

引用・参考文献

1) 厚生労働省難治性疾患克服研究事業「中枢性摂食異常症に関する調査研究班」．神経性食欲不振症のプライマリケアのためのガイドライン 2007．http://hikumano.umin.ac.jp/AN_guideline.pdf，（参照 2023-05-09）．
2) 日本産婦人科学会 生殖・内分泌委員会．本邦における多嚢胞性卵巣症候群の新しい診断基準の設定に関する小委員会（平成 17 年度～平成 18 年度）検討結果報告．日本産婦人科学会雑誌．2007，59（3），p.868-886.
3) 柏崎美保ほか．“VAS，NRS，VRS，VDS，FRS，PRS など”．痛みの概念が変わった：新キーワード 100 + α．小川節郎編著．真興交易医書出版部，2008，p.118.
4) Takeda, T. et al. Prevalence of premenstrual syndrome and premenstrual dysphoric disorder in Japanese high school students. Archives of women's mental health. 2010，13（6），p.535-537.
5) American psychiatric association 編．DSM-5 精神疾患の診断・統計マニュアル．日本精神神経学会日本語版用語監修．医学書院，2014，p.171-172.
6) 福田吉治ほか監修．一目でわかるヘルスプロモーション：理論と実践ガイドブック，国立保健医療科学院，2008.
7) 厚生労働省．性感染症報告数．https://www.mhlw.go.jp/topics/2005/04/tp0411-1.html，（参照 2023-05-09）．
8) 日本性感染症学会．性感染症 診断・治療ガイドライン 2020．診断と治療社，2020.
9) Levgur, M. Therapeutic options for adenomyosis：a review. Archieves of Gynecology and Obstetrics. 2007，276（1），p.1-15.
10) 日本産科婦人科学会編．子宮内膜症取扱い規約：第 2 部 診療編．第 3 版，金原出版，2021.
11) Kobayashi, H. et al. Risk of developing ovarian cancer among women with ovarian endometrioma：a cohort study in Shizuoka. International Journal of Gynecological Cancer banner. 2006，17（1），p.37-43.
12) 国立がん研究センターがん情報サービス．がん統計．https://ganjoho.jp/reg_stat/index.html，（参照 2023-05-09）．
13) 日本産科婦人科学会・日本病理学会・日本医学放射線学会・日本放射線腫瘍学会編，子宮頸癌取扱い規約：臨床編．第 4 版，金原出版，2020，p.4-5.
14) 日本婦人科腫瘍学会編．子宮頸癌治療ガイドライン．2017 年版，金原出版，2017.
15) 日本産科婦人科学会・日本病理学会・日本医学放射線学会・日本放射線腫瘍学会編．子宮体癌取扱い規約：病理編．第 5 版，金原出版，2022，p.16-17.
16) 日本婦人科腫瘍学会編．子宮体がん治療ガイドライン．2018 年版，金原出版，2018.
17) 日本産科婦人科学会・日本病理学会編．卵巣腫瘍・卵管癌・腹膜癌取扱い規約：臨床編，金原出版，2015，p.4.
18) 日本婦人科腫瘍学会編．卵巣がん治療ガイドライン．2015 年版，金原出版，2015.
19) 日本乳癌学会編．患者さんのための乳がん診療ガイドライン．2019 年版，金原出版，2019.
20) Woodruff, T.K. The Oncofertility Consortium-addressing fertility in young people with cancer. Nature Reviews Clinical Oncology. 2010，7（8），p.466-475.

重要用語

早発思春期
原発性無月経
ターナー（Turner）症候群
続発性無月経
神経性やせ症
多嚢胞性卵巣症候群（PCOS）
早発卵巣不全（POF）
高プロラクチン血症
低用量エストロゲン・プロゲスチン配合薬（LEP）
月経困難症
月経前症候群（PMS）
月経前不快気分障害（PMDD）
STI，STD
梅毒
性器クラミジア感染症
骨盤内炎症性疾患（PID）
淋菌感染症
性器ヘルペス
尖圭コンジローマ
ヒトパピローマウイルス（HPV）
腟カンジダ症
腟トリコモナス症
母子感染
子宮筋腫
単純子宮全摘出術
筋腫核出術
子宮腺筋症
子宮内膜症
卵巣チョコレート嚢胞
子宮頸癌
HPVワクチン
扁平円柱上皮境界（SCJ）
子宮頸部円錐切除術
広汎子宮全摘出術
広汎子宮頸部摘出術
同時化学放射線療法（CCRT）
子宮体癌（子宮内膜癌）
リンチ症候群
子宮内膜異型増殖症
子宮肉腫
卵巣癌
乳癌
ホルモン補充療法
HER2 受容体
乳房温存療法
遺伝性乳癌卵巣癌（HBOC）

女性の喫煙

たばこは，もはや嗜好品ではなく，ニコチンによる依存症を伴う健康問題に転換されている．喫煙が女性の健康にどのように影響を与えているのだろうか．

● 女性の喫煙の現状

女性の喫煙率は，国民健康・栄養調査によると横ばいの状況となっている．年代別にみると50代が最も高く，20～30代は横ばいである[1]．一方，20歳未満の女性の喫煙率は，中学1年生0.1％，高校3年生0.6％で年々減少を示している[2]．社会経済的要因（socioeconomic status：SES）によっても喫煙率は異なり，女性の場合は，低所得，低学歴ほど喫煙率が高く，若年ほど顕著にそれが表れている．紙巻たばこの喫煙による因果関係が確実な身体的影響には，がん（子宮頸部，肺，食道，胃），慢性閉塞性肺疾患（COPD），閉経後の骨密度低下が挙げられる[3]．

WHOは，日本では2013年に販売が開始された加熱式たばこについて，身体的影響は不明とするも，有害な化学物質が含まれており，健康のリスクを減らすことにならないと述べている[4]．

● 女性のライフサイクルと喫煙

思春期で喫煙を始めると，中止することが少なく，禁煙を試みても成功率が低い．また，配偶者，パートナー，友人，同僚などが喫煙者であることが多い環境で生涯を過ごすことや，低学歴となる可能性が示唆されている．吸い続けることでより重症のニコチン依存となり，やめることが難しくなる[5]．性成熟期をより健康で過ごすためには，思春期での喫煙の機会を回避することが重要となる．

妊娠中の喫煙は，早産，胎児発育不全，出生体重の低下（低出生体重児），乳幼児突然死症候群（SIDS）を引き起こす危険性が高い．また，常位胎盤早期剝離，前置胎盤なども因果関係として挙げられている[3]．妊娠は，比較的容易に禁煙行動をとることができる機会となるため，喫煙する女性は減少するものの，産後に再喫煙に至る女性もいる．乳幼児の受動喫煙も課題となっており，SIDSや喘息既往のリスクとなる[3]．このように，胎児のみならず小児にまで健康問題が及ぶのが喫煙である．

女性の社会進出は増加している．働き盛りの20～39歳は，健康意識はあるものの就業や育児の繁忙さから，健康課題が見過ごされやすい環境となっている．自らの身体の変調を早期にキャッチし，健康問題を最小限に食い止めることが，成熟期は重要となる．

壮年期の喫煙は，エストロゲンの減少を促進し，閉経期を早める．エストロゲンの減少は骨粗鬆症のリスクを高めるため，骨折のリスクが高い[6]．骨折は寝たきりを招く危険性が高く，健康寿命にも影響を与える．超高齢社会の日本では，健康寿命の長伸が望まれている．

このように，ライフサイクルを通して，女性は喫煙について考える機会がある．喫煙はいつでも変更可能な生活習慣であり，喫煙によって生じる健康問題に気付き，自ら健康と向き合い，ヘルスプロモーションを高めていくことができる．

引用・参考文献

1) 厚生労働省．令和元年国民健康・栄養調査結果の概要．https://www.mhlw.go.jp/content/10900000/000687163.pdf，（参照 2023-08-01）．
2) 尾崎米厚．喫煙，飲酒等生活習慣の実態把握及び生活習慣の改善に向けた研究．令和3年統括研究報告書．https://mhlw-grants.niph.go.jp/system/files/report_pdf/202109019A-sokatsu_0.pdf，（参照 2023-08-01）．
3) 厚生労働省．「喫煙と健康　喫煙の健康影響に関する検討報告書」について．2016-09-02．https://www.mhlw.go.jp/stf/shingi2/0000135586.html，（参照 2023-08-01）．
4) WHO．WHO reports progress in the fight against tobacco epidemic．2021-07-27．https://www.who.int/news/item/27-07-2021-who-reports-progress-in-the-fight-against-tobacco-epidemic，（参照 2023-08-01）．
5) 箕輪眞澄，尾崎米厚．若年における喫煙開始がもたらす悪影響．保健医療科学．2005，54（4），p.262-277．
6) 藤原佐枝子．飲酒・喫煙と骨粗鬆症．骨粗鬆症治療．2014，13（2），p.118-121．

8 不妊症

学習目標

- 妊孕性に関わる不妊という健康問題の特徴について理解する.
- 不妊治療を受けているカップルへの支援について理解する.

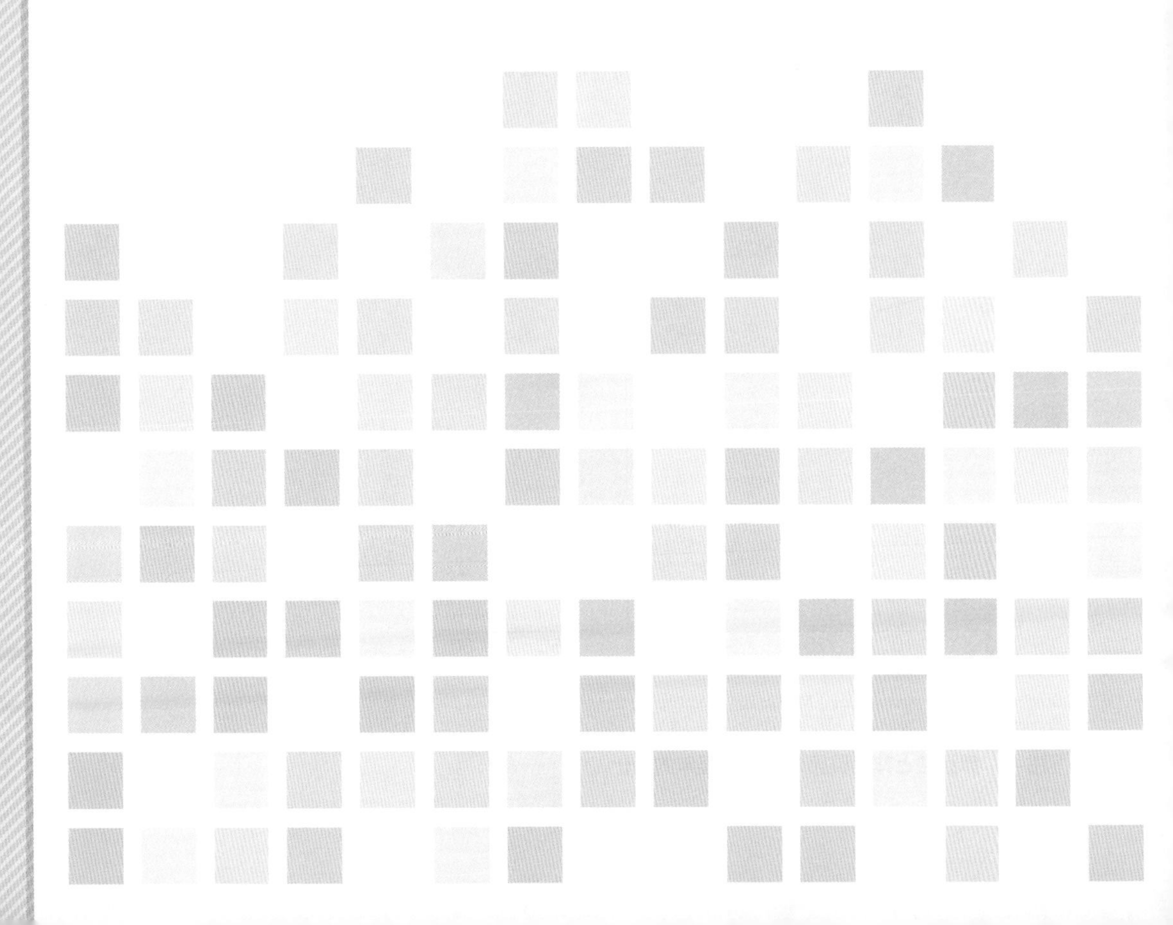

1 妊孕性と不妊

1 妊孕性とは

女性の晩婚化と挙児希望年齢の高年齢化などの要因によって，加齢に関連した不妊症が増加している．加齢による**妊孕性**＊の低下は，加齢に伴う卵子数の減少に加え，卵子の質の低下が主な原因であるといわれる（図8-1）．ヒトの卵巣内の卵子は妊娠４カ月目の胎児で約700万個存在するが，出生時には200万個まで減少し，さらに年齢とともに減少を続け，50歳ごろには1,000個以下になって閉経に至る．したがって，ある程度の卵子数が残存していても，妊孕性の低下は起こり始めていると認識することが必要である．また，卵子の質の低下は，妊娠率の低下に加え，流産率の上昇にもつながる．

一方，男性の場合，精子形成は生涯行われているため，加齢に伴う精子数の減少は少ない．しかし，卵子ほど著明ではないものの加齢に伴って精子も質の低下がみられることから，遺伝性疾患の発症との関係が指摘されている．

用語解説＊
妊孕性
妊娠する・妊娠させる力，子どもを得る能力をいう．

2 不妊とは

日本産科婦人科学会では，生殖年齢の男女が妊娠を希望し，ある一定期間，避妊することなく通常の性生活を行っているにもかかわらず，妊娠の成立をみない場合を**不妊**といい，妊娠を希望し医学的治療を必要とする場合を**不妊症**と定義している．一定期間については，１年というのが一般的であるが，妊娠のために医療的介入が必要な場合はその期間を問わない[2]．かつて不妊のカップ

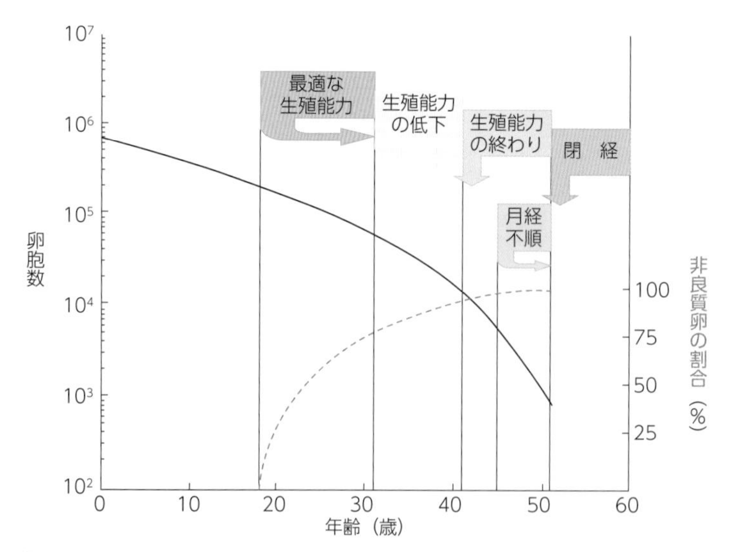

Broekmans, F.J. “Ovarian Aging : Mechanisms and Clinical Consequences”. Endocrine Reviews. 2009, 30（5）, p.466.

図8-1　卵胞数と非良質卵の割合の経年的変化

ルは10組に１組といわれていたが，第16回出生動向基本調査*によると，不妊を心配しているカップルは３組に１組以上，実際に不妊の検査や治療を受けた経験をもつカップルは4.4組に１組[3]と，確実に増加していることがうかがえる．その背景には，晩婚化および出産の高年齢化の影響が考えられることから，今後さらに割合が高くなるであろう．そして，高度生殖補助医療による出生も年々増加し，2020（令和２）年の報告では6万381人となり，同年の全出生児の7.2％に該当する[4]．この傾向もますます進むことが予測される．

用語解説*
出生動向基本調査
国立社会保障・人口問題研究所が，国内の結婚，出産，子育ての現状と課題を調べるために，ほぼ５年ごとに夫婦および独身者別に実施している全国調査．

また，不妊は，一度も妊娠しない**原発性不妊**と，過去に妊娠・分娩した経験のある女性がその後妊娠しない状態となった**続発性不妊**に分類される．したがって，過去に妊娠・分娩したことが次の妊娠を保証するものではなく，子どものいる不妊カップルへの支援も必要となる．

2 不妊の原因と治療

1 不妊の原因と検査

不妊の原因には，排卵因子，卵管因子，子宮・頸管因子，男性因子，原因不明不妊に大別される．女性側に原因がある女性不妊では，卵管因子が最も多い．一方，男性側に原因がある男性不妊では，造精機能障害が最も多く，他に精路障害や性交・射精の異常などの性機能障害が原因として挙げられる．不妊原因の割合は報告によってばらつきがあり，原因も複数存在することが多いことから正確に評価することは難しいが，女性原因のみ41％，男性原因のみ24％，男女に原因あり24％，検査によって明らかな原因が認められない**機能性不妊**が約11％といわれている[5]．

不妊症の原因を探究するための初期スクリーニング検査は，簡便で侵襲が少なく，外来通院可能なものであることが望ましい．したがって，女性側の検査としては，最初に排卵の評価と卵管通過性の評価を行い，一方，男性側は精液検査を行う．具体的な検査を表8-1に示す．初期スクリーニングとして行う基本検査には，主に女性側の原因を明らかにする**基礎体温測定**，**頸管粘液検査**，**子宮卵管造影**，**経腟超音波診断**，**フーナーテスト**と，主に男性側の原因を明らかにする**精液検査**の六つが挙げられる．これらの検査は女性の月経周期に沿って進められるものが多く，検査で異常が疑われた場合には，二次検査によって詳細に不妊原因が探究される．

2 不妊治療

1 不妊治療の流れ

不妊治療の基本は，身体的・経済的に負担の少ない治療法から順次ステップアップすることである．不妊治療の流れを図8-2に示す．不妊検査のスクリー

表8-1　不妊の検査

原因	基本検査	内　容	実施時期	異　常	二次検査
主に女性	基礎体温測定	性周期による体温の周期的変化を測定したもので，月経周期前半の低温相と陥落日を挟んだ後半の高温相の性状から排卵の有無および黄体機能を査定する.	通年	排卵障害 黄体機能不全	LH-RH テスト 黄体期子宮粘膜検査
	頸管粘液検査	エストロゲンに反応して子宮頸管腺が分泌する粘液の量と性状を見る検査で，卵胞成熟の指標となる.	排卵期	頸管粘液異常	クラミジア抗原・抗体検査
	子宮卵管造影	外子宮口から子宮腔へ造影剤を注入し，子宮腔の形状，卵管の走行と疎通性，卵管周囲の癒着などを診断する.	卵胞期	子宮形態異常 卵管疎通性障害	子宮鏡
	経腟超音波診断	腟に超音波診断装置のプローブを挿入し，子宮や卵巣の状態を映し出して診断する.	通年 排卵期	子宮・卵管形態異常 卵胞発育異常	子宮鏡，腹腔鏡 LH-RH テスト
	フーナーテスト	性交後に頸管粘液中および子宮内腔における運動精子の有無を検査することにより，性交の有効性・精子の妊孕性・精子と頸管粘液の適合性などを推測する.	排卵期で性交後	免疫性不妊	抗精子抗体検査
主に男性	精液検査	精子濃度，運動率，奇形率などを検査し，精液の妊孕性を査定する.	通年	乏精子症 無精子症	精巣生検，精路・精嚢造影，染色体検査

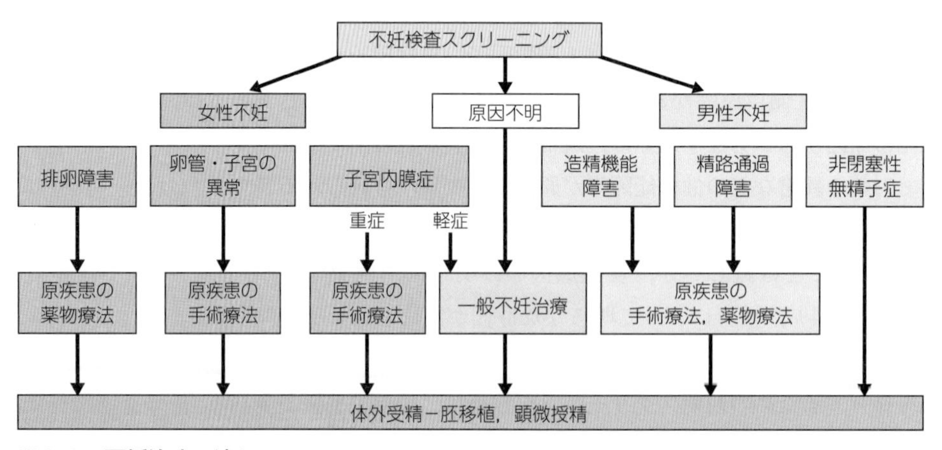

図8-2　不妊治療の流れ

ニングによって異常が発見された場合には，原疾患の治療を行う．例えば，女性側の不妊原因の一つである排卵障害であれば，WHOのグループ分類に従って排卵を誘発する薬物治療が行われる．卵管・子宮の異常には卵管閉塞や卵管周囲癒着，子宮奇形，子宮筋腫などが含まれ，それらに対しては卵管形成術や子宮筋腫核出術などの手術療法が行われる．また，子宮内膜症も症状が進行している場合は手術療法の適応となるが，軽症であれば原因不明不妊に対する治療と同様に対応される．検査で明らかな異常を見つけることができない原因不明不妊の場合は，一般不妊治療を行い，妊娠に至らない場合は生殖補助医療（体外受精－胚移植，顕微授精など）へと治療が進められる．

一方，男性側に不妊原因がある場合，造精機能障害の中で多い精索静脈瘤に

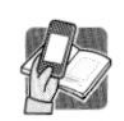
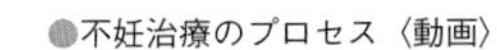

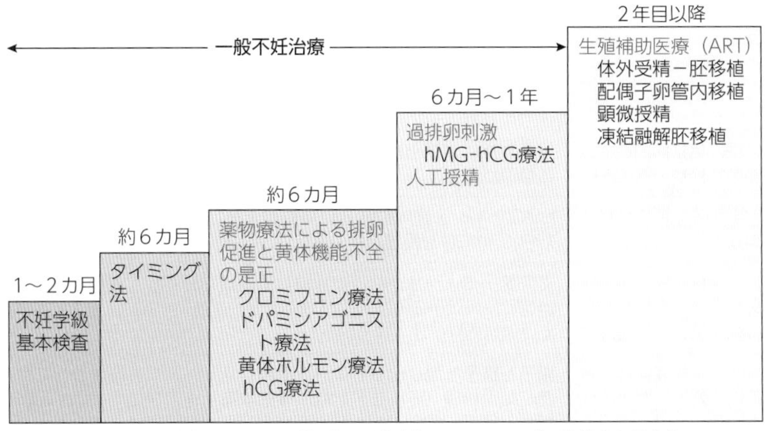

荒木重雄ほか編．不妊治療ガイダンス．第3版．医学書院，2003，p.99に基づき筆者が図式化．

図8-3　不妊治療のステップ

は手術療法が，ほかは薬物療法が用いられる．精路通過障害（閉塞性無精子症）では精路再建術などの手術療法が，非閉塞性無精子症であれば**精巣内精子抽出法**（**TESE**［テセ］）によって回収された精子を用いた顕微授精が行われる．

このように，不妊治療は不妊原因に準じて対処的に，そして，**一般不妊治療**から**生殖補助医療**（assisted reproductive technology：**ART**）へとステップアップして進められる（図8-3）．タイミング法で妊娠に至らなければ，薬物療法，人工授精といった一般不妊治療を行う．具体的には，不妊に悩み不妊治療施設を受診したカップルは，前述した基本検査を受けながら，不妊の原因や治療などに関する集団指導（不妊学級）を受講する．そして，基本検査で特に異常がない場合は，タイミング法を試みた後に排卵促進や黄体機能不全の是正を目的とした薬物療法を受ける．それで妊娠しない場合は，ゴナドトロピン療法（hMG-hCG療法）といった過排卵刺激を行うが，それでも妊娠しない場合は，人工授精となる．このような一般不妊治療で妊娠に至らない場合は，生殖補助医療にステップアップする．

これらの不妊治療によって妊娠できる見通しは，女性の年齢や妊娠の既往，不妊期間などによって左右され，その中でも年齢は妊娠予後*に大きく影響するといわれている．35歳以上では妊娠率は著明に低下し，不妊期間が3年以上の長期不妊，妊娠既往のない症例の妊娠予後は悪い[6]．特に38歳以降では卵巣予備能の減弱，卵子の老化が顕著となり，40歳以降では妊娠予後が厳しくなる[6]．図8-3には治療期間の目安を示しているが，妊娠予後が悪いと推定される対象には，短期間で治療のステップアップを図ることが必要となる．また，両側の卵管閉鎖，乏精子症などのために一般不妊治療で妊娠が期待できない場合では，早い時期から体外受精－胚移植（IVF-ET），顕微授精などの生殖補助医療が考慮される．

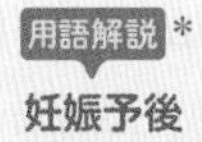

*
妊娠予後
治療効果を含めた妊娠の見通しを指す．

表8-2　主な不妊治療

	治療法	適　応	方　法
一般不妊治療	タイミング法	機能性不妊	基礎体温の測定，尿中黄体形成ホルモン（黄体化ホルモン）の測定，頸管粘液検査，経腟超音波検査による卵胞径の結果から排卵の時期を予測し，最も妊娠しやすい時期（タイミング）の性交を指導する．
	クロミフェン療法	第１度無月経，無排卵周期症，多嚢胞性卵巣症候群（PCOS）	月経または消退出血の５日目から５日間内服することで，２週後に排卵が起こる．
	ゴナドトロピン療法（hMG-hCG療法）	第１・２度無月経，希発月経，無排卵周期症	hMGを１～２週間投与し，卵胞が十分に発育したことを確認した日に，hCGを投与し，排卵を起こさせる．
	人工授精	機能性不妊，乏精子症，精子無力症，性機能障害，頸管粘液分泌不全，抗精子抗体，性交障害	マスターベーションなどで採取した精液を調整し，異物を含まない運動良好精子のみを人工授精用チューブで子宮腔内（場合によっては卵管内）に注入する．
生殖補助医療	体外受精－胚移植（IVF-ET）	卵管性不妊，乏精子症，精子無力症，免疫性不妊症，原因不明の難治性不妊症	卵子と精子を取り出して体外で受精させ，一定の段階まで卵割が進んだ受精卵（胚）を子宮内に移植する．そのプロセスは，卵巣刺激，採卵，媒精，胚培養，胚移植の段階から成る．
	顕微授精	乏精子症，精子無力症，無精子症，受精障害	IVF-ETのIVFの媒精部分を取り出して行うもので，それ以外はIVFと同じプロセスとなる．主に，卵子の細胞質に精子を直接注入する卵細胞質内精子注入法（ICSI）が行われる．
	凍結融解胚移植	卵巣過剰刺激症候群（OHSS）のリスク	IVFによって培養した胚を凍結しておき，その胚を融解して，自然周期，あるいはホルモン補充周期で子宮内に移植する．

2 不妊治療の実際

不妊治療は，前述したように一般不妊治療と生殖補助医療に大別される（表8-2）．

1 一般不妊治療

一般不妊治療は従来から行われてきた不妊治療で，配偶子操作は精子に限って行う治療を指し，その中にはタイミング法，クロミフェン療法，ゴナドトロピン療法（hMG-hCG療法）などの薬物療法，人工授精などが含まれる．

❶ **タイミング法**　性周期をモニタリングし妊娠しやすい時期を指導する方法であるが，最も妊娠しやすい時期は排卵日の少し前であると考えられており，その時期を推定することは難しい．そのため，妊娠率を上昇させる可能性が高いとはいえず，医療者から排卵日の性交渉を勧められることが，カップルにとってはストレスにつながる可能性もある．

❷ **薬物療法**　排卵障害，黄体機能不全，**多嚢胞性卵胞症候群**（polycystic ovary syndorome：**PCOS**）や原因不明の不妊が対象となる．黄体機能不全は排卵障害がある場合が多いことから，薬物療法による排卵誘発や黄体賦活，黄体補充が行われる．

➡ 多嚢胞性卵胞症候群については，７章１節３項 p.168参照．

❸ **人工授精**　子宮内に直接精子を注入することによって，卵管に精子が到達する可能性を高め，妊娠しやすくする方法である．この治療法は，軽度の乏精子症，精子無力症などの男性不妊の治療法としても用いられる．

2 生殖補助医療

生殖補助医療は，妊娠を成立させるためにヒト卵子と精子，あるいは胚を体外で取り扱うことを含むすべての治療，あるいは方法を指す．具体的には，体外受精－胚移植，顕微授精，凍結胚移植などがある（図8-4）．

体外受精－胚移植のプロセスは，卵巣刺激，採卵，媒精，胚培養，胚移植の段階から成り，いずれも妊娠のメカニズムに合わせて計画的に行われる．

自然周期であれば主席卵胞だけが成熟し排卵するが，体外受精では妊娠率を上げるために複数の成熟卵子を採取する必要がある．そこで，複数の卵胞を発育させるために，経腟超音波検査で卵胞の大きさをモニタリングしながら**卵巣刺激***が連日続けられる．排卵間近と推定される最大卵胞径が18～20mmに達したところで，LHサージを起こすためにLH作用の強いhCG（ヒト絨毛性ゴナドトロピン）を投与する．hCGを投与してから通常36時間前後に排卵が起こるため，その直前に経腟超音波で卵胞を観察しながら穿刺して卵胞液を吸引し，卵胞液中の卵子を採取する（**採卵**）．

その後，採卵した卵子と，あらかじめ射出精液から**精子調整***を行って回収した精子を**媒精***する．培養器内で保管し，16～20時間後に受精を確認できたらそのまま**胚培養**を継続する．胚（受精卵）は，受精後約40時間で４細胞

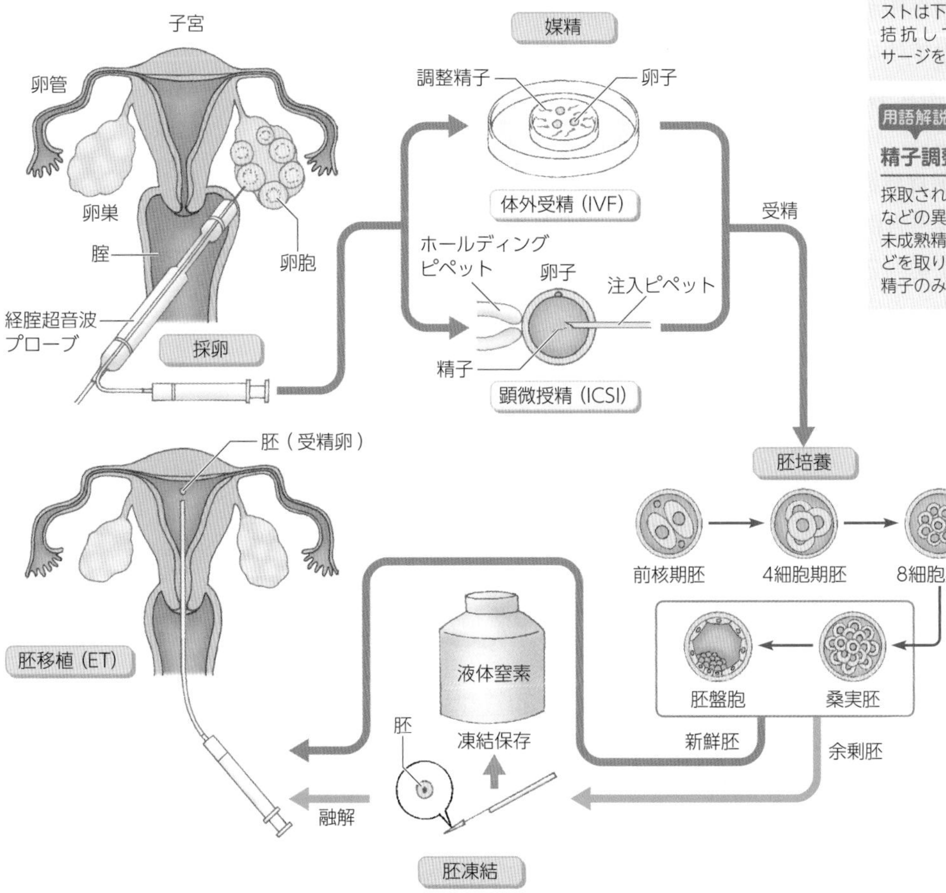

図8-4　生殖補助医療の流れ

用語解説＊
卵巣刺激
複数の卵子を採取するために，クロミフェンやhMG（ヒト閉経期ゴナドトロピン）製剤を投与して卵胞の発育を促進し，成熟卵胞になる直前に内因性のLHサージを来すためにhCG（ヒト絨毛性ゴナドトロピン）製剤を投与する方法をいう．GnRH製剤を併用した調整卵胞刺激法もある．クロミフェンはエストロゲンを抑制してFSHの分泌を促進し，hMGはFSH作用をもつ．GnRH製剤にはGnRH作用を増強するGnRHアゴニストとGnRH作用に拮抗するGnRHアンタゴニストがある．GnRHアゴニストは投与初期にはFSHの分泌を促進するが，長期投与により下垂体機能が抑制され，内因性のLHサージが抑制される．GnRHアンタゴニストは下垂体のGnRHに拮抗して内因性のLHサージを抑制する．

用語解説＊
精子調整
採取された精液から細菌などの異物や奇形精子，未成熟精子，死滅精子などを取り除いた運動良好精子のみを回収する．

胚，約60時間で８細胞胚，約３日で桑実胚，４～６日で胚盤胞に達する．このように成長した胚を，細いカテーテルを用いて経腟的に子宮内に移植する（**胚移植**）．移植する胚は多胎を予防するために，原則１個とする**選択的単一胚移植**が行われる．したがって，多数の胚が得られた場合には，胚の発育や形態を基準に移植する胚を選別し，**余剰胚**は－196℃の液体窒素内で**凍結保存**される．そして，新鮮胚で妊娠が成立しなかった場合や妊娠・分娩後に再度妊娠を希望する場合には，凍結胚を融解して胚移植する．**凍結融解胚移植**は，前述の卵巣刺激のプロセスを経ないことから，採卵に伴う身体的な負担や侵襲を回避できるメリットがあり，現在は新鮮胚の移植よりも多く実施されている．

また，**顕微授精**は，高度な乏精子症や難治性の受精障害により通常の体外受精では受精できず，顕微授精以外の方法による妊娠の見込みがないと判断される場合に適応となる．細いガラス管に吸引した精子を採卵した卵子の細胞質に直接注入する**卵細胞質内精子注入法**（**ICSI**）が主に行われる．

これらの不妊治療の成績をみると，新鮮胚を用いた体外受精－胚移植の妊娠率は採卵当たり8.4％，移植当たり23.1％，顕微授精の妊娠率は採卵当たり5.1％，移植当たり18.0％，凍結融解胚移植の移植当たりの妊娠率は36.0％であり[9)]，生殖医療が進歩した現代においても，不妊に悩むカップルすべてが妊娠できるわけではない．

3 不妊治療に伴う問題

不妊治療には，身体的・倫理的・経済的問題が伴う．身体的問題としては，**卵巣過剰刺激症候群**（ovarian hyperstimulation syndrome：**OHSS**）のほか，妊娠に伴う合併症として，異所性妊娠，多胎妊娠，周産期合併症（胎盤位置異常，帝王切開分娩，早産，低出生体重児など）が挙げられる．特に多囊胞性卵巣症候群の女性や体外受精で起こりやすい卵巣過剰刺激症候群では，ゴナドトロピン（hMG-hCG）療法などにより多数の卵胞が発育して卵巣が腫大したり，エストロゲンの上昇による腹水や胸水の貯留，血液濃縮などを来し，重症化すると血栓症，多臓器不全など生命に危険を及ぼすこともある．

また，生殖補助医療の進歩により，これまでの法やガイドラインでは対応が難しい倫理的問題も出現している．提供精子による人工授精や，提供精子あるいは卵子を用いた体外受精，提供胚の移植，代理母などの第三者が関与する生殖医療（図8-5）では，現行の民法では家族の複雑さを招いてしまう恐れがある．さらにこれは，女性の体の道具化・商品化，子どもの出自を知る権利の保障などとも関連している．また，体外受精によって得られた配偶子や初期胚の一部から遺伝子または染色体を解析する**着床前検査**では，受精卵を操作し罹患胚を廃棄することが優生思想に通じるところがあり，差別を助長する恐れもあると懸念されている．

経済的問題は，不妊治療が高額であるにもかかわらず自由診療であったことに起因する．そこで，経済的負担を軽減するために，2004（平成16）年に**特定不**

媒　精

採取した卵子と精子を受精させることで，体外受精と顕微授精の２通りがある．

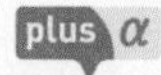

生殖医療の倫理的問題

日本産科婦人科学会および日本生殖医療学会では，倫理的問題解決へ向けて，生殖医学・医療に関するガイドラインを設定している．また，厚生労働省生殖補助医療技術に関する専門委員会による「精子・卵子・胚の提供等による生殖補助医療のあり方についての報告書」では，制度の整備を呼び掛けている．

plus α

着床前検査

本来の目的は，遺伝形質の変化を有する親から生まれる疾患児の発症を防ぐことであり，従来行われてきた出生前診断によってもたらされる人工妊娠中絶を回避することにある．日本においては倫理面を配慮し，適応の可否が審査される．実施に当たっては，その都度，倫理審査申請および承認が求められる．

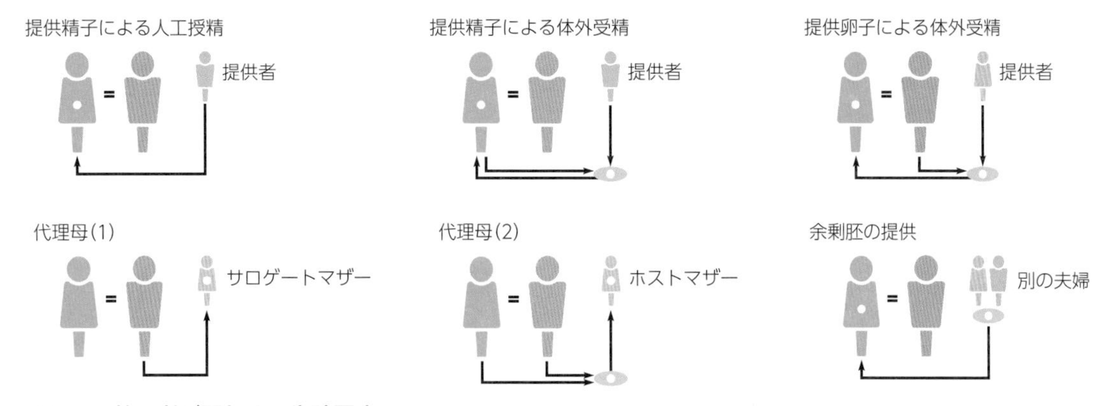

図8-5　第三者が関与する生殖医療

妊治療費助成制度が開始され，2022（令和4）年からは保険適用されるようになった．しかし，これまでの公的助成制度がなくなったことで，保険適用に該当しない**先進医療***や自由診療との混合診療となった場合，カップルの負担が増えたことが新たな問題となっている（詳細は後述）．

用語解説*
先進医療
厚生労働省が認める高度な医療技術・治療方法のうち，一定基準の有効性・安全性も満たした自由診療による治療のこと．

3 不妊カップルの心理・社会的反応

生殖補助医療の進歩により，不妊に悩むカップルが妊娠・分娩できるようになってはきたが，不妊治療は身体的負担が大きいだけではなく，さまざまな心理的な問題を生じさせる．また，不妊治療後に妊娠・分娩しても，あるいは残念ながら妊娠できずに治療を終結させる結果に至った場合であっても，カップルにとって不妊という問題は解決されず，女性あるいは男性の人生に長期にわたって影響を及ぼすことがある．

1 女性・男性の中で生じるさまざまな反応

女性あるいは男性が不妊であるということを自覚したとき，その事実を受け止めるまでの道のりは容易ではない．それは，ショック，否認，怒り，取り引き，受け止めという悲嘆プロセスと類似した反応を示すといわれている[10,11]．多くの女性や男性は，両親が自分を産み育ててきたように，妊娠できること，妊娠させることは誰でもできる当たり前のこととして無意識に考えている．そして，自分自身の身体や生殖機能に対する漠然とした信頼感をもっている．しかし，妊娠できないことを自覚し，不妊であることに驚き大きなショックを受け，その事実を否認し，パートナーや周囲の人に対する怒りや「どうして自分だけが」という不公平感を抱く．さらに，子どもや孫が欲しいというパートナーや家族の期待に応えられない罪悪感や自責の念もみられ，抑うつや孤独感といった悲嘆反応が表れるのである．

また，不妊であること，あるいは不妊治療は，女性の妊娠する能力および男性の妊娠させる機能の喪失を感じさせるだけではなく，さまざまな喪失をもたらす（図8-6）．そこには，親になる能力の喪失，自分自身の身体に対する信頼や自分の身体でありながらコントロールできない自己コントロール感の喪失，自尊感情および自己価値の低下，女らしさおよび男らしさの喪失が含まれる．そして，「子どもはまだ？」など通常は何気ない言葉であっても，当事者にとっては不妊であることをさらに痛感させられることも多く，その体験は周囲の者への信頼感の喪失にもつながる．子どもの成長に伴う家族像について，これまで描いていた将来の夢あるいは希望の喪失もある．また，治療と仕事との両立に悩み，治療を優先し仕事をあきらめた者にとっては，地位あるいは名声の喪失なども含まれる．そして，それらの苦痛から逃れたいために，インターネットや書籍などからさまざまな情報を入手し，妊娠するためによいといわれていることを試したり，治療施設を転々とするカップルも少なくない．

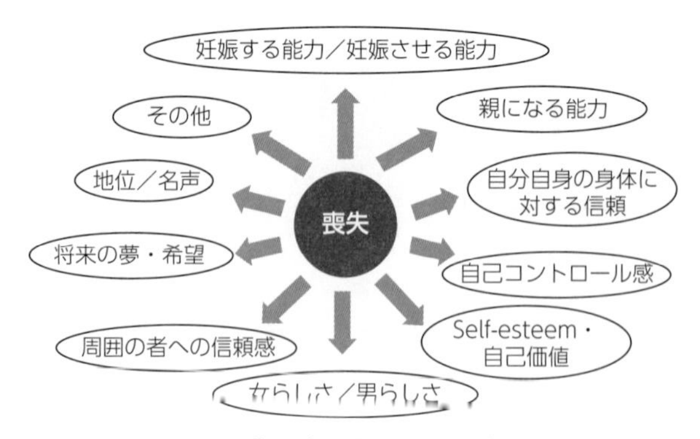

図8-6　不妊カップルが体験するさまざまな喪失

女性の生き方が多様化してきたといわれる現代においても，日本では「女性は子どもを産んで一人前」，「子どもを産むのが当たり前」といった伝統的な価値観がなお存在している．そのことによって，不妊であることが一種の**スティグマ***のイメージを女性に植え付けるのである．そして，必死に不妊治療に励むほど妊娠への期待が膨らみ，妊娠が成立しなかった場合にはジェットコースターで急降下するごとく落胆する．このように，不妊カップルにとって不妊治療は，期待と失望の繰り返しの体験となる．

> 用語解説*
> **スティグマ**
> 古代ギリシャにおいて奴隷や犯罪者の身体に刻印された徴（しるし）の意．現代では，他者や社会集団によって押しつけられた負の表象・烙印（らくいん）のことを指す（社会的合意を伴う差別における客観的な属性のことをいう場合が多い）．

不妊治療をはじめとする生殖医療技術の進歩は目覚ましいものがあるが，生殖補助医療を行っても移植当たりの妊娠率は20％前後にすぎない[13]．このことは，自分たちは今回の治療で妊娠できるのか，あるいはいつ妊娠できるのか，いつまで治療を続けたらよいのかなど，治療を受けている者を出口の見えないあいまいな世界に没入させる．加えて，このような見通しのない不妊治療に伴う女性の不安は大きく，特に体外受精においては，採卵できたか，受精したか，着床したかなど治療のプロセスに沿って不安が出現する．

一方，男性は，自身が不妊であってもその事実をオープンにしない傾向が強い．しかし，不妊治療において，女性を重視し男性を「副次的存在」として関わる医療スタッフへの不快感，パートナーへの罪悪感，抑うつ，診断告知の際に重病の告知のように強い衝撃を受けることに伴う希死念慮，不妊に起因した性的機能障害とその苦痛などを抱えていることが，これまでの研究で明らかになっている[15]．ほかに，女性と同様に「男性はこうあるべき，といった社会的規範による葛藤」「周りの人々のサポート不足に対する不満」「自分の分身がもてない絶望感」「男性不妊をめぐる本音を他者（パートナーを含む）には明かしたくないが，医療専門職には共有してほしい」などと感じている．特に，**非配偶者間人工授精**（AID）を受ける男性の心理としては，「男性としての自尊心の危機」「パートナーとの挙児希望のズレ」「パートナーに本音を語れない哀しみ」「生殖補助医療中，自分だけが疎外されていることへの怒りと孤独感」「将来，子どもが自分たちを見捨てて去っていくのではないかという不安」「自分の分身と出会えない無念さと絶望感」「AIDのことは絶対誰にも言いたくない」などがみられる．

2 カップルの関係性への影響

不妊に悩むカップルの関係は，治療期間，不妊治療の種類，不妊治療に対するカップルの取り組み方，不妊治療の成果，不妊体験のとらえ方などによって変化する．不妊であることや不妊治療を受けていることを周囲に打ち明けないカップルが多い中で，そのつらさや哀しみを共有し，共に治療に取り組むカップルにおいては，その関係性が強くなる．その一方で，二者関係の閉塞感や圧迫感が増大するという両価的な心理状態となり，さらに治療の長期化によって心理的苦痛が増大するために，カップルの関係は複雑化する．

不妊の原因が明確になっている場合，不妊原因となっている者は，前述したように妊娠できない，あるいは妊娠させることのできない自分を責めたり，パートナーに対する罪悪感を体験する．特に男性は，心身の苦痛があっても女性に比して行動を抑制し，心理的援助を求めない傾向が強いことに加え，心の内面を表現しにくい特性をもち，そのことがパートナーとのコミュニケーション障害につながる．女性もパートナーとのコミュニケーションが十分とれず孤独感を感じている．それらのことが，パートナーに対する自己表出を妨げ，カップル間のコミュニケーションの悪化を招くことにつながる．

また，不妊治療は排卵日に合わせてセックスがコントロールされることから，カップルの性的親密さにマイナスの影響を及ぼす．本来なら最もプライベートな領域に医療が介入することに加え，セックスが“生殖”を目的とした機械的あるいは義務的な行為となることによって，性的満足感が得られにくくなる．

4 不妊治療を受けているカップルへの支援

不妊カップルは，不妊に悩み医療機関を訪れる前から，そして医療機関受診後も検査や治療を受ける場面，治療後に妊娠した場面，治療を終結する場面，子どものいない生活を選択した場面など多様な意思決定を求められる．そこで，看護者は，図8-7に示すように，不妊治療を受けている，受けていないにかかわらず，不妊治療のプロセスに応じて不妊に悩むカップルの意思決定を

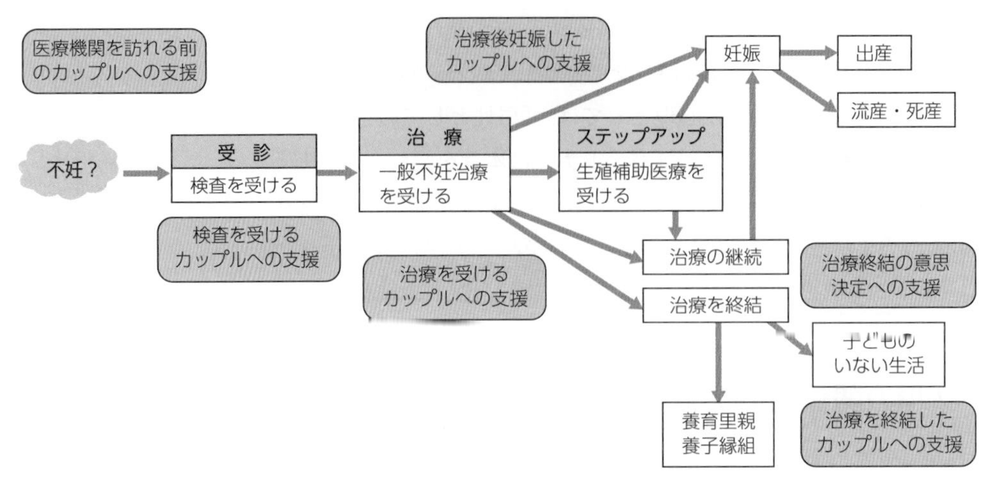

図8-7 不妊治療のプロセスに応じた支援

支援することが大切である．ここでは，看護者が臨床の場で遭遇する機会の多い，①不妊治療施設を受診し検査を受けるとき，②一般不妊治療を開始したとき，③生殖補助医療へとステップアップするとき，④治療終結時，に焦点を当てた支援について考える．

コンテンツが視聴できます（p.2参照）

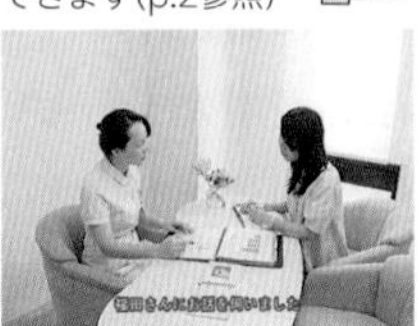

●不妊治療における看護者の役割〈動画〉

1 不妊治療施設を受診し検査を受けるカップルへの看護

不妊に悩むカップルにとって，受診するまでの道のりは決して平坦ではない．そこで，看護者は葛藤や不安をもってようやく受診するカップルも多いことを理解し，初診時にはねぎらいの気持ちをもって関わる．そして，不妊治療は自分たちの意思で行う治療であり，家族や医療者などに言われて行うものではなく，今後の検査や治療のすべての選択場面において自分たちで決定できることを説明することが必要である．また，医療機関を訪れるカップルは，必ずしも治療を希望して受診しているとは限らない．不妊検査で不妊原因を明らかにしたい気持ちが，その後の治療を受ける行動に結び付かないこともある．したがって，不妊カップルがどのような気持ちで受診をしたのか来院の目的を確認するとともに，検査結果を受けて治療を開始する意思があるのかどうかを最初にアセスメントすることが大切である．

治療を希望する場合には，一般的な不妊治療や生殖補助医療が医療保険の適用となる部分と適用外の部分をわかりやすく説明し，納得して治療を受けられるようにする．

問診では，医師は医学的な視点で不妊の要因に関わる問診を行うが，看護者は不妊原因の探究に加え，今後の治療中のQOLを高めるための問診を行う．具体的には，プライバシーに配慮した環境で，これまでの生活習慣，仕事，家族歴，結婚と性生活，カップルそれぞれが抱く子どもが欲しいという意識などについても，その質問の意図を説明しながら問診を進める必要がある．検査の説明の際は，不妊原因の探究のために，最初に基本検査が行われ，そこで異常が疑われた場合には二次検査が行われることを伝えた上で，それぞれの検査の目的・内容・方法・時期・副作用，診断精度，検査結果がわかった後の選択肢，費用，検査前後の日常生活の留意点について情報を提供する．また，女性の月経周期に沿って進められる検査が多いことを考慮し，カップルのニーズに合わせて検査スケジュールを調整することも必要である．

検査には羞恥心や苦痛を伴う検査もあることから，検査時はプライバシー保護に十分配慮し環境を整えるとともに，カップルが安全・安楽に検査が受けられるよう負担の軽減に配慮したケアが求められる．例えば，女性側の苦痛を伴う子宮卵管造影検査中は，患者の不安や負担を最小限にとどめ，安全に検査が受けられるよう疼痛や不快感などに留意して観察する．検査終了後は検査に伴う症状やその対処方法も含めて説明する．一方，精液検査は，男性にとって精神的苦痛や屈辱感を伴うことを理解した上で対応することが必要である．検査の必要性，採取方法と禁欲期間も含めた注意点，検体の受け渡し方法などに加え，自宅採取の場合はその運搬方法と留意点，施設内で採取する場合には採精室の使用法について説明する．

検査結果を伝える際には，さらに慎重な対応が求められる．検査結果によっては，カップルあるいは家族関係に影響を及ぼすことを認識した上で，検査結果に対するカップルの反応を把握し，精神的サポートを行う．不妊原因を知らせる際には，パートナー同席であることが望ましいが，同席できない場合にはパートナーへの伝え方について相談に乗るとともに，その後の反応にも注意する必要がある．

2 一般不妊治療を開始したときの看護

来院の目的を踏まえ，あらためて治療開始の意思を確認する．治療はある一定期間を目安に，一般不妊治療から生殖補助医療へとステップアップしていくが，両側卵管閉鎖が明らかな女性は，最初から体外受精－胚移植の適応となることや，男性が乏精子症の場合は，最初から人工授精を数回行った後に顕微授精の適応となる．治療の開始に当たってはカップルの状況に合わせ，治療内容・方法・その副作用，費用，日常生活の留意点などに関する情報提供を行う．

カップルにとって治療は「希望をかなえてくれるもの」であり，治療すれば「すぐ妊娠できる」あるいは「いずれは妊娠できる」というイメージを抱かせやすい．そのため，そのカップルのケースに応じた妊娠率と今後の見通しを含めた詳細な情報をわかりやすく提供することが必要であり，その理解の程度や治療に対する意向をその都度確認することが大切である．また，それらの情報に加えて，治療に伴って体験する心理社会的反応について事前にガイダンスする．さらに，それらの反応が生じることは決して異常ではなく自然なことであ

表8-3　一般不妊治療の治療段階に応じた看護の留意点

段　階	留意点
タイミング法	カップル間の協力が不可欠である．第一段階の治療法として理解が得られるように説明するとともに，男性ではカレンダーセックス*がプレッシャーとならないよう，カップルの生活状況を確認した上で，当日を強調しすぎないこと，妊娠だけが目的のセックスとならないようにすること，リラックスして楽しむことが大切であることを説明する．
薬物療法	排卵誘発剤の使用に対する不安を払拭できるよう，使用目的，使用頻度，効果，副作用，費用に関する情報提供を行う．特に，副作用として多胎妊娠の可能性を説明し理解してもらうことや，卵巣過剰刺激症候群の発症リスクについて説明し，症状が出たときに対処できるように指導することも大切である．
人工授精	ほかの治療と同様の説明に加え，成功率，治療回数の目安と限界，日常生活に制限はないことを説明する．人工授精という名称から人工的なイメージをもちやすく，体外受精と混同していることも多い．両者の違いを理解してカップルが判断できるように，理解度に合わせた説明をすることが大切である．また，精子を扱う治療であることから，患者誤認がないよう精子の取り扱いには細心の注意を払うとともに，実施時は，女性がリラックスできるよう常に声掛けを行う．特に実施後から妊娠判定までの時期は，妊娠に対する期待と不安からストレスが強くなるため，気分転換の必要性やその方法も伝える．

用語解説*
カレンダーセックス
性交時期を決められること．

ると伝えるとともに，治療中に生じるストレスの対処方法をカップルと共に考えることも大切である．表8-3に，段階に応じた看護の留意点を示す．

いずれの段階においても検査や治療に伴って生じる生活への支障を最小限にとどめるための日常生活，あるいは不妊治療スケジュールの調整について，カップルのライフスタイルに合わせて一緒に考えるとよい．例えば，薬物療法に伴う通院の負担を軽減するために在宅自己注射を導入している施設も多いことから，安全に，不安なく自己注射を実施できるように指導する．仕事をもつ女性の場合は，退職することが必ずしも問題解決にはならないことを伝え，無理なく通院するための生活の調整について相談に乗ることも必要である．また，カップルの関係性に注目し，治療中はカップルが共に不妊の問題に向き合い，その解決に向けて支え合える関係を築くことができるように支援することも大切である．そして，不妊治療を受けているカップルにとって，性的親密さの意味は大きいことを踏まえ，排卵時期にこだわらずセックスを享受することを促すことも，セックスに対する義務感を払拭し，性的親密さを回復させるために有効である．

3 生殖補助医療へとステップアップするときの看護

一般不妊治療を受けていたカップルにとって，不妊治療のステップアップに伴う迷いや葛藤は大きい．これまでの治療を続けていても本当に妊娠できないのか，自分たちにとってそこまで高度な治療が本当に必要なのか，生殖補助医療が自分たちに適しているのかなど，さまざまである．加えて，治療と生活，治療と仕事の両立，現在抱えているストレスや不安とどう向き合えばよいのかといった悩みをもっているカップルもいる．看護師は，さまざまな不安に対する十分な情報を提供するとともに，相談できる体制を作り，カップルのニーズに適切に応えていくことが重要である．

具体的には，カップルが納得した意思決定ができるように，患者の視点に立ち医師と協働して治療の適応・目的・方法・手順・効果・副作用，通院方法，費用，日常生活の留意点などについて情報提供や説明を行うとともに，それらの事柄が正確に理解されているかを確認することが大切である．特に治療効果の指標となる妊娠率や生産率，流産率などについては個人の年齢や不妊原因に合わせた統計データを提示することで，過度な期待を修正し，正しく理解できるように支援する必要がある．その上で，カップルが不妊治療に対してどのようなニーズをもっているのか，今後どうしたいのか，どこまで治療を希望しているのかを十分に考え，相談できるようにする．そして，今後の治療についてカップルが見通しをつけられるように，医師と患者間の調整を行うことも求められる．

生殖補助医療を受ける意思決定が固まった上で，治療スケジュールが開始される．その際，生活に支障なく，身体的にも心理・社会的にも問題なく遂行されるよう，施設内外，専門職・自助グループなどのリソースを適宜紹介したり，健康を維持する生活や異常を早期に発見し対処できるセルフケアについての指導，ストレスへの対応やカップル間で十分なコミュニケーションが図れるような支援を行う．

しかし，意を決して生殖補助医療にステップアップしても，治療のかいなく妊娠できなかったときには，カップルの関係を脅かす現実に直面する．カップルの間で生殖補助医療や子どもに対する意識や思いの違いが露呈するからである．そこで，カップル間のコミュニケーションを適宜アセスメントし，両者間でスムーズな自己表出が図れ，互いの信頼関係や大切に思う気持ちを高め，悲嘆プロセスを乗り越えられるよう支援する．そして，さらに治療を続けるのか否かの意思決定の支援が求められる．

4 治療終結時の看護

生殖補助医療を受けても妊娠できる確率は20％前後であり，治療を繰り返しても必ずしも全員が妊娠できるわけではない．その現実をわかっていながらも，もしかしたら次の治療で妊娠できるのではないかと治療を続けているカップルも多い．治療の終結は遺伝的なつながりのある子どもをもつことをあきらめることにつながり，カップルにとって新たなライフスタイルを受け入れたり家族を再構築しなければならなくなる．このまま妊娠できないのではないかというあきらめと治療を続けなければ妊娠できないという迷いから，終結の意思決定に時間を要することも少なくない．

そこで，これまでの経過に寄り添いながら，カップルで納得して選択できるように支援することが大切である．カップル間で治療終結の思いが異なっている場合もあり，治療終結への揺らぎがある場合も多い．結論を急ぐことなく，共に揺らぎ，カップルが自分たちの思いに自ら気付くのを待つことが必要である．そのためにも，どうして子どもが欲しいのか，自分たちにとって子どもがどういう意味をもつのか，カップルで答えを見つけられるように支援するとともに，不妊であった経験やこれまでの治療の経験を意味あるものとしてとらえ，自分自身を受容し再統合する機会をもてるよう支援することが必要となる．そして，これまでとこれからのカップルの選択を尊重するとともに，今後の生活の再調整に加え，治療後の健康管理についても支援していくことを伝える．

治療の終結に伴い，不妊カップルには，子どものいない人生という選択肢や**養子縁組**という選択肢も現れる．この情報については治療中からも提供するが，この機会にあらためてカップルの意向を確認し，必要時には再度情報を提供する．

➡ 養子縁組については，4章4節3項p.95参照．

5 不妊カップルへの社会的支援

1 社会的支援

|1| 不妊専門相談センター事業

不妊専門相談センターは，次世代育成支援の取り組みの一つとして各都道府県，指定都市，中核市で整備が進められ，2022（令和4）年11月現在，95事業がそれぞれの設置主体で展開されている．そこでは，医師および看護職が，医療機関への受診を迷っている者，現在治療中の者，あるいは治療を終結した者など，不妊に悩むカップルからの相談に対応したり，不妊治療に関する情報提供を行っている．

|2| 健康保険の適用

これまで不妊治療，特に生殖補助医療は各施設が自由診療で最新技術を組み合わせたオーダーメイド治療を行っていたため，体外受精1回の治療費は40～70万円と高額であった．そこで，厚生労働省は不妊治療の経済的負担の軽減を目的に，「不妊に悩む方への特定治療支援事業」として配偶者間の不妊治療に要する費用の一部を助成する「特定不妊治療費助成制度」を展開した．

その後，2022（令和4）年の診療報酬改定で人工授精等の「一般不妊治療」，体外受精・顕微授精等の「生殖補助医療」の基本的な一連の診療（標準診療）が保険適用となった．ただし，体外受精・顕微授精等における年齢・治療回数の要件はこれまでの助成制度と同様で，治療開始時に女性の年齢が43歳未満であること，回数も40歳未満であれば1子につき通算6回まで，40歳以上43歳未満であれば通算3回までとなっている．不妊治療が保険適用となったことで治療を受けやすくなったカップルがいる．一方で，保険適用には前述の条件が設けられているほか，先進医療や自由診療を標準診療と混合できないことなどによって，これまで以上に自己負担が大きくなったカップルもいる．そのため，今後の保険適

保険適用にならないケース

①女性が年齢制限を超えている，②治療回数制限を超えている，③保険適用となる治療に伴う先進医療は自己負担となる，④場合によってはオプションがつくことで治療そのものも適用外となる場合もあるなど．

用範囲の拡大が期待される状況である．

3 仕事と不妊治療の両立支援

働きながら不妊治療を受けるカップルが増加傾向にあるにもかかわらず，仕事と不妊治療との両立ができずに，16％の女性が離職しているという報告もある．女性の離職は企業にとっても有能な人材の損失になるため，厚生労働省は「仕事と不妊治療の両立支援のために」というリーフレットを作成し，職場での不妊治療に対する理解を深め，従業員が働きやすい環境を整えることへの啓発を行っている．リーフレットには，不妊治療の内容や職場での配慮のポイント，仕事と治療の両立に役立つ制度などが紹介されている．

また，仕事と不妊治療の両立に対する理解と配慮を求めるためのツールとして，事業主に対しての「不妊治療連絡カード」が作成された．このカードを用いることによって，不妊治療を受ける，もしくは今後予定している従業員が企業や職場に不妊治療中であること，または不妊治療を予定していることが伝えやすくなるとともに，企業や職場と従業員をつなぐツールとして活用されることが期待されている．

4 自助グループ

専門家の手を借りず体験者同士の自発的なつながりで結び付いた自助グループは，とかく孤独感を感じやすい不妊カップルの仲間づくりに大いに貢献している．また，メンバー間で，不妊であることや不妊治療に伴う体験を共有でき，相互支援ができるという特徴をもつ．このような不妊体験者による自助グループが全国各地でできている．自助グループは，おしゃべりの会や研修会の開催，ニュースレターの発行，ホームページの開設など体験者への直接的なサポートに加え，生殖医療を取り巻く問題や不妊に悩むカップルの問題を社会へ発信するなど，多岐にわたる活動を行っている．

2 医療的支援

不妊カップルの多様なケアニーズに対応するために，不妊カップルを中心として生殖医療チームが展開される（図8-8）．チームは，医師，看護職，エンブリオロジスト（胚培養士），臨床心理士，臨床検査技師，薬剤師，ソーシャルワーカー，事務職員など，さまざまな職種によって構成され，必要時に連携を取り合い，それぞれが提供できる専門技術を認識して協働で治療を進めていく．そのチーム医療の中枢を担うのは，医師と看護師である．医師は，医療的側面からカップルをとらえアプローチしていくが，その傍らで看護師は，医師のプランニングの援助，診療の介助のほか，カップルの背景やニーズ

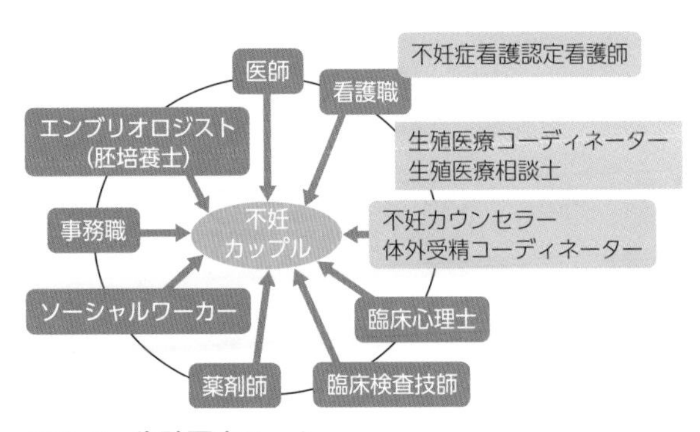

図8-8 生殖医療チーム

に合わせ，意思決定を尊重しながら検査や治療がスムーズに進行するような支援を行う．また，必要なタイミングで，他職種に助言を求めることができるため，そのチームの中で担う役割は大きい．

日本看護協会が認定している**不妊症看護認定看護師**＊も，不妊カップルに対するケアの重要な担い手として期待されている．さらに，生殖医療の質向上を目指し，学会独自が認定している資格として生殖医療コーディネーター（看護師のみ）や，生殖医療相談士，不妊カウンセラー，体外受精コーディネーターがある．これらの資格は，前述の専門職が重複してもつ資格である．

用語解説＊
不妊症看護認定看護師
不妊症看護分野において，熟練した看護技術と知識を用いて，水準の高い看護実践のできるものを指し，他の看護分野と同様，「実践」，看護職者に対する「指導」と「相談」の三つの役割をもつ．

引用・参考文献

1) Broekmans, F. J. "Ovarian Aging：Mechanisms and Clinical Consequences". Endocrine Reviews. 2009, 30（5），p.466.
2) 日本産科婦人科学会編．産科婦人科用語集・用語解説集．改訂第４版．日本産科婦人科学会事務局，2018，p.322.
3) 国立社会保障・人口問題研究所．第16回出生動向基本調査（結婚と出産に関する全国調査）第Ⅱ部夫婦調査の結果概要．http://www.ipss.go.jp/ps-doukou/j/doukou16/doukou16_gaiyo.asp,（参照 2023-08-16）．
4) 日本産科婦人科学会臨床倫理監理委員会登録・調査小委員会．令和３年度倫理委員会（現臨床倫理監理委員会）登録・調査小委員会報告（2020年分の体外受精・胚移植等の臨床実施成績および2022年７月における登録施設名）．日本産科婦人科学会雑誌．2022，74（9），p.1417. http://fa.kyorin.co.jp/jsog/readPDF.php?file=74/9/074091408.pdf,（参照 2023-08-16）．
5) 日本生殖医学会編．生殖医療の必修知識 2020．日本生殖医学会，2020，p.58.
6) 前掲書5），p.173.
7) 荒木重雄ほか編．不妊治療ガイダンス．第３版．医学書院，2003，p.99.
8) 東梅久子．"不妊症の治療"．不妊に悩む女性への看護．佐藤孝道編著．メディカ出版．2010．p.41,（女性に寄り添う看護シリーズ，2）．
9) 前掲書4），p.1414-1415.
10) Mahlstedt, PP. The psychological component of infertility.Fertility and Sterility. 1985, 43（3），p.335-346.
11) 岸田佐智．体外受精適応となった不妊女性の情緒的反応．高知女子大学紀要，自然科学編．1996，44，p.51-63.
12) Boxer, AS. Images of infertility. Nurse Practitioner Forum. 1996, 7（2），p.61.
13) 前掲書4），p.1414.
14) 斉藤英和ほか．生殖補助医療技術を用いて治療した不妊患者の心理的援助と介入．赤松医学財団女性研究報告書．1999，6，p.38.
15) 松島恭子．生殖補助医療とメンタルヘルスケア：不妊をめぐる男性心理と心理カウンセリング．日本遺伝カウンセリング学会誌．2017，38（3），p.47-56.
16) 野澤美江子．不妊治療を受けているカップルのこころとケア．アクティブ・ナーシング：心を癒す．南裕子編．講談社，2005，p.306.
17) 福田貴美子．"高度生殖補助医療の看護"．不妊に悩む女性への看護．佐藤孝道編著．メディカ出版，2010，p.75,（女性に寄り添う看護シリーズ，2）．
18) 厚生労働省．仕事と不妊治療の両立について．https://www.mhlw.go.jp/bunya/koyoukintou/pamphlet/30.html,（参照 2023-08-16）．

重要用語

妊孕性
不妊
不妊治療
一般不妊治療
生殖補助医療
意思決定支援

9 加齢とホルモンの変化

学習目標

- 加齢による女性の心理・社会的，身体的特性を理解する．
- 加齢によるホルモンの変化を理解する．
- 更年期・老年期女性の健康問題について理解する．

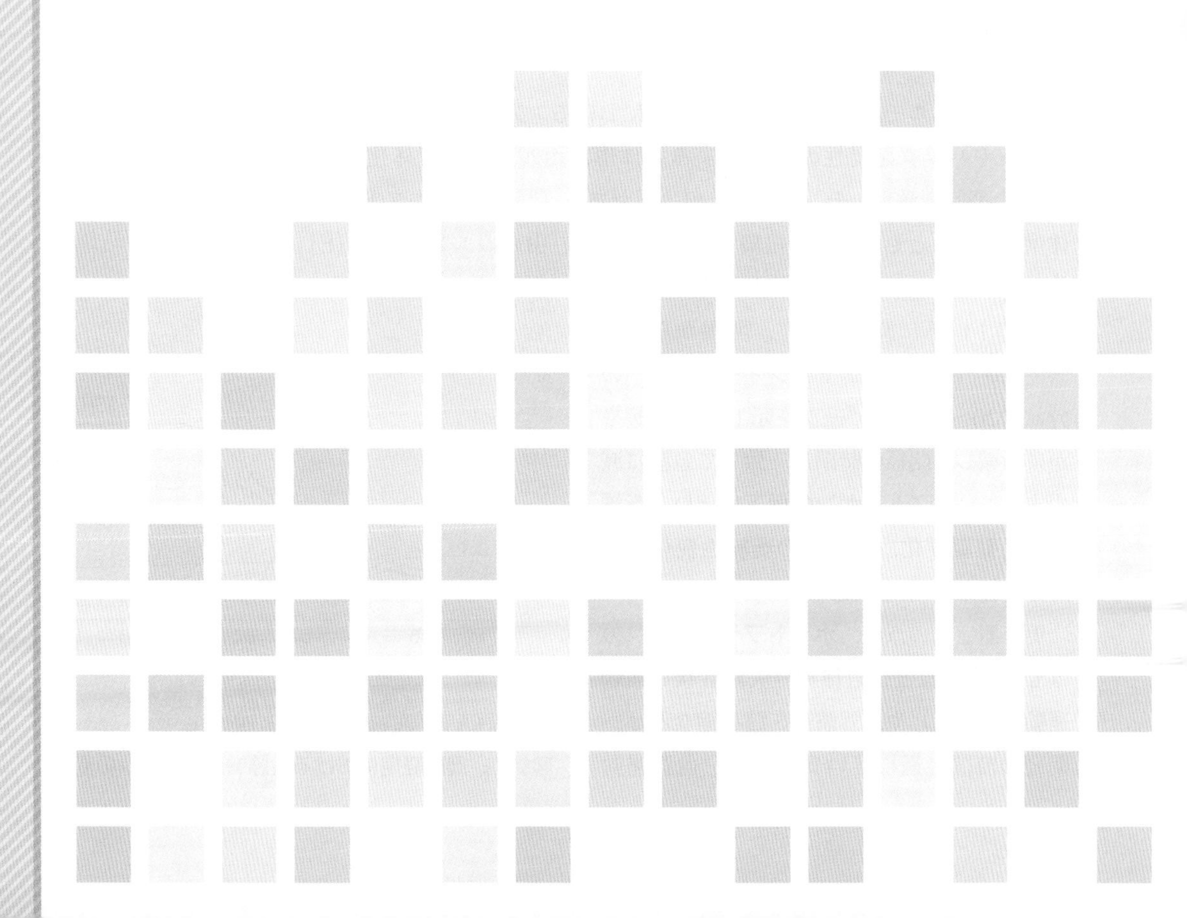

1 更年期女性の特徴

更年期とは，生殖期から老年期への移行期であり，閉経を挟んだ前後５年の計10年間をいう．この時期には，加齢に伴い性腺機能が衰退し，特に卵巣では排卵などの機能が消失し始め，やがて月経が不順から完全に閉止し，閉経に至る．その後は生殖内分泌機能が低下する．日本女性の平均閉経年齢は50.5歳である[1]．

更年期は，体力が低下し，月経の停止や乳房の萎縮，体形の変化などにより女性らしさが喪失して加齢を感じやすい時期である．また，子どもの自立による役割の喪失や，親の介護・死別，仕事の責任が重くなるなど，家庭内でも社会的にも生活の変化が生じやすい年齢とも重なる．このようなライフサイクルの節目では，身体と環境の変化に対して自らの適応がうまくできないと，破綻を来して適応不全を起こし，心身の症状が現れやすくなって不定愁訴（ふていしゅうそ）を招く．

女性のライフステージは卵巣機能の活動に伴い，小児期，思春期，成熟期，更年期，老年期と区分されるが，更年期以降の疾病の成り立ちや予防の意義を考えると，更年期の健康な生活はその後の健康寿命を支える上でも重要である．

1 身体的特徴

閉経（menopause）とは，卵巣における卵胞の消失による永久的な月経の停止をいい，その判定は，月経が停止して12カ月以上の無月経を確認して行う[2]．子宮摘出などで月経により判断できない場合には，ホルモン変化で判断する．

閉経期のホルモン変化の特徴に，卵巣におけるエストロゲンの分泌低下と，フィードバック感受性の低下による黄体形成ホルモン（黄体化ホルモン，LH）と卵胞刺激ホルモン（FSH）の上昇がある（図9-1）．エストロゲンは全体量が減るとともに卵巣外組織（主に脂肪組織）由来のエストロン（E1）が主体となり，エストロゲン全体としての活性は10分の１以下に減少する[3]．卵巣からのエストロン（E1），エストラジオール（E2）の分泌は20～30代でピークを示し，以後緩やかに漸減し，閉経の時期に一致して急激に減少する[4]．**エストロゲンの低下**に伴い，**脂質異常，動脈硬化，生殖器の萎縮性変化，皮膚の萎縮**などが現れる．

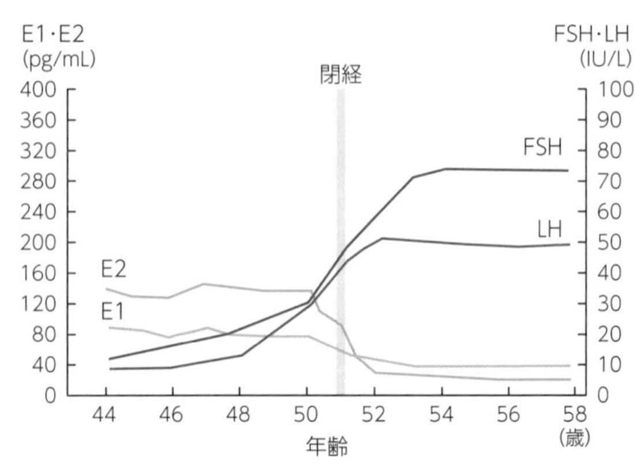

Gregerman, R.I, et al. "Aging and hormones". In Textbook of Endocrinology. Williams, R.H, eds., 6th ed., WB Saunders, 1974, p.1192-1212. 一部改変.

図9-1　周閉経期における性腺関連ホルモンの変化

更年期症状のうち，**ホットフラッシュ**（のぼせ），発汗などの自律神経失調症状（**血管運動神経症状**）や，外陰部・腟萎縮などは，閉経の時間経過に伴い変化する．血管運動

表9-1　更年期に出現しやすい症状・疾患

	症状・疾患	現れやすい年齢
月経異常	希発月経，機能性出血	40～50歳
自律神経失調症状（血管運動神経症状）	ホットフラッシュ（のぼせ），異常発汗，めまい	40代前半～50代前半
精神神経症状	頭重感，倦怠感，不眠，不安，憂うつ，記銘力低下	40代後半～60歳
泌尿器・生殖器系の症状	萎縮性（老人性）腟炎，外陰瘙痒症，性交障害，尿失禁	50代前半～老年期
心血管系疾患	動脈硬化，高血圧，脳卒中，冠不全	50代半ば～老年期
骨粗鬆症	脊椎椎体骨折，橈骨骨折，大腿骨頸部骨折	50代半ば～老年期
皮膚の萎縮	肌の弾力性の低下，しわ	40代後半～老年期

表9-2　更年期の心理社会的要因

女性性の喪失，老化の自覚	若いころとは体形が変わること，月経の停止や乳房の萎縮などにより女性らしさが失われる感覚が生じること，老眼が始まり，体力が低下することなどで老化を自覚する．
家族の変化	子どもの自立，夫の仕事や退職，親の介護と死別，孫の誕生など，家族に変化が生じることで，自分の生活への影響がある．
仕事や人間関係の変化	仕事の責任の変化，友人や近親者の病気や死別などにより，外からのストレスが増える．
老後に対する不安	定年後の生活と，それに伴う経済的な不安，自分の健康への不安などを感じる．

神経症状は閉経移行期に始まり，閉経後１～２年でピークを迎える．腟乾燥は閉経前から閉経後にかけて徐々に増加傾向がみられ，閉経後10年でピークに達する．エストロゲンの低下と欠乏に伴い，ホットフラッシュや発汗が早期に出現し，このような自律神経失調症状が現れた後に，倦怠感，うつ，不眠などの精神症状が出現する．エストロゲン欠落に伴い，エストロゲン標的臓器の機能変化が起こり，泌尿器・生殖器の萎縮，骨量減少（骨吸収亢進），脂質異常症（肝臓におけるLDL受容体の減少），動脈硬化が徐々に進行する（**表9-1**）．髪のつやの消失，皮膚の萎縮による肌の弾力性の低下，腟粘膜の萎縮による性交時の痛みなどで更年期症状を自覚することもある．

2 心理社会的特徴

　更年期は，老いを予感するような体力の低下や身体の変化を自覚する時期である．また，子どもの親離れや，仕事で忙しい夫の不在など，家族の中での母親や主婦の役割喪失もある．さらに，年老いた親の介護や死別，定年による老後の生活の不安など，周囲の環境や経済的な変化によっても生活のストレスが生じる．女性の社会進出により，結婚後も育児と仕事を両立する女性や，独身で仕事を続ける女性が増えており，仕事上の責任の重さでストレスが増していることも現代女性の特徴である（**表9-2**）．

　心理社会的な影響には，自覚・認識をする本人の性格やホルモンバランスの変化などの内的要因と外的（環境）要因がある．同じ外的要因であっても本人の認識や適応能力により反応は異なり，ストレスの感じ方は人それぞれである．

例えば，子どもが成長して進学や就職のために家から離れる時期と更年期の時期が重なると，母親は子どもの成長を喜ぶ一方で，大きな対象喪失感や役割喪失感を味わう．その結果，家庭に一人で取り残された主婦は，空虚感や不安感，抑うつ感などにとらわれて心身の不調を訴えるようになる．これを親元からひな鳥が巣立ち，空っぽになった鳥の巣にたとえて「**空の巣症候群**」と呼ぶ．症状としては頭痛や肩こり・不眠症・吐き気などが挙げられるが，不安や焦燥感などの精神的な症状と，食欲不振や頭痛などの肉体的な症状がみられるなど，うつ病や自律神経失調症ともよく似ている[5]．

回復を促す上で，夫との関係を見直すことや，新しい生活を楽しむことができるよう考え方を変えること，気持ちを切り替えて新しい趣味や生きがいを見つけることなどが有効である．

2 更年期女性の健康問題と看護

身体の内部変化に伴い外観の変化が生じることに加え，心理社会的環境が変化することにより，更年期女性は新しい状況に適応していくことが求められる．現在，更年期障害の症状に対しては，高血圧症・脂質異常症などの慢性疾患には，慢性疾患看護専門看護師，下部尿路症状には皮膚・排泄ケア認定看護師，骨粗鬆症や骨折の予防的介入には老人看護専門看護師，精神疾患に対応する精神看護専門看護師など，多くの専門家が存在している．複数の症状をコントロールするために，これらの各専門家から必要な知識や情報を得て，患者の対処能力を高めることで適応を促進することができる．

1 更年期障害

|1| 概要

更年期障害とは，更年期に現れる多種多様な症状のうち，器質的変化に起因しない症状の中で日常生活に支障を来す病態のことである[6]．更年期障害は，大きく分類すると自律神経失調症状，精神的症状，その他の３種類に分けられる（表9-3）．

更年期障害は，性腺（卵巣）機能の低下によるホルモン変化が視床下部の神経活動に変化をもたらし，さらに，加齢に伴う身体的変化，精神・心理的な要因，社会・文化的な環境因子などが複合的に加わることにより，神経性・代謝性のさまざまな生体変化を引き起こすと考えられている[6]．

日本女性医学学会では，のぼせ，冷汗，冷え性，心悸亢進など主として血管運動神経症状や精神神経症状が特徴的であるほか，性器の変化，関節痛，腰痛，骨粗鬆症などの症状を更年期症状として挙げている[7]．

更年期障害の症状の評価には，**更年期スコア**（表9-4）や**簡易更年期指数**

表9-3　更年期障害の諸症状

自律神経失調症状	・血管運動神経症状：のぼせ，発汗，寒気，冷え，動悸 ・胸部症状：胸痛，息苦しさ ・全身症状：疲労感，頭痛，肩こり，めまい
精神的症状	・情緒不安定：イライラ，怒りっぽい ・抑うつ気分：涙もろい，突然泣く，意欲の低下 ・不安感，焦燥感
その他	・運動器症状：腰痛，関節・筋肉痛，手のこわばり，むくみ，しびれ ・消化器症状：嘔気，食欲不振，腹痛，便秘，下痢 ・皮膚粘膜症状：乾燥感，湿疹，かゆみ・蟻走感 ・泌尿器・生殖器症状：排尿障害，頻尿，性交障害，外陰部違和感

表9-4　更年期スコア

	症　状	症状の程度		
		強	弱	無
熱　感	1. 顔がほてる			
	2. 上半身がほてる			
	3. のぼせる			
	4. 汗をかきやすい			
不　眠	5. 夜なかなか寝付かれない			
	6. 夜眠っても眼をさましやすい			
神経質，憂うつ	7. 興奮しやすく，イライラすることが多い			
	8. いつも不安がある			
	9. 神経質である			
	10. くよくよし，憂うつになることが多い			
倦怠感	11. 疲れやすい			
	12. 眼が疲れる			
記憶障害	13. ものごとが覚えにくくなったり，もの忘れが多い			
胸部症状	14. 胸がどきどきする			
	15. 胸がしめつけられる			
疼痛症状	16. 頭が重かったり，頭痛がよくする			
	17. 肩や首がこる			
	18. 背中や腰が痛む			
	19. 手足の節々（関節）の痛みがある			
知覚異常	20. 腰や手足が冷える			
	21. 手足（指）がしびれる			
	22. 最近，音に敏感である			

（SMI），**クッパーマン更年期障害指数**などを用いる．これらには，治療の効果判定や問診が簡略化でき，客観性が得やすいなどの利点がある一方で，精神疾患との鑑別が困難，指数にない症状が把握できない，文化・社会環境・生活習慣などの違いが考慮されていないといった問題点もある[8)]．

plus α

男性の更年期

男性の更年期は，早ければ40歳前後から始まり，45～50歳前後で最も多くなる．男性ホルモンのテストステロンの低下が原因で，ホルモンがコントロールする免疫機能と自律神経の働きの調整が乱れることによって起こる．性欲低下，勃起障害（ED），射精障害といった性機能の低下や障害．身体症状では動悸，肩こり，のぼせ，顔のほてり，手足のしびれ，頭痛，発汗，冷え性などの不定愁訴．精神的には倦怠感，無気力，不眠，うつ傾向，自律神経失調症などの症状が現れる．

plus α

男性の更年期障害

加齢男性性腺機能低下症候群(late-onset hypogonadism：LOH症候群）ともいう．認知度が低く，女性の閉経のような明確な区切りがないため，自分が更年期障害だと気付かない人も多い．症状が重い場合には専門医による治療が必要であるが，自覚しづらく悩みを打ち明ける場所も少ないため，パートナーや家族の気付きが大切となる．また，三大成人病（がん・心臓病・脳卒中）を患っていると，発症しやすくなるといわれている．

また更年期障害の特徴的な症状であるホットフラッシュ，発汗などは，エストロゲン欠乏に起因するものであるが，これらの症状は必ずしも更年期女性に限定したものではないこと，また，不眠や憂うつなどのうつ状態も年齢や性差を問わず一般にみられるものが多いという点も指摘されている[9]．

2 診断，治療

更年期障害の診断には，更年期指数，血液検査と器質疾患を除外する鑑別診断を組み合わせて行う．更年期障害の治療には，薬物療法，心理療法，食事療法，運動療法などがある．薬物療法では，**ホルモン補充療法**（HRT），漢方療法のほか，SSRI（選択的セロトニン再取込み阻害薬）などの抗うつ薬，抗不安薬，睡眠薬などの薬剤が処方される．

3 看護のポイント

更年期障害にはエストロゲンの補充では改善しない症例もあり，その場合は，心理社会的要因への対応も必要となる．患者の心理社会的要因については患者の話から情報が得られるため，外来診療を重ね，医療者との関係性ができて初めて語られることもある．外来では話を聞く必要があるが，順番待ちをしている人が多いと，患者が医師に時間を取らせては迷惑になると考えたり，受診時に家庭の事情まで話す必要はないと遠慮したりすることも考えられる．したがって，患者から情報を得るために，看護師も積極的に話を聴く場所や時間を設ける必要がある．またその際には，「患者が環境や周囲の状況をどのように受け止めて対処しているか」「柔軟な考え方や対策ができているか」についても把握する．患者が価値観や適応状況について話すことで，自ら原因に気付き，対処方法を変えてストレスの軽減を図ることにつながる場合もある．

更年期障害は，消極的で考えすぎるタイプ，ストレスに弱い性格，抑うつ的性格の人に現れやすいといわれ，心理的に退行的・守備的になっていると処理の方向にゆがみが生じて，不定愁訴につながると考えられている．したがって，ストレス解消と環境整備などについてのアドバイスやカウンセリング，心理療法を行う．また，バランスのとれた食事と大豆イソフラボン含有健康食品の摂取を促し，生活習慣を整えるために適度な運動をし，睡眠の改善を図るなどの生活指導を行う．

2 下部尿路機能障害

1 概要

下部尿路機能障害*は，膀胱に尿をためられない蓄尿機能障害，膀胱から排出できない排尿機能障害，およびその他に分類される．**蓄尿機能障害**には，昼間・夜間の頻尿，腹圧性尿失禁，切迫性尿失禁などがあり，**排尿（尿排出）機能障害**には，排尿困難や排尿遅延，腹圧排尿などがある[10]．蓄尿機能障害と排尿（尿排出）機能障害を呈する主な原因を表に示す（**表9-5**）．

閉経ごろから下部尿路症状*（**表9-6**）が増加することが知られており，そ

plus α

ホルモン補充療法（HRT）の留意点

子宮摘出後の人と子宮を有する人で投与方法が異なり，前者はエストロゲンのみを，後者はエストロゲンと黄体ホルモンを併用する．併用療法で性器出血がみられるが，5カ月目以降ではほとんどみられなくなる．また，乳房痛・乳房緊満もみられるが，徐々に低下する．HRTで増加する可能性がある疾患として，冠動脈疾患，脳卒中，静脈血栓塞栓症，乳癌，卵巣癌が挙げられる．有害事象は，年齢，閉経後年数，併存疾患の有無，使用するエストロゲンの種類・量・期間・経路，黄体ホルモン併用の有無などによりさまざまであり，リスクを個別に判断する必要がある．

plus α

大豆イソフラボンの有効性

大豆イソフラボンの摂取量が多い人は，更年期障害のホットフラッシュ（ほてり，のぼせ）がみられにくいという報告がある．大豆イソフラボンの化学構造がエストロゲンと似ていて，不足したエストロゲンに代わって受容体と反応し，補足的に働くと考えられている．大豆イソフラボンを多く含む食品は，納豆，大豆飲料，豆腐，油揚げなどがある．

用語解説*

下部尿路機能障害

以前は排尿に関する障害の総称として「排尿障害」が用いられたが，2002年にInternational Continence Society（国際禁制学会）により，排尿に関する障害が「下部尿路機能障害」と定義され，2003年に日本排尿機能学会で日本語の用語の説明が行われた．

の原因として，エストロゲン欠乏による膀胱・尿道・腟の血流量や代謝活性の減少，神経伝達物質に対する反応性低下などが考えられる[11]．更年期には，腹圧性尿失禁と切迫性尿失禁を併せもつ，混合性尿失禁が増える．

一方，更年期に限らず，肥満（体重増加）や便秘により腹圧性尿失禁が悪化する場合や，分娩後から骨盤臓器脱が進行して，尿排出困難の原因となる場合もある．

2 アセスメント，検査

病態の確定が適切な治療への最短方法であるため，**排尿日誌**の記録・評価と問診を行い，その後パッドテスト，ストレステスト，残尿測定，検尿，骨盤底

用語解説＊

下部尿路症状

蓄尿・排尿に関する訴えのうち，患者・家族が認知した主観的な状態[12]．

plus α

排尿日誌

日本排尿機能学会ホームページからダウンロードが可能．http://japanese-continence-society.kenkyuukai.jp/special/?id=15894,（参照 2023-09-27）．

plus α

尿失禁用品

更年期以降の女性は，閉経後も生理用品を尿失禁用品の代用品として使用していることがある．生理用品と尿失禁用品のパッド類の形状は類似しているが，尿失禁用品は月経用に比べ値段が高い．これは内部のポリマーの素材や，肌に触れる表面の素材の品質が異なるためである．経血吸収用ポリマーでは尿吸収が遅く逆戻りするため，皮膚トラブルを起こしやすい．

表9-5　蓄尿機能障害・排尿（尿排出）機能障害を呈する主な原因

蓄尿障害	排尿（尿排出）障害
1. 膀胱の病態・疾患 ・尿路感染症（膀胱炎，尿道炎） ・膀胱結石 ・膀胱腫瘍 ・間質性膀胱炎 ・過活動膀胱 ・低コンプライアンス膀胱，萎縮膀胱 2. 腹圧性尿失禁 3. 骨盤臓器脱 4. 子宮筋腫 5. 神経系の疾患 6. エストロゲン欠乏 7. 心因性 8. 薬剤性 9. その他	1. 膀胱・尿道の病態・疾患 ・膀胱頸部閉鎖 ・加齢に伴う排尿筋低活動 ・膀胱憩室 ・膀胱結石 ・尿道狭窄 ・尿道憩室 2. 骨盤臓器脱 3. 子宮筋腫 4. 神経系の疾患 5. 心因性 6. 尿失禁手術後 7. 薬剤性 8. その他

表9-6　主な下部尿路症状

蓄尿症状	昼間頻尿		日中の排尿の回数が多すぎるという患者の愁訴
	夜間頻尿		夜間に排尿のために１回以上起きなければならないという愁訴
	尿意切迫感		急に起こる，抑えられないような強い尿意でがまんすることが困難なもの
	尿失禁		尿が不随意に漏れるという愁訴．尿漏れは，汗や分泌物との鑑別が必要なこともある
		腹圧性	労作時または運動時，もしくはくしゃみまたは咳の際に不随意に尿が漏れるという愁訴
		切迫性	尿意切迫感と同時，または尿意切迫感の直後に不随意に尿が漏れるという愁訴
		混合性	尿意切迫感だけでなく，運動・労作・くしゃみ・咳にも関連して不随意に尿が漏れるという愁訴
排尿（尿排出）症状	尿勢低下		尿の勢いが弱いという愁訴．通常は以前の状態あるいは他人との比較による
	尿線途絶		尿線が排尿中に１回以上途切れるという愁訴
	排尿遅延		排尿開始が困難で，排尿準備ができてから排尿開始までに時間がかかるという愁訴
	腹圧排尿		排尿の開始，尿線の維持または改善のために力を要するという愁訴
	終末滴下		排尿の終了が延長し，尿が滴下する程度まで尿流が低下するという愁訴
排尿後症状	残尿感		排尿後に膀胱が完全に空になっていない感じがするという愁訴
	排尿後尿滴下		排尿直後に不随意に尿が出てくるという愁訴．この場合の直後とは，通常は，男性では便器から離れた後，女性では立ち上がった後のことを意味する

関戸哲利．“下部尿路症状”．下部尿路機能障害の治療とケア．谷口珠実，武田正之編．泌尿器Care&Cure Uro-Lo別冊，2017，p.30．
日本排尿機能学会用語委員会編．日本排尿機能学会標準用語集．第１版，中外医学社，2020．を参考に作成．

の評価を行う（表9-7）．神経因性膀胱では，尿流動態検査により膀胱・尿道の機能を把握することが予後の管理に役立つ．

3 治療

蓄尿機能障害の治療には，行動療法（生活指導，骨盤底筋訓練，膀胱訓練），電気・磁気刺激療法などがある．薬物療法としては，過活動膀胱や切迫性尿失禁に対しては，抗コリン薬やβ_3作動薬を使用する．

排尿（尿排出）障害には薬物療法と併せてカテーテル管理（間欠導尿または留置）を行う．尿路感染や結石などの合併症を予防するためには，留置カテーテルよりも間欠導尿が推奨される．

4 看護のポイント

排尿日誌の記録・評価や問診，病態を評価するための検査の実施および介助，使用している失禁対策用品の把握と皮膚トラブルの観察などを行う．下部尿路機能障害別の看護計画を表9-8に示す．更年期女性に多い腹圧性尿失禁では**骨盤底筋訓練**，過活動膀胱の場合は骨盤底筋訓練および**膀胱訓練**などの患者教育を行う．

排尿障害（尿排出困難）に対しては，薬物療法とカテーテルの管理についての指導を行う．さらに，膀胱機能を維持する目的で自己導尿を行う場合は，管理の理解と手技の獲得に必要な患者教育も行う．

表9-7　下部尿路機能障害の評価法

排尿日誌	1日の尿排出時刻と排尿量，起床・就寝時刻，失禁や尿意切迫感，飲水量を記録し，評価に用いる．
パッドテスト	尿失禁量を測定する．腹圧性尿失禁を誘発する動作を行って測定する1時間法と，通常生活内で行う24時間法がある．
ストレステスト	尿がたまった状態でいきみ，咳などにより腹圧をかけ，尿漏れの有無を目視確認する．
残尿測定	排尿直後に膀胱内に残った尿量を測定する．通常は50mL以下である．

表9-8　下部尿路機能障害別看護計画

障　害	看護計画
頻尿・尿失禁	生活指導，膀胱訓練，骨盤底筋訓練
尿閉／排尿困難	間欠導尿，自己導尿／間欠的バルーンカテーテル
尿意の問題	排尿誘導，超音波補助下排尿誘導法

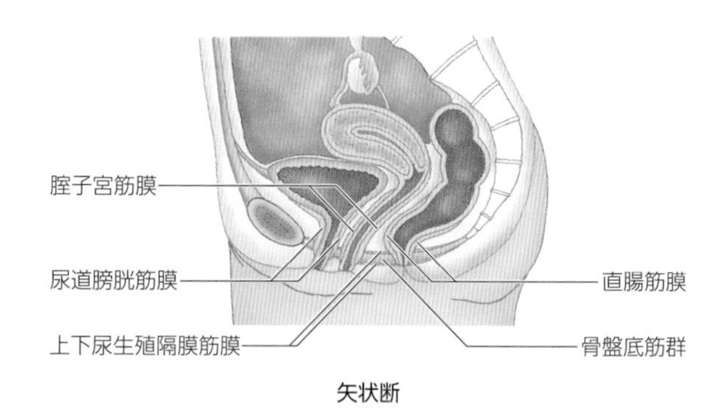

図9-2　骨盤内筋膜

a 骨盤底筋訓練

骨盤底を支える骨盤底筋群を鍛える運動である．骨盤底筋群は，筋肉や隔膜などで構成され，恥骨尾骨筋（肛門挙筋）が最も尿禁制に関与する（図9-2，図9-3）．骨盤底筋訓練とは，尿道口や腟と肛門周囲を取り囲む随意筋の収縮と弛緩を繰り返し行う．2秒程度の早い収縮と弛緩により速筋が鍛えられ，5～10秒の持続収縮と弛緩により遅筋が鍛えられる．腹圧上昇時に随意収縮することで，腹圧性尿失禁を防ぐことができ，また，尿意切迫感を伴う過活動膀胱では，尿意を感じて随意収縮を行うことで排尿が抑制されて我慢しやすくなる．

b 膀胱訓練

早めに排尿する習慣を改め，適切な膀胱内蓄尿量を回復することを目的に，尿意を感じてから排尿までの時間を少しずつ延長する．2～3時間間隔の排

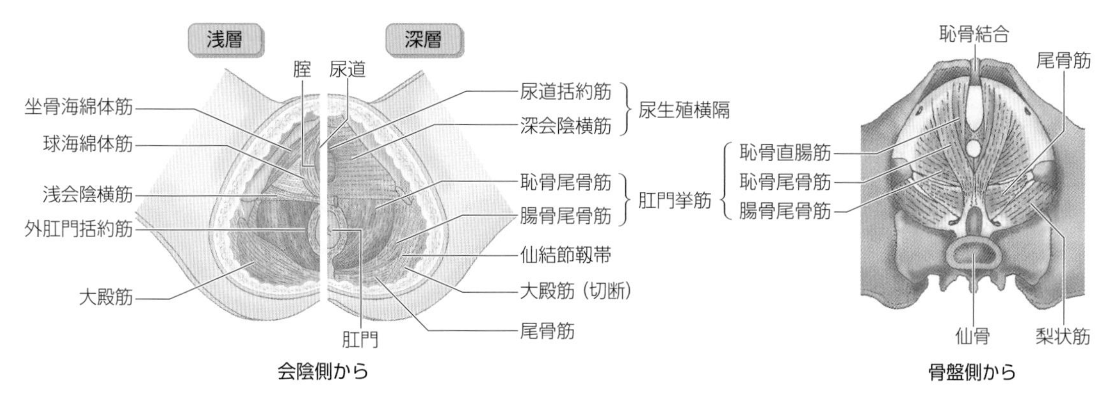

図9-3　**骨盤底筋群**

尿，150mL以上の尿量など，患者と目標を決めて蓄尿を維持する．リラックスや，尿意から気を紛らわす工夫が役に立つ．骨盤底筋訓練と併用して行う．

> **plus α**
> **排尿自立支援加算，外来排尿自立指導料**
> 2016年の診療報酬改定により，入院患者の「排尿自立指導料」が加算された．2020年に「排尿自立支援加算」（入院基本料）と「外来排尿自立指導料」に拡大された．施設基準を満たせば，①尿道留置カテーテル挿入中で，抜去後に下部尿路症状が見込まれる患者，②尿道カテーテル抜去後に，尿失禁，尿閉などの下部尿路障害の症状を有する患者に対し，評価（アセスメント）と包括的ケアを実施することで加算される．

3 骨粗鬆症

1 概要

骨粗鬆症とは，**骨強度**が低下し骨折の危険性が増加する骨格系疾患である[13]．女性は閉経後，エストロゲン欠乏に伴う高代謝回転型の閉経後骨粗鬆症が生じ，高齢になるまで続く．

骨強度を規定する要因としては，**骨密度**が7割，**骨質**が3割を占めるといわれる．骨質の内容としては，微細構造，骨代謝回転，微細骨折の集積，骨組織の石灰化の程度などが挙げられる．

骨強度 ＝ 骨密度（7割）＋ 骨質（3割）

骨粗鬆症は閉経後の女性に特有な疾患として知られるが，脂質異常症，高血圧症，動脈硬化症とも密接な関連がある．また，骨折により姿勢異常が起これば消化器症状や心機能低下などの合併症のリスクが高まる．逆に高血圧症や動脈硬化症，あるいは糖尿病を有する女性では骨質の低下を招き骨粗鬆症のリスクを高めるなど，併存する疾患が互いに影響し合って各病態を悪化させる[13]．

骨粗鬆症の病型は，**原発性骨粗鬆症**と**続発性骨粗鬆症**に分けられる（**表9-9**）．

a 原発性骨粗鬆症

原因となるほかの疾患がなく，加齢などが基本的な要因であるものをいい，骨粗鬆症全体の95%以上を占める．閉経後骨粗鬆症が代表的であるが，男性にもアンドロゲンの減少からエストロゲンの欠乏を来す同様の病態があり，これを男性骨粗鬆症という．また，まれではあるが，産褥期に脊椎圧迫骨折を来す妊娠後骨粗鬆症も含まれる．診断基

表9-9　**骨粗鬆症の病型分類**

原発性骨粗鬆症
- 閉経後骨粗鬆症
- 男性骨粗鬆症
- 特発性骨粗鬆症（妊娠後骨粗鬆症など）

続発性骨粗鬆症

準は，脆弱性骨折（外傷によらない骨折）の有無と骨密度の２項目で診断し，脆弱性骨折の椎体骨折または大腿骨近位部骨折があれば，骨密度に関係なく原発性骨粗鬆症と診断される[14]．

b 続発性骨粗鬆症

骨代謝に影響を及ぼすさまざまな全身疾患・局所性疾患や服用している薬，栄養障害や力学的刺激低下をもたらす状態などにより二次的に起こる骨粗鬆症であるため，原因疾患や病態も異なる．原疾患と骨粗鬆症の治療を行う．

2 治療

カルシウム製剤，エストロゲンによるホルモン補充療法，活性型ビタミンD_3薬，ビタミンK_2薬，ビスホスホネート薬，選択的エストロゲン受容体モジュレーター（SERM），カルシトニン薬，副甲状腺ホルモン薬などを用いた薬物療法が行われる．

エストロゲン，ビスホスホネート，SERMなどの製剤は，高骨代謝回転を示す閉経後骨粗鬆症において骨吸収を抑制することを目的としている．服薬管理指導では，継続する必要性の認識と飲み忘れを防ぐ工夫を検討する．

3 看護のポイント

骨粗鬆症は予防に勝る治療法はないといわれ，特に女性の場合は，初経前の思春期からの適切な栄養とカルシウムの摂取，および運動の励行が重要である[15]．看護においては，骨粗鬆症の危険因子のうち，除去し得る危険因子を除くよう生活指導を行うことが大切である（表9-10）．

4 脂質異常症

日本人の血清脂質調査によると，女性の場合，総コレステロール（TC）とLDLコレステロール（LDL-C）の値が50歳ごろから急激に上昇し，中性脂肪

表9-10　除去可能な危険因子と生活指導

危険因子		生活指導の要点
栄養	カルシウム不足 ビタミンD不足 ビタミンK不足 リンの過剰摂取 食塩の過剰摂取 極端な食事制限（ダイエット）	骨粗鬆症治療時の推奨摂取量 ・カルシウムの摂取推奨量は700～800mg/日．カルシウム摂取で骨量は増加するが，摂取を中止すると効果はなくなる． ・ビタミンDの摂取推奨量は400～800 IU/日．ビタミンD摂取により，小腸でのカルシウム吸収が促進される． ・リンや食塩を過剰に摂取すると，余剰を排泄するときに，カルシウムも一緒に排泄される．
運動	運動や活動量の低下	・閉経後の運動が骨量に影響する． ・運動強度が中等度の運動（ウオーキング，ランニング，エアロビクスなどの身体活動）が腰椎の骨量低下を防止する． ・軽度の運動では骨への影響は少ない．
その他	日照不足	ビタミンD活性化を促進するためには，日照が必要である．
	喫煙	喫煙はビタミンを破壊する．
	過度の飲酒	過度の飲酒は骨芽細胞の活性を抑制する．また，消化管を障害し栄養の吸収を阻害する．
	多量のコーヒー摂取	多量のコーヒー（カフェイン）摂取は排尿を促し，カルシウムも排泄される．

（TG）値は40歳以後に上昇する．また，HDLコレステロール（HDL-C）値は50歳以後に低下する傾向がある[16]．閉経によるエストロゲン濃度の低下が，**脂質異常症**の頻度を増加させると考えられている．

脂質異常症では，食事を含めた生活習慣が血清脂質値に大きく関与するため，一次予防として生活習慣の改善（食事療法，運動療法，禁煙）を行い，肥満を軽減することが大切である[17]．食事療法では，エネルギー摂取量を減らすと体脂肪量が減少し，食物繊維や食物性コレステロールの摂取量を増やすとコレステロールの吸収が阻害されてLDL-C値が低下し，脂質や炭水化物を制限するとTGの合成が抑制される．運動はHDL-Cを増やし，TGを減らし，インスリン感受性を高め，ストレス解消に有効で，免疫や脳機能を高める．運動不足はメタボリックシンドロームの主要な原因となるため，中等度の強度の有酸素運動を毎日30分以上続けることが推奨されている[17]．血清脂質値が下がらなければ薬物療法を行う．

5 動脈硬化

動脈硬化の危険因子には，高コレステロール血症，高血圧，喫煙，糖尿病，ストレスなどがある．エスロトゲンにも末梢血管抵抗を低下させる作用があるため，閉経以降，女性の血圧は上昇する．高血圧が動脈硬化を進展させることで，女性では閉経平均年齢の50歳ごろから内皮依存性拡張反応が低下し，動脈硬化の初期症状の血管内皮障害が生じる[18]．

1 高血圧の生活指導

生活指導として，食塩制限，肥満解消，運動，禁煙，節酒に関する指導を行う．血圧が高値であれば薬物療法を併用する（**表9-11**）．

2 薬物療法

降圧薬としてカルシウム拮抗薬，ACE阻害薬およびアンジオテンシンⅡ受容体拮抗薬（ARB），β遮断薬，α遮断薬，利尿薬などが投与される．

看護師は，血圧測定と服薬管理を継続するよう患者教育を行う．

表9-11　高血圧の生活指導の要点

食事療法（食塩制限）	食塩制限が重要である．摂取目安は6g/日未満であるが，日本の平均食塩摂取量は13g/日と多いため，食塩制限を行う．
肥満解消	食事量の制限と適正体重の認識が必要である．咀嚼して食べる，バランスよく食べる，規則正しく食べるなどの食事指導を行う．エネルギー摂取と消費のバランスをとる．
運　動	運動を毎日継続することで，血圧も低下する．最大酸素摂取量の50％程度の有酸素運動を30分以上継続することが推奨されている．
禁　煙	能動的喫煙だけでなく，受動的喫煙や環境喫煙も危険因子となるため，禁煙と併せて環境を整えることが必要である．
節　酒	アルコールの多飲は血圧を上昇させ，降圧薬の抵抗性の原因となるため，節酒を継続すれば降圧効果が持続する．

6 更年期うつ

1 概要

更年期の卵巣機能の衰退は，自律神経症状をはじめ，内分泌系や免疫系の失調症状，精神神経症状などを引き起こす．閉経に至る内分泌環境の変化は情緒や感情に影響を及ぼし，更年期における心理社会的ストレスは内分泌変動に関与すると考えられている[19]．更年期には精神疾患の発症も多く，症状が更年期障害によるものなのか，あるいは更年期に発症したうつ病によるものなのかを鑑別することは容易ではないため，精神科医との連携が必要である．

更年期の女性では，空の巣症候群からくる喪失感や老いへの不安などに対して，葛藤しながらも自分なりに受け入れて新しい生活に適応していくという成長が認められるが，心理社会的状況がうつ病を発症する要因にもなり得る．

2 診断，治療

うつ病の診断には，自記式の心理テスト〔**自己評価式抑うつ尺度（SDS）**，**自己診断チェックシート（SRQ-D）**など〕を用いる．更年期障害の精神疾患症状と診断された場合には，ホルモン補充療法（HRT），漢方療法，向精神薬による薬物療法，カウンセリングなどを行う．薬物療法では，抗うつ薬，抗不安薬，選択的セロトニン再取込み阻害薬（SSRI），セロトニン・ノルアドレナリン再取込み阻害薬（SNRI）などが用いられる．

3 看護のポイント

抑うつ気分や意欲低下で家事ができないことに対する罪責感があり，休養や気分転換ができずに頑張りすぎて自分を追い込んでしまうことがある．疲労や倦怠感を認めるため，休養することが必要である．看護師が傾聴や共感に基づく支持的な面接を行い，さらに人生観や価値観を変容させるような認知療法を加えることも症状の改善に有効である．更年期の女性が自分のありのままを大切に感じて認めることで，自己尊重を促していくことが大切である．

plus α

更年期外来

現在は更年期障害の治療を行うことに主眼が置かれているが，治療だけでなく，更年期からの健康管理や健康増進を目的とした医療を提供することが，今後の課題である．しかしいまだ，予防医療や生活指導，十分に話ができる外来診療体制や医療システムの構築には至っておらず，医療保険制度でカバーされる範囲も限られている．費用負担のあり方，自費診療の限界などとも併せて今後の医療を考える必要がある．

3 老年期女性の特徴

日本産科婦人科学会の用語集によると，老年期は「更年期・周閉経期を経て卵巣機能が完全に消失した時期をいう．老年期の開始は，社会生活の変化や身体の変化も一様ではなく，社会状況や高齢者の健康状態などによっても変化する」としている[20]．「老年期には身体能力の低下に加えてさまざまな老化現象が発現してくる．女性においては，とくに低エストロゲン状態の持続から，生殖器の萎縮，性機能の低下，骨量の減少・骨粗鬆症の増加，脂質異常症，心血管系疾患の増加，骨盤臓器脱，下部尿路症状の出現などさまざまな疾患が複合して生じ，生活の質（QOL）を障害する」と解説されている[20]．

4 老年期女性の健康問題と看護

日本人女性の平均寿命は87.09歳（2022年）であり，100歳まで生存する割合も増えている．高齢になると生活習慣病の発症率が高くなり，認知症やがんの割合も増加する．平均寿命から要介護期間を差し引いた**健康寿命**は，健康な

老年期女性の性の特徴

高齢者の性についての報告は乏しい．40～80歳の女性を調査した荒木の報告[21]によると，有配偶者の性交頻度は個人差が大きいが，50代から低下傾向がみられ，70代でも24％が月1回以上の性交渉をもっていること，性交渉の停止の理由では女性の関心の喪失が55％，男性の関心の喪失が32％，女性の性交痛が27％と，性交障害よりもむしろ関心の喪失が多いことが示されている．また，閉経を境に，女性の58％が性交渉による満足の減少を，74％が関心の減少を訴えており，ホルモン分泌の変化から性交障害や性的欲求の減少が生じていることが見て取れる．しかし，配偶者とどのような性的関係を望むかという問いには，生理的要素だけではなく，配偶者への愛情や夫の満足といった配偶者との関係性や，性的要求の充足のための行為など性交渉の質を重要視しており，肉体的にも精神的にも満足感が得られる性交渉のためには，性についての意識が影響していることがうかがえる．単身女性では，「雰囲気作り」「性交以外の愛撫を楽しむ」「性交の後，余韻を楽しむ」などの回答が配偶者のいる女性よりはるかに多く，性に対する積極的な姿勢も認められる．これらのことから，女性は相手との関係性や性交渉の質により，老年期でも性交渉を楽しむ柔軟性をもっており，女性にとって，肌のぬくもりを分かち合う，愛撫する，手をつなぐなど，身体的な触れ合いが精神的な安定感を得る上でも大切であると考えられる．

生活の一つの指標となる．日本人女性の平均寿命は世界第1位で，高齢になってなお健康で幸せな老後を過ごすことは，個人としてはもちろん，医療費を賄（まかな）う国家経済の面からも重要な課題となっている．健康寿命を延ばすための健康教育や慢性疾患の管理，地域全体で高齢者の生活を支援する地域包括ケアシステムの構築が，政策としても進められている．

老年期女性の中には，複数の慢性疾患をもち，対処能力や適応能力が低下している人もいれば，逆に，長年の生活経験から知恵や勇気をもって上手に対処できる人もいる．高齢者は個々人の価値観や能力の差が大きいため，個別性を大切にし，個人を尊重する態度で，それぞれに合った治療方法を選択することが不可欠である．症状や疾患による生活への影響を最小限にとどめ，健康寿命を延ばすよう，看護支援を行うことが重要である．

1 骨盤臓器脱

1 概要

骨盤臓器脱（pelvic organ prolapse：**POP**）とは，骨盤底の支持組織が脆弱化して骨盤底が弛緩することにより，腟から膀胱や子宮，直腸などの臓器が下垂・脱出することで，それぞれ，膀胱瘤，子宮脱，直腸瘤と呼ばれる．体位や姿勢，腹圧の負荷により，下垂や脱出の程度は異なる（図9-4）．

自覚症状としては，外陰部の下垂感や引っ張られる感じが受診のきっかけとなる場合や，入浴時に陰部に膨らみを触れたこと，陰部や股の間から何かが出てきたという明らかな脱出症状（ピンポン玉のようなものが触れた，なすのようなものが出てきたなど）を訴える場合がある．また，主訴は下部尿路症状や排便困難で，その原因精査により骨盤臓器脱が診断されることもある．

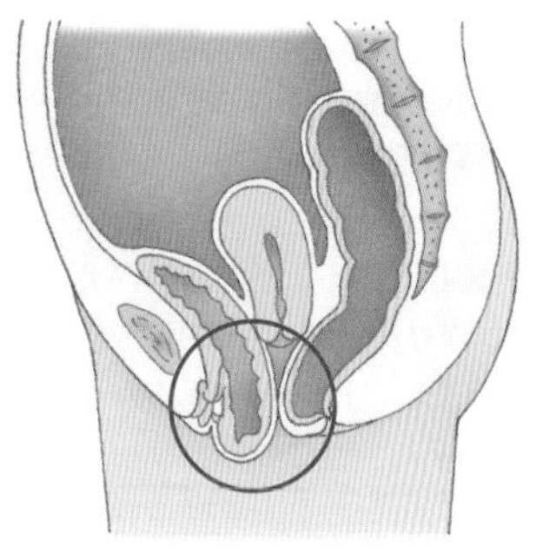

a. 膀胱瘤

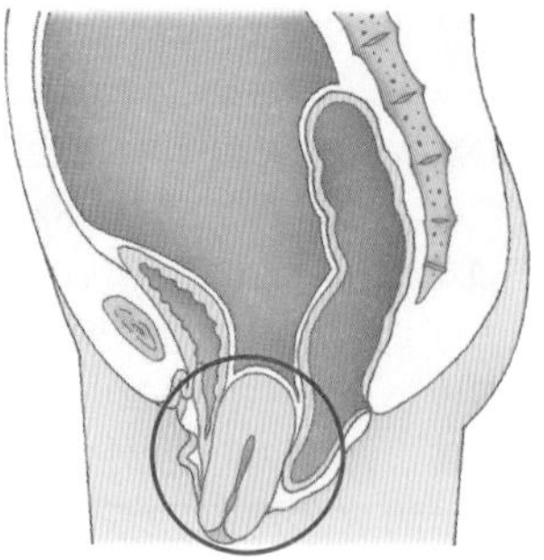

b. 子宮脱

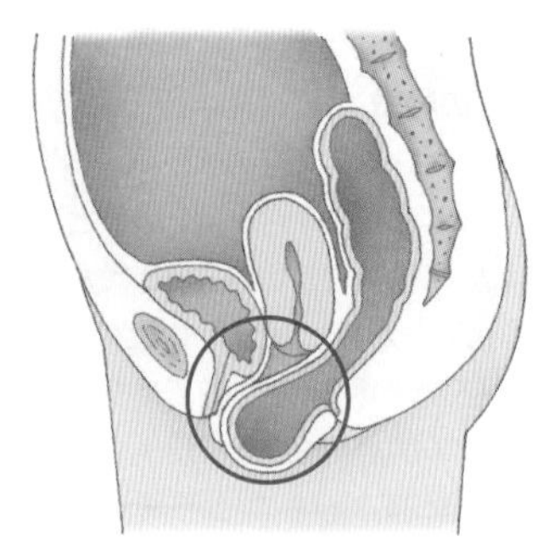

c. 直腸瘤

図9-4 骨盤臓器脱（膀胱・子宮・直腸）

a. リングペッサリー

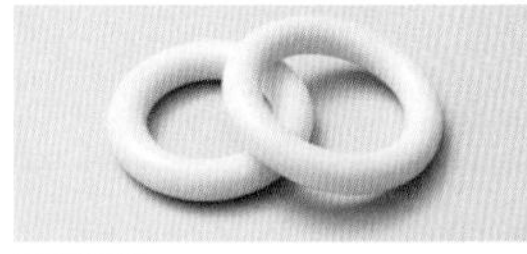

写真提供：
オリジオ・ジャパン株式会社

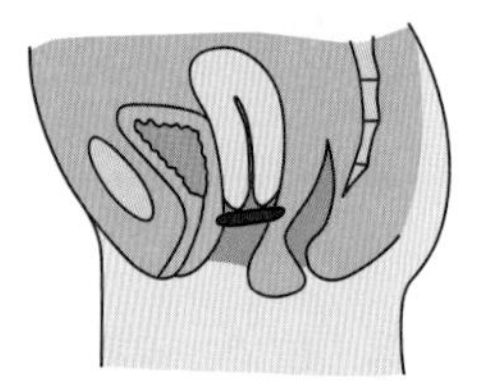

リングペッサリーを腟内に挿入する．適切なサイズのペッサリーを使用することにより，膀胱瘤・直腸瘤と子宮下垂を防ぐ．軟らかく装着しやすいポリ塩化ビニル製が多い．

b. 多種類のペッサリー

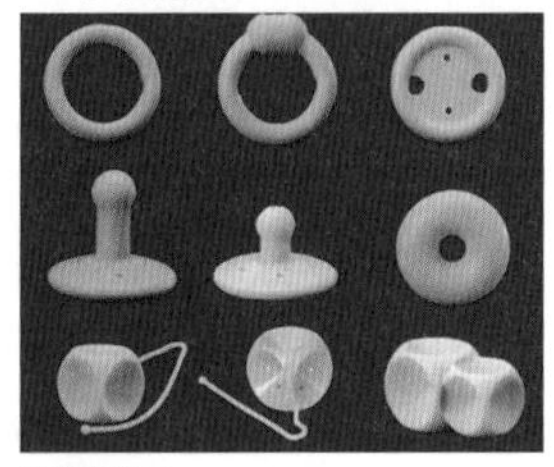

写真提供：
株式会社フジメディカル

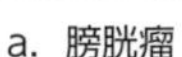

図9-5 ペッサリー

a.

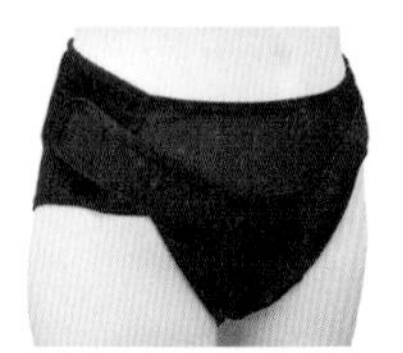

写真提供：合同会社アダム医健

骨盤底サポーターは，通常の下着に重ねて着用する．伸縮性のある生地で骨盤底を挙上する構造で，骨盤内臓器の下垂を留める．マジックテープにより調整が可能で，着脱も容易である．

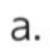

b.

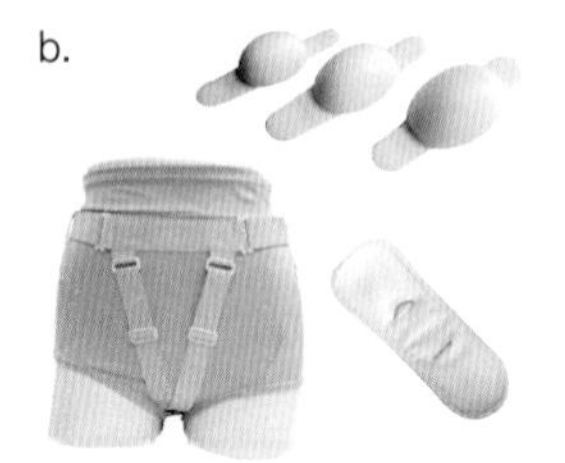

写真提供：株式会社女性医療研究所

凸型になったフェミクッション®を直接腟口にあてて臓器を受け止め，体内に保持する．クッションはシリコンゴム製で，専用のホルダーにセットし，サポーターを履いてベルトで固定する．

図9-6 サポート下着

2 治療

治療には保存療法と手術療法がある．

a 保存療法

保存療法には，骨盤底筋訓練による症状改善と悪化予防，および用手や用具により整復する方法がある．用具としては，経腟内に挿入するリング状のペッサリー（図9-5）や，体外から骨盤底を支えるサポート下着（図9-6）が用いられる．リングペッサリーを管理する方法には，自己着脱方式と連続装着方式があるが，施設の患者教育体制によって管理方法も異なっている．多くの施設では連続装着方式が採用されているが，腟炎やびらん，出血などの合併症が多いこと，自然抜去があると追加受診しなければならないことなどが問題である．自己着脱ができれば，夜間に臥床する際など不要時には取り除き，外出時や必要時に装着するという調整が可能になる．また，性生活を営むためには，自己管理法を獲得しておく必要がある．現在，国内でも多種類のペッサリーが入手可能になっている．

b 手術療法

重度の膀胱瘤や子宮脱に対しては手術による整復があるが，術式は多様で，外科手術で用いるメッシュを挿入して骨盤底支持組織を補強する手術や，腟断端を固定する手術，高齢で性機能を温存する必要のない場合には腟閉鎖術が選択されることもある．

3 看護のポイント

治療方法が複数あるため，その選択に迷う女性患者への意思決定のための支援，日常生活への影響の程度に応じた，サポート下着やリングペッサリーの自己管理のための指導，用手整復方法の指導，予防的な骨盤底筋訓練の指導などを行う．目標は，患者自身が実施できる対処方法を獲得し，日常生活に支障のないよう，生活の質を向上させることである．自己管理を行うための動機づけや気持ちの支援も大切である[22]．

2 萎縮性腟炎

1 概要

閉経後の腟壁は薄くなり，粘膜が萎縮する．そこに炎症所見を示すものを**萎縮性腟炎**（エストロゲン欠乏性腟炎，老人性腟炎）といい，外陰の粘膜萎縮に炎症があるものを外陰炎という．加齢に伴う卵巣機能の低下や卵巣摘除によるエストロゲンの欠乏が腟の萎縮性変化をもたらし，さらに自浄作用が低下することで細菌性腟炎が生じやすくなり，不正性器出血の原因となることもある．萎縮性腟炎では，性器症状として乾燥，瘙痒感，灼熱感，性交痛，帯下（黄色・悪臭），圧迫感・違和感がみられる．また，泌尿器症状としては排尿困難，血尿，頻尿，易尿路感染，失禁などがみられる[23]．

2 治療

ホルモン補充療法（HRT）や局所的に腟坐薬を用いる．局所投与のエストロゲンは，性器萎縮の治療に全身投与と同様に有効で，安全に用いることができる．外陰部の瘙痒に対しては，抗ヒスタミン薬を使用する．性交時の不快感には，潤滑剤（ゼリー）などを用いる．

3 看護のポイント

萎縮性腟炎や外陰炎の症状は，たとえ医療者に対してであっても相談や説明がしづらいため，悪化してからの受診になりやすい．高齢者の場合，入浴や外陰部の保清行為が欠如する人もいれば，逆に過剰に刺激性の強い石けんを用い

plus α
ホルモン補充療法

日本産科婦人科学会では，高齢女性においては，全身的なホルモン補充療法は冠動脈疾患や静脈血栓症，肺塞栓症を増加させ，さらに乳癌のリスクの増加にも関係するというWHI（Women's Health Initiative）などの研究報告を受けて，腟症状には局所的エストロゲン療法を推奨している．

てゴシゴシと洗いすぎて皮膚トラブルを生じさせることもある．適切な洗浄方法や皮膚保湿剤・粘膜の保護剤などの使用について適宜説明することも，予防や悪化防止に必要である．

引用・参考文献

1) 日本産科婦人科学会編．産科婦人科用語集・用語解説集．改訂第4版，日本産科婦人科学会事務局，2018，p.330.
2) 前掲書 1)，p.330.
3) 日本女性医学学会編．女性医学ガイドブック更年期医療編 2019 年度版．金原出版，2019，p.26-27.
4) 日本産科婦人科学会編．産婦人科研修医のための必修知識 2022 年度版．日本産科婦人科学会，2022，E45.
5) 前掲書 3)，p.166-175.
6) 前掲書 1)，p.75.
7) 前掲書 3)，p.22-23.
8) 前掲書 3)，p.328.
9) 前掲書 3)，p.33.
10) 日本排尿機能学会，日本泌尿器科学会編．女性下部尿路症状診療ガイドライン．第2版，リッチヒルメディカル，2019，p.55-60.
11) 前掲書 10)，p.84-85.
12) 関戸哲利．“下部尿路症状”．下部尿路機能障害の治療とケア．谷口珠実，武田正之編．泌尿器Care & Cure Uro-Lo別冊，2017，p.30.
13) Anonymous. Osteoporosis Prevention,Diagnosis,and Therapy. NIH Consensus Statement. 2000，17（1），p.1-36.
14) 日本骨代謝学会，日本骨粗鬆症学会合同原発性骨粗鬆症診断基準改訂検討委員会．原発性骨粗鬆症の診断基準（2012 年改訂版）．Osteoprorasis Japan. 2013，21（1），p.9-21.
15) 骨粗鬆症の予防と治療ガイドライン作成委員会編．骨粗鬆症の予防と治療ガイドライン 2015 年版．ライフサイエンス出版，2015.
16) Arai H, Yamamoto A, Matsuzawa Y, et al. Serum Lipid survey and its recent trend in the general Japanese population in 2000. J Atheroscler Thromb. 2005，12（2），p.98-106.
17) 日本女性医学学会編．女性の動脈硬化性疾患発生予防のための管理指針 2018 年版．ライフサイエンス，2018，p.35-36.
18) 前掲書 3)，p.103.
19) 前掲書 3)，p.166.
20) 前掲書 1)，p.398.
21) 荒木乳根子．中年期・老年期女性におけるセックス．アンチ・エイジング医学．2010，6（4），p.43-47.
22) 谷口珠実．女性下部尿路機能障害のベストマネジメント：骨盤臓器脱患者の看護．臨床泌尿器科．2015，69（3），p.298-302.
23) 前掲書 3)，p.197.

重要用語

閉経	骨粗鬆症	更年期うつ
更年期障害	脂質異常症	骨盤臓器脱
下部尿路機能障害	動脈硬化	萎縮性腟炎

◆ 学習参考文献

❶ **日本女性医学学会編．女性医学ガイドブック：更年期医療編．2019 年度版，金原出版，2019.**
中高年・高齢女性の健康問題を網羅した最新の考え方，方向性，そして実践方法についてまとめられているガイドブック．

❷ **日本排尿機能学会編．女性下部尿路症状診療ガイドライン．第２版，リッチヒルメディカル，2019.**
排尿症状を有するすべての女性患者を包括的に診療するために作成された最新のガイドライン．

❸ **谷口珠実，加藤久美子編著．女性泌尿器科疾患の治療とケア．泌尿器 Care&Cure Uro-Lo 別冊，2019.**
女性の泌尿器疾患のケアを行うために必要な基礎知識とケアの方法について専門家がわかりやすく解説している．

❹ **谷口珠実，武田正之編著．改訂版 下部尿路機能障害の治療とケア．メディカ出版，2023.**
下部尿路機能障害の病態の理解と実践に即活用できる．「排尿自立支援加算」「外来排尿自立指導料」にも対応している．

❺ **日本排尿機能学会用語委員会編．日本排尿機能学会標準用語集．第１版，中外医学社，2020.**

10 特殊なニーズをもつ妊産婦と家族への支援

学習目標

- 特定妊婦の妊娠・出産・育児における問題を理解する.
- 特定妊婦と生まれた子への支援について理解する.
- 不妊治療後の妊娠に伴う問題について理解する.
- 不妊治療後に妊娠した妊産婦の心理と，その支援について理解する.
- 外国人妊産婦が抱える問題について述べることができる.
- 外国人妊産婦と家族への支援について述べることができる.

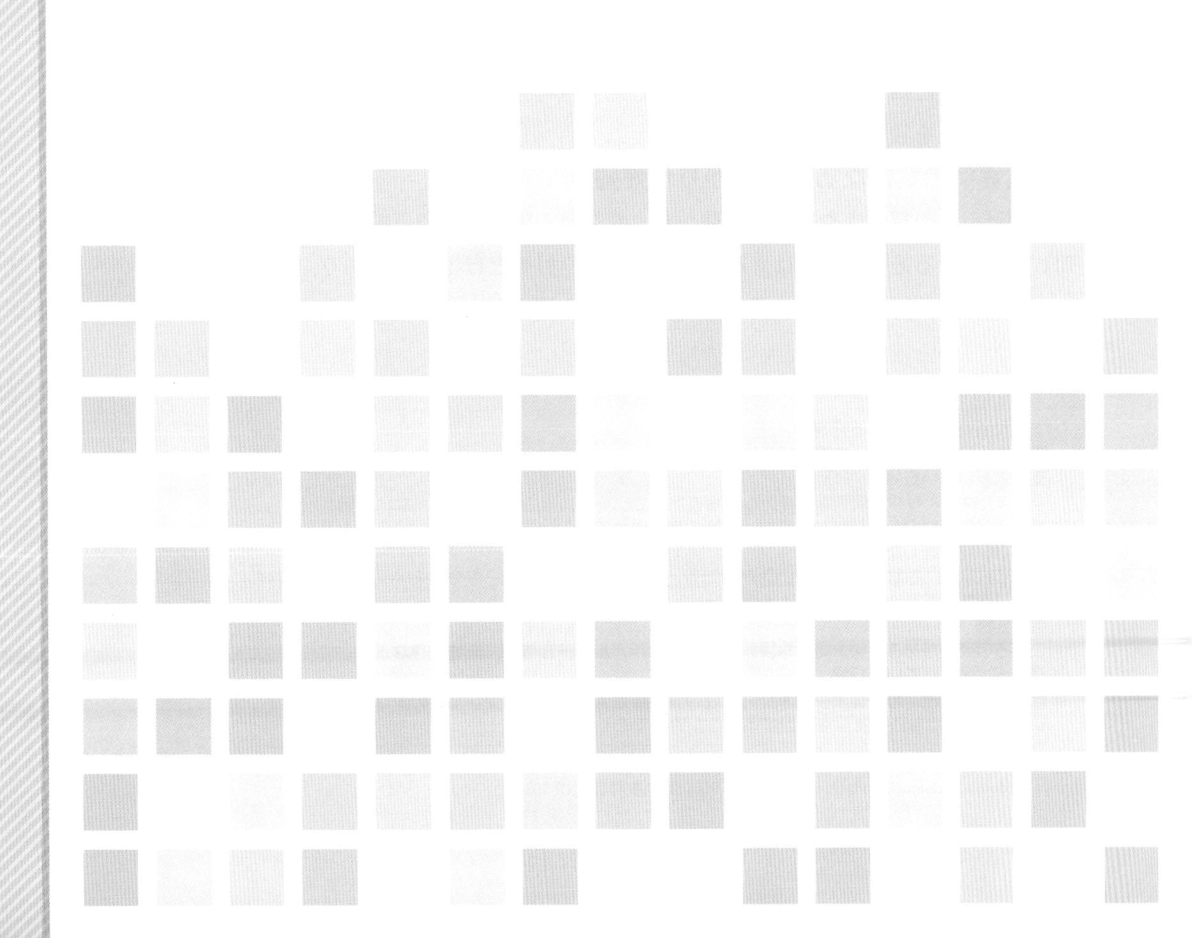

1 社会的ハイリスク・特定妊婦と生まれた子への支援

1 社会的ハイリスク・特定妊婦と関連する事項の定義

1 特定妊婦

特定妊婦とは，児童福祉法では「出産後の養育について出産前において支援を行うことが特に必要と認められる妊婦」（児童福祉法第６条の三第５項）と定義している．表10-1 に示すような，養育上の困難が予測される妊婦となる．**要保護児童対策地域協議会**＊に情報提供され特定妊婦として登録されると，その妊婦に対して具体的な支援方針などが協議され継続的な支援が行われる．特定妊婦は全妊婦の 1.1 ～ 1.2％といわれるが[1]，近年その数は増加している．

コンテンツが視聴できます（p.2参照）

「出産後の養育について出産前において支援を行うことが特に必要と認められる妊婦」

●特定妊婦関連動画［1 部］母子保健から考える特定妊婦〈アニメーション〉

用語解説＊

要保護児童対策地域協議会（要対協）

児童福祉法第 25 条の二第２項に基づき，要保護児童の早期発見や適切な保護を図ることを目的とし，地方公共団体により設置される．関係機関によって情報交換や支援内容の協議を行い，適切な連携の下に対応していく．必要時には，関係機関に対し資料や情報提供，意見など協力を求めることが可能である．

2 社会的ハイリスク妊婦

社会的ハイリスク妊婦とは，「様々な要因により，今後の子育てが困難であろうと思われる妊娠」[2]で妊娠期から明確な問題により継続的な支援を必要とし，特定妊婦よりもその対象は広い．全妊婦の 9.5～14.9％とされる[1]．

「社会的」について明確な定義はないが，子育ての困難さにつながる妊婦自身の被虐待歴や成育歴，望まない妊娠や妊婦健康診査（妊婦健診）未受診・中断歴などの妊娠に関する要因，精神疾患や発達障害などの心身の健康状態，経済的困窮や住所不定等の家庭環境などが含まれる．また，すでにいる子どもへの不適切な養育やボンディング障害など，ネグレクトに通じる要素も入る．そのため，特定妊婦とは別に「要フォロー妊婦」「（社会的）ハイリスク妊婦」として連携体制を独自にとる自治体もある[2]．

3 看護師の気になる・気がかりな妊婦[3]

看護師自身の気づきや過去の経験から，看護師が関わる上で五感を通して察知した**気になる妊婦**の特徴は，社会的ハイリスク妊婦とほぼ同じであり，妊婦の対人関係の問題や子どもの養育困難を予測する要素が含まれている．出産・

➡ 気になる妊婦の特徴については，特定妊婦関連動画〔1 部〕参照．

表10-1　特定妊婦

①**すでに養育の問題がある妊婦**
　要保護児童，要支援児童を養育している妊婦．
②**支援者がいない妊婦**
　未婚またはひとり親で親族など身近な支援者がいない妊婦，夫の協力が得られない妊婦など．
③**妊娠の自覚がない・知識がない妊婦，出産の準備をしていない妊婦**
④**望まない妊娠をした妊婦**
　育てられない，もしくはその思い込みがある，婚外で妊娠した妊婦，すでに多くの子どもを養育しているが経済的に困窮している状態で妊娠した妊婦など．
⑤**若年妊婦**
⑥**こころの問題がある妊婦，知的な課題がある妊婦，アルコール依存，薬物依存など**
⑦**経済的に困窮している妊婦**
⑧**妊娠届の未提出，母子健康手帳未交付，妊婦健康診査未受診または受診回数の少ない妊婦**
　なお，未受診となった背景を把握することが重要である．

厚生労働省．子ども虐待対応の手引き（平成 25 年 8 月改正版）．https://www.mhlw.go.jp/seisakunitsuite/bunya/kodomo/kodomo_kosodate/dv/dl/130823-01c.pdf，（参照 2023-07-10）．

育児に対するネガティブな発言や不適切な行動，視線を合わせない，反応がないなどコミュニケーションのとり方の問題，たばこのにおいがする，不衛生な衣服など，気付いた情報を記録に残し，家庭環境や本人の情報のアセスメントにつなげることで問題が明確化することもある．

4 未受診妊婦[4-6]

未受診妊婦とは，定義に一定の見解はないが，妊婦健診を1回も受けずに分娩または入院に至った，全妊娠経過を通じ健診受診回数が3回以下，あるいは最終受診日から3カ月以上受診がないなど，妊婦健診の受診回数，頻度に問題がある妊婦をいう．母子健康手帳を取得しないまま出産する妊婦は約0.25%いるとされ[4]，HELLP症候群や常位胎盤早期剝離などの産科合併症の頻度が高く，母体の死亡率も高い．早産や低出生体重児の頻度も高く，母児ともに分娩期周辺のリスクは高い．施設外で出産する割合も高く，また出産しても隠し通そうとして児を遺棄するなど，社会的に容認されない事態を招く場合もある．

未受診の場合は，収入や住居がないなど日常生活そのものが立ち行かない場合もある．また，妊娠へのアンビバレントや否定的な感情，あるいは無関心から妊娠や子どもが生まれる事実に向き合えない，出産を決意できないなどの状況がある．誰にも相談できず，出産準備は先送りされ，現実に向き合えないまま分娩が開始し出産に至ることになる．

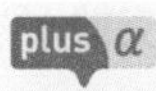

0日・0カ月児の死亡事例

生後24時間に満たない，日齢0日児の死亡事例を0日児事例，日齢1日以上月齢1カ月未満児の死亡事例を0カ月児事例という．両者を合わせた0日・0カ月児の心中以外の虐待死事例では，その多くが妊娠の届け出をしておらず，一人暮らしや経済的問題など，妊娠期の問題が継続していた[9]．こういった事例を防ぐには，妊娠する前から妊娠に関する相談機関があることなどを伝えるとともに，一度でも医療機関にかかったことのある妊婦には，その後の経過を継続して把握し，安全な出産につなげる必要がある．

2 社会的ハイリスク・特定妊婦への公的支援体制

特定妊婦は，妊婦自身の健康問題や生まれた子の養育に対して支援する優先度が高い．そのため，妊娠期からの養育環境整備とともに，生後早期からその後に向けた継続した支援が必要であり，母子保健事業に加え，養育支援訪問事業による支援が行われる[7]．

➡ 母子保健事業については，4章1節3項p.75参照.
➡ 養育支援訪問事業については，4章1節2項p.74参照.

自治体は，特定妊婦と生まれた子への支援を提供するために，要保護児童対策地域協議会を設置し，市町村の児童福祉課や児童相談所などの児童福祉関係機関，保健所や産科・小児科などの保健医療機関，その他の関係機関のネットワークを構築する．要保護児童対策地域協議会では，市町村の児童福祉・母子保健等の担当部局が調整役となり，守秘義務の下，関係機関間の情報共有がなされ，役割分担や責任の所在を明確にした連携が行われる．児童相談所は専門的判定や児童保護など行政権限の発動，介入を行う．

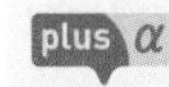

要保護児童対策地域協議会の対象

児童福祉法第6条の3に規定する要保護児童を対象とする．虐待を受けた子どもに限らず，非行児童なども含まれる．

2022（令和4）年に「児童福祉法等の一部を改正する法律」が成立し，2024（令和6）年4月から市町村における**こども家庭センター**の設置が児童福祉法により努力義務化された[8]．また，家庭生活に支障が生じている特定妊婦などとその子どもに対し，生活のための住居や食事などの提供，児童の養育に関する相談・助言・情報提供などその他必要な支援を行う**妊産婦等生活援助事業**が創設された．母子保健法でも，「母性並びに乳児及び幼児」に対する相談および支援が規定され（第9条の二），特定妊婦を含む支援の必要な妊産婦・

子どもへの支援が強化される．

3 社会的ハイリスク・特定妊婦と生まれた子の健康問題

|1| 妊婦としてのセルフケア，保健行動上の問題

社会的ハイリスク・特定妊婦は，**保健行動上の問題**がみられやすい．望まない妊娠や妊娠継続への迷い，頼れる相談者がいないことなどが，妊婦としてのセルフケア*のブレーキになっている．

> **用語解説＊**
> **セルフケア**
> 自身の安寧やより良い健康状態，健康維持・改善のために取り組む日常生活行動であり，生きていく上でどの人にも必要なことである．妊婦が自身の健康状態維持・改善のために行う行動もセルフケアに含まれる．

|2| 親役割獲得と胎児・子どもとの絆（ボンディング）形成に関わる問題

妊婦は妊娠中に胎児との情緒的な体験を積み重ね，その子との強い結び付き，絆（ボンディング）を形成し，出産後は生まれた子との関係性に引き継がれる．そして，子どもへの擁護的関わりや養育行動へ，母親としての役割行動となっていく[10]．しかし，妊婦としての保健行動上に問題がみられる場合，妊娠や胎児への否認的な感情が根底にある．胎児につながりを感じられないまま出産となり，子どもに対する否定的感情や敵意，攻撃的な感情は，子どもの拒否やネグレクト(neglect) など不適切な養育につながる[11]．

➡ 絆（ボンディング）については，1章1節3項p.16参照．

➡ ネグレクトについては，4章5節2項p.100参照．

|3| 精神的問題[12]

特定妊婦には精神面に問題のある妊婦が含まれる．特定妊婦の60％に精神疾患が認められ，未治療や治療中断も少なくない．同年代の女性に比べ，精神症状をもつ妊産婦の自殺や心中は多い．いらいらや抑うつ，パニック発作，自傷行為などの精神症状は，妊婦や褥婦のセルフケアの低下とともに，母児間の関係性形成に影響を及ぼす．

|4| 身体的問題

特定妊婦は身体面のリスクの高い妊婦でもある．初診が遅い，受診頻度が少ないために，妊娠週数や胎児の成長の評価，母体合併症や基礎疾患の精査が不十分となる．また，生活面の不安定さがあるため，セルフケアはおろか胎児機能の低下を把握できず適切な分娩時期を逸するなど，母児双方に影響を及ぼす．通常，母体に感染症があっても治療や分娩方法の選択により児の罹患を回避できるものが多いが，未治療のまま分娩となり児の罹患リスクは高まる．

4 社会的ハイリスク・特定妊婦と生まれた子へのケア

社会的ハイリスク・特定妊婦へのケアを提供するに当たり，保健医療機関など関係諸機関における情報共有や連携は必須である．妊婦との信頼関係の下に支援を提供するには，他機関への情報伝達について，妊婦の意思に沿うこと，同意を得ることが望ましい．

同意を得られない場合は，支援につなげるため，児童福祉法に基づき市町村に情報提供を行う．情報提供がこの規定に沿って行われる限り，秘密漏洩や守秘義務違反にはあたらない（第21条の十の五）．

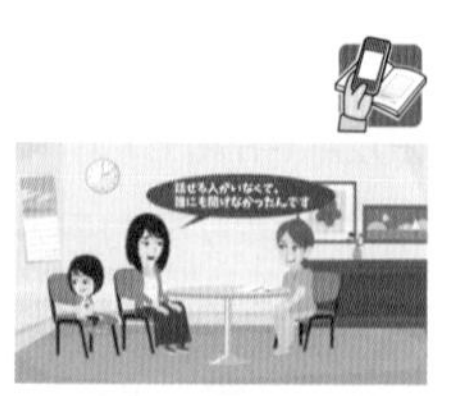

●特定妊婦関連動画［2部］特定妊婦のアセスメント（事例）〈アニメーション〉

1 社会的ハイリスク・特定妊婦の早期発見[13)]

社会的ハイリスク・特定妊婦の早期発見のために，自治体への妊娠届け出時や医療機関への初診時にスクリーニングが行われている．問診や保健指導などで表出された妊婦の困り事に真摯（しんし）に耳を傾けることで，家庭での問題が明確になる場合もある．

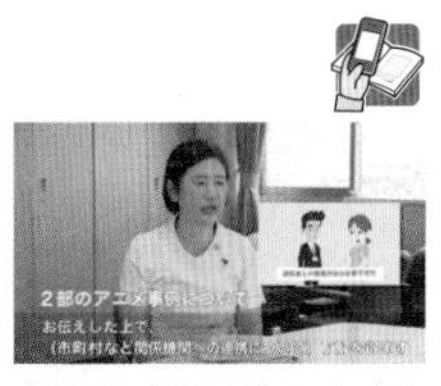
●特定妊婦関連動画［3部］特定妊婦の看護ケア〈動画〉

2 援助関係の形成

支援関係形成には批判や指導ではなく，妊婦にとって理解者，支援者であり安心感のある存在となる必要がある．何らかの問題を抱えている場合には時間をとり，丁寧に問診を行う．家族背景，パートナー，支援者，同居者，収入源とともに，妊娠判明時の情緒面をも明らかにしていく．また，受診までの経緯やパートナー，周囲の人の反応，妊婦の対象理解を深めることにもつながる．

妊婦本人は抱える問題に気付いていないか，支援を得る必要性を感じていない場合もある．そのため，目に見えやすい生活上の困り事に真摯に向き合い，実現可能な解決策を見いだしつつ，さらに周囲の人との関係性の問題や葛藤などを明らかにしていく．

3 親になることへの意思決定支援

望まない妊娠と判明した場合，親になることへの意向を確認する．妊娠22週未満であり，母体保護法第14条に該当する者は人工妊娠中絶の適応となる．その適応時期が過ぎている場合には，出産後に自身で育てるかどうか，特別養子縁組や里親制度，児童福祉施設の利用など，子どもの養育を他者に委ねるかどうかが選択肢となる．その際には，本人の立場で問題について共に考え，意思決定したことを支援してくれるキーパーソンが必要であり，未成年の場合には親や保護者がそれにあたる．意思決定の主体者は，あくまでも妊婦本人であることを忘れてはならない．

➡ 母体保護法第14条については，4章2節1項p.80参照．

➡ 特別養子縁組，里親制度については，4章4節3項p.95参照．

親になることへの意思決定支援は，医療施設の看護師だけでなく，地域の看護師（保健師）やソーシャルワーカー，児童相談所職員など他職種と共に行う．看護師は妊婦の意向を引き出し，代弁者の役割を担いつつ，この先の人生を考えるために必要な情報を提供する．決定をするのは母親（妊婦）自身であるというスタンスの下，母親と生まれた子にとっての最善の選択ができるよう，支援者は支援に徹する．そして，妊婦の選択を支持し，意向に沿って支援していく．

4 子どもの育つ環境，必要な養護を得られるかどうかの査定

社会的ハイリスク・特定妊婦の場合，子どもの成長・発達に必要な環境や養護が提供されるかどうか，母親となる妊婦の養育能力や家庭環境の査定が必要である．新生児期，乳児期の児にとって必要なのは，児の示す情緒に対し持続的に関心を示し，一貫した対応をしてくれる重要他者*の存在である[14)]．母親の，子どもを世話したい，守りたいという感情は，子どもへの絆（ボンディング）形成の指標でもある．児への感情を語る機会をもつこと，看護師がそれを知ることは，

用語解説*
重要他者
子どもが危機的状況の際に安全や安心を求めて近づいていく対象をいう．また重要他者に身体的・情緒的に近づいていこうとする子どもの心理的行動を愛着（アタッチメント）という．児にとって重要他者は日々の世話をしてくれる人であり，多くの場合は母親である．

アセスメントや支援となる．育児技術を習得しているかだけでなく，母親が児の反応をみながら世話をしているかどうかは，児との関係性や児の育つ環境を評価する重要な要素である．

子どもの保護について，最終的な判断は**児童相談所**が行う．産後の入院生活では，児への育児だけでなく，母親の生活状況を垣間見る機会ともなる．児童相談所をはじめ保健機関と情報共有し，児の保護の必要性や家庭生活に必要な支援について検討していく．

5 生活基盤，経済的な基盤を整える

生活場所や経済的な基盤を整えることは，育児支援と並行して行う必要がある．公的支援を受けるには，住民票のある市町村が窓口になるため，居住地と住民票の場所は一致するようにする．妊婦のニーズに合わせ，分娩費用や生活に必要な費用，子どもを育てていく上で利用可能な社会資源や制度（表10-2）について情報が提供されるよう，ソーシャルワーカーや市町村役場の関係部署，保健師と協働して支援する．

6 孤立を避ける，支援者を得る

妊婦が胎児の父親と必ずしも親密な関係性にあるとは限らず，入籍等の見通しや可能性のない場合もある．また，妊婦の両親など家族との関係性も希薄な場合が多く，妊娠について言い出せない，あるいは認めてもらえない，頼ることができないと考えていることもある．

出産・育児をする上で，母親が精神的に安定して児をケアしていくには，母親に対する実質的・情緒的な支援者の存在が欠かせない．家事や育児を手伝ってくれる人，困ったときに相談できる人が誰なのか，その人へ依頼する方法や内容を，妊婦と共に考えることは養育支援環境を整えるアプローチとなる．また，母子の存在や日ごろの生活状況の確認のため，公的機関（地区担当保健師・児童相談所）や地域資源となる人（児のきょうだいが通う保育園や地域の

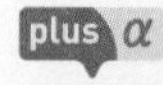

生活に必要な費用への支援

生活保護制度（生活保護法）が適用になる．生活保護は生活困窮に陥った国民のセーフティネットであり，世帯単位で所得保障する．生活保護世帯の生活需要に合わせて，各種費用に対応した生活扶助，教育扶助，住宅扶助，医療扶助，介護扶助，出産扶助，生業扶助，葬祭扶助の八つの扶助がそれぞれ支給される．

表10-2　分娩費用に対する支援

分娩費用	内　容	根拠法
出産育児一時金	健康保険や国民健康保険などの被保険者またはその被扶養者が出産したとき，一定の金額が支給される．	健康保険法
出産手当金	被保険者期間が１年以上の被保険者が出産した場合，産休中に継続して保険に加入していれば，出産前６週（多胎の場合は14週）から出産後８週の間の労務につかなかった日について，出産手当金が支給される．	健康保険法
入院助産	福祉事務所の所管区域内における妊産婦が，保健上必要があるにもかかわらず，経済的理由により，入院助産を受けることができない場合に，その妊産婦から申し込みがあったときは，その妊産婦に対し助産施設において助産を行わなければならない．	児童福祉法
出産扶助	生活保護法における八つの扶助の一つ．分娩の介助，分娩前および分娩後の処置，脱脂綿，ガーゼその他の衛生材料において，医療機関および在宅での出産に必要な費用（分娩介助料，沐浴料，分娩前後の処置料など）を基準額の範囲内で，原則，金銭給付する．	生活保護法

民生委員など）を確保し，役割分担を行う．

|7| セルフケア能力のアセスメントと精神的側面の健康問題の明確化

妊娠中や出産後の身体変化に伴い，情緒の変化やセルフケア領域に問題が生じる場合がある．特に精神疾患を合併している場合は，産褥期は睡眠不足をはじめ体調の変動が起こりやすく，育児や日常生活行動が不十分になりやすい．育児で生活が多忙になり受診中断や服薬の中断も起こりやすいため，精神科への受診を支援する．すでに精神科を受診している場合には，受診や服薬の中断がないか，受療状況を確認する．

plus α
望まない妊娠への支援
妊婦自身の未熟性から妊娠判明時に誰にも言えず，相談しない，できない妊婦も少なくない．望まない妊娠や出産について，電子メールや電話・窓口での相談や，児の受け入れ先があること，解決可能な問題であることを，妊娠可能な世代に広く伝える必要がある．

2 不妊治療後の妊産婦への支援

不妊に悩むカップルおよび不妊の検査や治療を受けるカップルは増加傾向にある．ここでは一般不妊治療や生殖補助医療（ART）といった不妊治療を受けて妊娠した事例で起こり得る問題や心理的支援について解説する．

➡ 不妊治療については，8章2節2項p.201参照．

1 不妊治療後の妊娠において生じる問題

|1| 流産

自然妊娠の流産率は10～15%であるが，**不妊治療後の妊娠**では20～25%と高く，特に生殖補助医療による妊娠は，一般不妊治療後の妊娠よりも流産率が高い[15]といわれている．流産の原因のうち，最も頻度が高いのは染色体異常であり，不妊治療の対象となる女性の高年齢化に伴いその頻度も上昇する．

|2| 異所性妊娠

生殖補助医療による異所性妊娠の発症率は，妊娠当たり1.3%であった．異所性妊娠を増加させる因子として，不妊原因である卵管因子，喫煙，複数胚移植が挙げられる[16]．

|3| 多胎妊娠

多胎妊娠は，単胎妊娠と比べて流産率・早産率が高く，母体では切迫流産・早産，妊娠高血圧症候群，妊娠糖尿病，分娩時出血を生じやすい．児では低出生体重児，早産が起因する脳性麻痺，精神・運動発達障害などの発生率が高く，多胎妊娠が母児にとってリスクであることは言うまでもない．

生殖補助医療による多胎の発生は，日本産科婦人科学会の見解（選択的単一胚移植）によって特に三胎以上の多胎は減少したものの，1個の胚盤胞移植でも一絨毛膜性双胎の発生頻度が増加し，双胎間輸血症候群，二児間の発育不均衡などを生じることがある[15]．また，排卵誘発剤を用いた一般不妊治療では，1個だけ排卵させることは難しく，多胎妊娠の発生を避けきれない．

|4| 周産期合併症

a 胎盤異常

生殖補助医療による妊娠では，前置胎盤，癒着胎盤，常位胎盤早期剥離の発生頻度が有意に上昇する[17]．これは，胚移植の手技のほかに凍結融解胚移植や，不妊の原因となる子宮内膜の状況，年齢も関与している可能性が報告されている．

b 早産

自然妊娠の早産率が５％であるのに対し，不妊治療後の妊娠においては約30％と高い[15]．早産率が上昇する理由の一つに多胎妊娠があるが，単胎妊娠であっても自然妊娠より不妊治療後の妊娠のほうが早産率が高いといわれている．その原因として，不妊の原因となる感染や不妊治療中の子宮内操作による感染などが考えられている．

c 帝王切開分娩

帝王切開分娩率も，体外受精妊娠においては42.1％と有意に高い[16]．その背景として，生殖補助医療の対象となる高年妊娠では母体合併症や，早産，低出生体重児などのリスクの上昇が考えられる．

d 先天異常

自然妊娠による出生で，児に染色体異常が生じる割合は約0.6％といわれているが，体外受精や顕微授精においては約３％と報告されている[18]．特に顕微授精においては，染色体異常やインプリンティング異常症*の発生が通常の体外受精－胚移植に比べて高い．乏精子症や無精子症などの不妊男性では染色体異常の頻度が高いことや，顕微授精の対象となるカップルでは男性だけでなく女性の染色体異常の頻度も高いことから，染色体異常の生じる割合が高い原因は顕微授精による操作の問題ではなく，顕微授精の対象となる男性および女性の因子が背景にあると考えられている[19]．

e 高年妊婦の合併症

不妊治療後の妊娠では高年初産婦*の占める割合が高い．そのため，高年妊娠に起因するさまざまな妊娠合併症が生じやすく，周産期死亡率も高まる．合併症として，妊娠糖尿病，妊娠高血圧症候群，子宮筋腫などがある．分娩時の異常として，胎児機能不全，胎位異常，軟産道強靱，児頭骨盤不均衡が多くみられ，帝王切開術率も上昇する．

> 用語解説*
> **インプリンティング異常症**
> ゲノム刷り込み現象（インプリンティング）の異常によって起こる先天異常疾患の総称．

> 用語解説*
> **高年初産婦**
> 日本において高年妊婦の年齢について明確に定義されていないが，日本産科婦人科学会発行の『産科婦人科用語集・用語解説集 改訂第4版』では，35歳以上の初産婦を「高年初産婦」と定めている．

2 不妊治療後に妊娠した妊産婦の心理と支援

不妊治療後であっても，一般不妊治療による妊娠や不妊治療後１年未満で妊娠した場合であれば，妊産婦の心理は自然妊娠とあまり変わらないといわれている．しかし，不妊治療が長期にわたる場合や生殖補助医療による妊娠の場合では，治療中の体験が原因となって，妊娠中から産後の育児までさまざまな問題を抱える妊産婦もいる．また，妊娠後は，不妊治療専門施設から妊婦健診と分娩を目的とする施設へ移ることもある．そこで，看護師は，個々の不妊治療による体験を理解した上で，関係者と適宜情報を共有するとともに，連携を取りながら，妊娠および母親役割への適応を促す必要がある．

1 妊娠の受容を促す支援

不妊治療中に負った心の傷や自尊感情が低下する体験から，妊娠を素直に喜べないことが多く，そのような自分を責めて受容できない妊婦もいる．自然妊娠と違い，検査によって胎嚢を確認する前に妊娠の可能性が示唆されるため，不妊治療後の妊娠では**生化学的妊娠（化学的流産）***を経験しやすい．不妊治療の不成功や流産経験など治療中のさまざまな挫折や喪失体験から，妊娠を喜んだ後に流産するかもしれないと予期的不安が生じ，周囲に対して妊娠の報告をためらったり，妊娠の届出までに時間がかかったりすることがある．

このような妊婦に対しては，妊婦の心理背景を理解し，気持ちを十分表出できるように関わることが大切である．妊娠を喜ぶ実感がわいてこないことは自然であると伝えた上で，妊娠に至るプロセスを振り返る時間をもち，これまでの努力を認める[20]．また，妊娠を一緒に喜ぶ人の存在は大きいことから，妊婦自身がパートナー，家族と共に妊娠を喜ぶことができるように温かく見守ることが必要である．そして不妊治療中，自尊感情が低下していた妊婦にとって，今回の妊娠や出産を自己実現につながるポジティブな体験にし，マタニティーライフを楽しく過ごしていけるように支援することが大切である．

用語解説 *
生化学的妊娠（化学的流産）
尿中にヒト絨毛性ゴナドトロピン（hCG）が検出されることで，生化学的には妊娠が成立したと判断される．しかしその後，超音波検査で胎嚢が確認される時期（妊娠4～5週）以前に流産となった場合をいう．

2 妊娠中の不安と対児感情への支援

一般不妊治療後の妊婦と自然妊娠の妊婦では，妊娠中に感じる不安に差がない．しかし，生殖補助医療を受けた妊婦の多くは，流産や母体および胎児の異常が生じるのではないかといった不安をもち，妊娠中に異常があればさらにその不安は増大する．そのため，腟出血や腹部緊満感など，わずかな症状にもおびえ，必要以上に安静を維持しようとしたり，定期の妊婦健診以外にもたびたび来院したりするなどの行動がみられる．また，不妊治療を受けたために異常が起こるのではないかといった不安は，出産後も継続することがある．このような不安は**対児感情***にも影響を及ぼし，妊娠末期においてはこれらの不安が大きいほど胎児に対する接近感情より**回避感情**が強くなり，妊娠末期の母親役割への適応が遅れる可能性[21]が示唆されている．

また，苦労してようやく妊娠できたという思いから，自分を特別な妊婦だと思う一方で，不妊治療をしたことで差別や特別視されたくない，治療を受けて妊娠したことを知られたくないという両価的な思いをもつこともある．したがって，妊娠経過に異常がなく合併症がなければ，自然妊娠した妊産婦と同じように生活していくことを勧める．しかし，流産や早産，胎児の異常に関する不安が強く，さまざまな不快症状を訴え，自ら安静を希望する妊婦に対しては，安易に励ますのではなく，妊婦の不安を十分に受け止め，本人が安心できる生活を送れるように意向を尊重することも大切である．

用語解説 *
対児感情
児に対する感情を指す．花沢は，母親の児に対する感情を，児を肯定し受容する方向の「接近感情」と児を否定し拒否する方向の「回避感情」に分け，評価している[23]．

3 母親になる過程に対する支援

不妊治療において喪失体験を繰り返してきた女性は，妊娠がゴールとなりがちで，妊娠後は無気力となって新たな目標を見いだせないことがある．また，流産や死産の不安から産後の生活や育児について想像したり，準備したりすることが難しく，分娩前準備教育に参加しなかったり，出産や新生児の物品準備が遅れがちになる妊婦も多い．そこで，不妊治療後の妊婦が母親役割を獲得していくためには，これまでの不妊や不妊治療体験を想起し，妊娠・出産に向けて頑張ってきた自己や夫（パートナー），家族を認め，肯定的な面に着目し，自分なりあるいはカップルなりの意味付けを支援していく必要もある．また，出産時の満足感はその後の育児に影響することから，自然妊娠の妊婦と同様，出産に向けて**バースプラン**の作成を勧めることは，出産のイメージを具現化することにつながる．その際，不妊治療後の妊娠においては，ハイリスク分娩になるケースも多いことを踏まえ，分娩様式が出産の評価に関係しないことを説明することも必要である．

➡ バースプランについては，ナーシング・グラフィカ『母性看護の実践』２章６節参照.

出産後，ようやく生まれた子どもに対してかわいいと思えない気持ちに戸惑いを感じることもある．そこで，**バースレビュー**を行う際には，これまでの努力や経験も合わせてねぎらうとともに，否定的な思いが混在することは自然であると伝え，自己評価の低下につながらないような配慮も必要である．特に児がNICUへ入院し母子分離した場合においては，早期から頻回に母子接触する機会をつくり，児への愛着や母親役割への意識の促進を支援することが大切である．

➡ バースレビューについては，『母性看護の実践』4章5節，6章3節参照.

また，不妊治療で妊娠した女性は産褥期に**マタニティーブルーズ**に陥るリスクが高いことや，周囲の期待をプレッシャーと感じたり自ら完璧を目指そうとする傾向から，子育てに対する自信がもてず，育児不安に陥りやすいといわれている．そこで，出産や授乳による疲労やストレス，睡眠状態に注意し，場合によっては休息や睡眠を確保するための援助や，不安に共感し育児技術の習得をせかさない配慮も必要である．何よりも母親自身が孤立しないよう，夫や家族のサポートを調整するとともに，必要時には，子育て支援センターや子育てサークル，相談窓口など公的サポートに関する情報提供を行い，それぞれの状況に応じた子どもの成長を共に見守っていけるような支援が求められる．

➡ マタニティーブルーズについては，『母性看護の実践』６章３節参照.

不妊治療によって次子の妊娠を希望するカップルも多く，特に高年であれば残された時間に対する焦りから母乳育児をやめてしまう女性もいる．そこで，第１子の子育てと不妊治療を両立することは容易でないことを踏まえ，まずは第１子の子育てに向き合い，現在の状況を考慮した上で次子をいつ，どのような方法でもちたいのかを夫と相談して選択できるよう，支援することが必要である[22]．

3 外国人妊産婦への支援

外国人妊産婦への支援は，言語や文化（慣習や宗教など）の理解だけではない．ここでは，制度・社会的な違い，妊産婦が置かれた法制度上の留意すべき事柄から整理し，最後に妊産婦に限らず外国人女性が抱える問題にも触れたい．

1 制度・社会的な違い

外国人妊産婦が生まれ育った国の母子保健や医療が日本と異なるために，妊産婦が日本の状況を想定していなかったり，法制度の利用に思い至らないことがある．

|1| 避妊，緊急避妊，人工妊娠中絶，出産

避妊・家族計画が公費だったり，無償ないし安価にアクセスできる国は少なくない．世界的には．避妊の注射や皮下インプラント，パッチなどが，ピルやIUDを含め，ヘルスケアとして入手できる国もある．これらは男性用コンドームと異なり，女性が主体的に避妊することができる．また，緊急避妊薬を薬局で買うことができるなど，緊急避妊にアクセスしやすい国もある．

さらに健康保険で人工妊娠中絶できたり，一定年齢以下は中絶が公費になる国もあれば，妊婦健診や出産を窓口費用の負担なく受けられる国もある．そうした国で生まれ育った妊産婦にとっては，日本の状況を想定しづらく，避妊や中絶ができなかったり，費用が足りないということも起こり得るかもしれない．

|2| 妊娠の届出と母子健康手帳

外国籍であっても，医療機関を受診して妊娠証明を取得し，それを行政に届け出ることで母子健康手帳や妊婦健診受診券が発行される．公的保険の加入の有無や**在留資格**にかかわらず適用される．2023年現在，母子健康手帳は，10カ国語（英語，スペイン語，ポルトガル語，中国語，ハングル，タガログ語，インドネシア語，ベトナム語，タイ語）で発行されている．自治体の保健センターに問い合わせるか母子保健事業団等のサイトで購入することもできる．

これは日本独自のもので，医療機関で無料で妊娠を確認してもらえ，その場で母子健康手帳が発行されるなど，簡便なしくみで暮らしてきた人にとっては，日本のこのしくみはわかりづらく，妊娠証明の取得のための医療機関の受診費用は負担になる．

|3| 出産と出産育児一時金

外国籍でも日本に3カ月以上在留する場合は，原則，住民票を作成し，健康保険に加入する．健康保険に加入していれば，出産育児一時金を受給することできる．しかし，健康保険に加入していなければ，受給できないばかりか出産費用がすべて自費となる．妊娠・出産にかかる費用が公費となる国の外国人にとっては，このしくみも想定外かもしれない．

2 妊産婦が置かれた法制度上の留意すべき事柄

1 出生届

外国籍者も日本国内で子どもが生まれたら，**出生届**を市町村へ提出することが規定されている．出生届を提出しなければ，子どもは日本での住民登録，健康保険の加入，在留資格の申請が原則としてできない．出生を届け出し，外国

表10-3　国籍取得の2系統

出生地主義		アメリカ，カナダ，アルゼンチン，ブラジル，アイルランド，パキスタン，バングラディシュ，フィジー，ザンビア，タンザニア　など
血統主義	父母両系血統主義	日本，韓国，中国，タイ，フィリピン，インド，ドイツ，フランス，アイスランド，イタリア，スウェーデン，スペイン　など
	父系優先血統主義	インドネシア，スリランカ，エジプト，イラク，イラン　など

籍の子どもの場合は出入国在留管理局（入管）で在留資格を申請する必要がある．申請せずに60日を超えて日本に滞在するとオーバーステイの扱いになるため，日本に60日以上滞在する場合は，出生後30日以内に入管に申請する必要がある．

また，大使館や領事館で本国への子どもの登録を行う．国によって手続きは異なるが，登録しておかなければ，本国が発行する旅券（パスポート），出生証明書，国籍証明書などが取得できなくなってしまう．

2 子どもの国籍

子どもの**国籍**は父母の本国法によって異なる．国籍の取得には大きく分けて2系統あり，出生した国の国籍が取得できる**出生地主義**と，父母の国籍を取得できる**血統主義**がある（表10-3）．

日本は1984年まで**父系優先血統主義**であった．父系優先血統主義とは，父母の国籍が異なるときに，父の国籍が自国のものであれば，母の国籍にかかわらず，子どもに自国の国籍を認めるもので，母が日本国籍でも父が外国籍であれば，子どもは日本国籍を取得できなかった．現在は，**父母両系血統主義**で，父母のどちらかが日本国籍を有すれば，子どもは日本国籍を取得することができる．したがって，子どもの父母の本国が出生地主義であっても，日本は出生地主義ではないため，子どもが日本で生まれても日本国籍を取得することはできない．

国によっては二重国籍を認めている国もあるが，日本は認めていない．ただし，重国籍者の場合，一定期間国籍の決定を留保できる．

イギリス，オーストラリア，オランダなどは，条件付きで出生地主義を採用している．日本で生まれた子どもで，子どもの父母が知れないときは，日本も日本国籍を認めている．

3 外国人女性が抱える問題

一時保護された女性のうち外国人の比率は，総人口における外国人人口比率より高く，うち約8割は夫等からの暴力であり，DVに遭うリスクが高いと言える．日本人と比べて頼れる先が限られるため，一時保護を利用するという事情もあるだろうが，言葉の問題で相談先にアクセスできずに重症化した結果とも言える．

外国人女性は，身体的，経済的，心理的，性的暴力といったDVだけでなく，夫等がパスポートを取り上げる，母語を使わせない，本国への送金を禁止

plus α
日本人父による認知

日本国籍の父と婚姻していない外国籍母の子どもは，父が認知すれば日本国籍を取得することができる．かつては子どもの出生前に父に認知されていなければ日本国籍を取得できなかったが，現在は条件を満たせば出生後でも取得できるようになった．また，出生後に子どもの父である日本国籍者と婚姻することによっても，子は日本国籍を取得できる．裏を返せば，認知や婚姻がなければ，生物学的に父が日本国籍者でも，子どもが日本国籍を取得できないということである．

plus α
オーバーステイ

外国籍の母が在留資格のない非正規滞在者，例えば，在留資格を有していたが更新されず滞在期間を過ぎたオーバーステイであっても，条件を満たせば在留特別許可という在留資格が認められることがある．その一例が日本国籍者との婚姻であるが，婚姻に当たり本国の大使館で婚姻要件具備証明書を発行してもらう必要がある．しかし，オーバーステイである者には発行されないなど障壁は高い．また，離婚が法制度上存在しない国や，離婚には本国での裁判を必要とするなど，離婚が困難で婚姻できないこともある．こうした結果，外国籍の母が子どもの出生を届け出ない問題が起こっている．

し親族とのつながりを断つ，教会に行かせないなどの信仰の自由を奪う，などの行為もある．離婚すると，日本人の配偶者という在留資格を失う，単身になると在留資格を失い子どもの親権が得られずに子どもと会えなくなる，離婚後の就労の見通しが立たない，などの理由で離婚をためらうこともある．

近年は，自治体のDV相談が多言語に対応していたり，内閣府や自治体，民間機関が多言語で情報提供している．支援者にも活用され，外国人女性へ情報提供されるよう望まれる．

引用・参考文献

1) 足立安正他．市町村における妊娠届出時の情報把握に関する実態調査．兵庫医療大学紀要．2018，6（1），p.1-9.
2) 令和２年度厚生労働科学研究費補助金成育疾患克服等次世代育成基盤研究事業：社会的ハイリスク妊婦の把握と切れ目のない支援のための保健・医療連携システム構築に関する研究．"第１章　社会的ハイリスク妊婦とは"．社会的ハイリスク妊婦への支援と多職種連携に関する手引書．大阪府立病院機構大阪母子医療センター．2021，p.7-12. https://mhlw-grants.niph.go.jp/system/files/report_pdf/202007004A%20-sonota5.pdf，（参照 2023-07-10）.
3) 佐々木美果，小林康江．看護職がとらえる「気になる妊婦」の視点に関する文献検討．山梨県母性衛生学会誌．2022，21，p.1-8.
4) 日本産婦人科学会／日本産婦人科医会編．"CQ413 社会的ハイリスク妊産婦への対応は？"．産婦人科診療ガイドライン産科編2023．日本産婦人科学会事務局，2023，p.244-248.
5) Haddrill, R. et al. Understanding delayed access to antenatal care: a qualitative interview study. BMC Pregnancy Childbirth. 2014，14，p.207.
6) 田口寿子．嬰児殺・新生児殺事例から見た周産期メンタルヘルスの現状と課題．精神科治療学．2017，32（6），p.813-817.
7) 厚生労働省子ども家庭局長．"「要保護児童対策地域協議会設置・運営指針」の一部改正について"．厚生労働省．2022-03-31．https://www.mhlw.go.jp/content/000640876.pdf，（参照 2023-07-10）.
8) 厚生労働省子ども家庭局長．"「児童福祉法等の一部を改正する法律」の公布について（通知）"．厚生労働省．2022-03-31．https://www.mhlw.go.jp/content/000952806.pdf，（参照 2023-07-10）.
9) 社会保障審議会児童部会児童虐待等要保護事例の検証に関する専門委員会．子ども虐待による死亡事例等の検証結果等について：第18次報告．厚生労働省．2022．https://www.mhlw.go.jp/content/11900000/02.pdf，（参照 2023-07-10）.
10) Rubin, R. 母性論：母性の主観的体験．新道幸恵ほか訳．医学書院，1997.
11) 篠原枝里子．周産期ボンディングの概念と評価方法．助産雑誌．2017，71（12），p.909-913.
12) 吉岡京子ほか．精神疾患を有する特定妊婦の特徴とその関連要因の解明．Review of Japan Society of Health Support Science．2016，2，p.1-10.
13) 前掲書 2），p.29-52.
14) Bowlby, J. 母子関係の理論：Ⅰ愛着行動．黒田実郎ほか訳．岩崎学術出版社，1991.
15) 東梅久子．"不妊症の治療"．不妊に悩む女性への看護．佐藤孝道編．メディカ出版，2010，p.48-49.
16) 日本生殖医学会編．生殖医療の必修知識 2020．日本生殖医学会，2020，p.309-310.
17) 藤森敬也ほか．不妊治療症例の周産期予後調査：日産婦周産期登録のデータベースを用いて．産婦人科の実際．2011，60（7），p.1063-1069.
18) 吉村泰典．生殖医療の未来学．診断と治療社，2010，p.32.
19) 前掲書 15），p.50.
20) 大野雅代．"妊娠時の継続支援"．不妊に悩む女性への看護．佐藤孝道編．メディカ出版，2010，p.86.
21) 森恵美．不妊症治療カップルへの心理的ケア：不妊治療後の妊娠・出産の問題点と心理的ケア．母子保健情報．2012，66，p.72.
22) 坂上明子．不妊治療後妊娠における妊娠期・分娩期・産褥期のケア．ペリネイタルケア．2017，36（11），p.1080-1085.
23) 花沢成一．母性心理学．医学書院，1992，p.64-65.
24) 森恵美ほか．高度生殖医療後の妊婦の母親役割獲得過程を促す看護介入プログラムの開発．日本母性看護学会誌．2011，11（1），p.19-26.
25) 日本産婦人科医会．No.104 外国人患者への対応と留意点：外国人住民のための出産・育児支援について．https://www.jaog.or.jp/notes/note10708/，（参照 2023-07-10）.
26) 厚生労働省子ども家庭局家庭福祉課．困難な問題を抱える女性への支援について．厚生労働省．2023．https://www.mhlw.go.jp/content/001082312.pdf，（参照 2023-07-10）.
27) 小松聖．令和２年国勢調査：人口等基本集計結果からみる我が国の外国人人口の状況．総務省統計局．https://www.stat.go.jp/info/today/pdf/180.pdf，（参照 2023-07-10）.

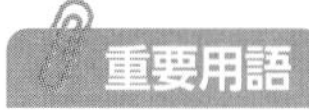

重要用語

特定妊婦	未受診妊婦	在留資格
要保護児童対策地域協議会	不妊治療後の妊娠	出生地主義
社会的ハイリスク妊婦	対児感情	血統主義
気になる妊婦・気がかりな妊婦	母親役割の獲得	

妊娠相談窓口

全国妊娠SOSネットワーク

https://zenninnet-sos.org/

望まない妊娠や悩みを抱える妊婦が相談ができる，全国のにんしんSOS相談窓口を紹介している．

あんしん母と子の産婦人科連絡協議会

https://anshin-hahatoko.jp/

特別養子縁組を取り扱う，あるいは養子縁組の相談に応じる全国の医療施設で構成された協議会．養子縁組の相談以外にも，出産育児，人工妊娠中絶の相談・支援も行っている．

外国人妊産婦に役立つサイト

外国人住民のための子育て支援サイト

http://www.kifjp.org/child/

本人向けに10カ国語＋「やさしい日本語」で情報を掲載，支援者向けにも対応に役立つ情報が掲載されている．

日本にくらす外国人女性の産前産後サポートと多文化共生子育て（NPO法人Mother's Tree Japan）

https://mothers-tree-japan.org/

産前産後，子育て中の在日外国人女性をサポートする団体．12カ国語で情報提供し，カウンセリングや付き添いサービスをしている．

多文化医療サービス研究会 RASC（ラスク）

https://rasc.jp/momandbaby/

日本での妊娠・出産に関する冊子を18言語で翻訳し，無料公開している．日本語対訳の構成で，支援者にも使いやすい．

日本でのにんしん

https://ninshinjapan.weebly.com/

（熊本県を中心に）技能実習生や留学生を念頭に，日本での避妊，妊娠，出産の情報がやさしい日本語，ベトナム語，英語，中国語，ミャンマー語でまとめられている．予定外の妊娠や，妊娠による不当な扱いや差別に関する情報や相談先もある．

DV相談プラス

https://soudanplus.jp/

DVについて電話，メール，チャット（10言語対応）から専門の相談員に相談できる．

在住外国人DV被害者支援ガイド

https://www.werc-women.org/support-foreigners/

支援者のための情報サイト．

よりそいホットライン

https://www.since2011.net/yorisoi/n2/

外国語で電話相談ができる（10カ国語対応）．

DVに悩むあなたへ（静岡大学白井千晶研究室）

http://shirai.life.coocan.jp//hp/

DVで悩む外国人女性のために相談者，支援者にも使用できる多言語DV相談・支援イエローガイドの静岡県版．やさしい日本語，ポルトガル語，カタログ語，英語，中国語で記載している．

母性看護学① 概論・リプロダクティブヘルスと看護
看護師国家試験出題基準（令和５年版）対照表

※以下に掲載のない出題基準項目は，他巻にて対応しています．

＊該当ページの①は『概論・リプロダクティブヘルスと看護』，②は『母性看護の実践』，③は『母性看護技術』のページを示しています．

必修問題

目標Ⅰ．健康および看護における社会的・倫理的側面について基本的な知識を問う．

大項目	中項目（出題基準）	小項目（キーワード）	本書該当ページ
1．健康の定義と理解	A．健康の定義	ウェルネスの概念	①p.23　②p.30
	B．健康に関する指標	婚姻，家族形態	①p.57
		出生と死亡の動向	①p.48，51

目標Ⅱ．看護の対象および看護活動の場と看護の機能について基本的な知識を問う．

大項目	中項目（出題基準）	小項目（キーワード）	本書該当ページ
7．人間のライフサイクル各期の特徴と生活	A．胎児期	形態的発達と異常	②p.324
	B．新生児・乳児期	栄養	②p.302
		親子関係	①p.15，16
	E．思春期	第二次性徴	①p.147
		アイデンティティの確立	①p.150
		親からの自立	①p.150
		異性への関心	①p.146，150
	F．成人期	生殖機能の成熟と衰退	①p.153，218

目標Ⅲ．看護に必要な人体の構造と機能および健康障害と回復について基本的な知識を問う．

大項目	中項目（出題基準）	小項目（キーワード）	本書該当ページ
10．人体の構造と機能	A．人体の基本的な構造と正常な機能	性と生殖器系	①p.138，142，144
		妊娠・分娩・産褥の経過	②p.41，140，217

母性看護学

目標Ⅰ．母性看護の基盤となる概念，母性看護の対象を取り巻く環境について基本的な理解を問う．

大項目	中項目（出題基準）	小項目（キーワード）	本書該当ページ
1．母性看護の対象を取り巻く環境や社会の変遷	A．母子を取り巻く環境	女性の就業率	①p.87
		婚姻，離婚	①p.57
		周産期医療のシステム	②p.362
		在留外国人の母子支援	①p.242
	B．妊娠期からの切れ目ない支援に関する法や施策	母子保健法	①p.75　②p.33，248，364
		児童福祉法	①p.73
		児童虐待の防止等に関する法律	①p.100
		次世代育成支援対策推進法	①p.91
		成育過程にある者及びその保護者並びに妊産婦に対し必要な成育医療等を切れ目なく提供するための施策の総合的な推進に関する法律＜成育基本法＞	①p.78
		子育て世代包括支援センター＜母子健康包括支援センター＞	①p.77　②p.248

	C．働く妊産婦への支援に関する法や施策	雇用の分野における男女の均等な機会及び待遇の確保等に関する法律＜男女雇用機会均等法＞	①p.83　②p.248
		育児休業，介護休業等育児又は家族介護を行う労働者の福祉に関する法律＜育児・介護休業法＞	①p.84
		労働基準法	①p.82　②p.73，248
	D．女性の健康支援に関する法や施策	配偶者からの暴力の防止及び被害者の保護等に関する法律＜DV防止法＞	①p.97
		母体保護法	①p.79
2．母性看護の基盤となる概念	A．リプロダクティブ・ヘルスに関する概念	リプロダクティブ・ヘルス／ライツ	①p.28
		性＜セクシュアリティ＞	①p.32
		セックス，ジェンダー	①p.33
		性の多様性	①p.33
	B．母性・父性・家族に関する概念	母性，父性，親性	①p.12
		母親役割，父親役割	①p.13　②p.76，84，231，245
		母子相互作用，愛着形成	①p.16　②p.28，168
		家族の発達・機能	①p.17
	C．女性や母子へのケアに関する概念	ヘルスプロモーション	①p.21
		ウェルネス	①p.23　②p.30
		女性を中心としたケア＜Women-centered care＞	①p.20　②p.29
		家族を中心としたケア＜Family-centered care＞	①p.19　②p.29，346
		プレコンセプションケア	①p.95

目標Ⅱ．女性のライフサイクル各期に応じた看護の基本的な理解を問う．

大項目	中項目（出題基準）	小項目（キーワード）	本書該当ページ
3．女性のライフサイクル各期における看護	A．思春期・成熟期女性の健康維持への看護	第二次性徴	①p.147
		性意識・性行動の発達	①p.62，146
		性行動，性反応	①p.151
		性周期（初経，月経）	①p.153
	B．思春期・成熟期女性の健康課題	月経異常，月経随伴症状	①p.166，170
		性感染症＜STI＞	①p.174
		不妊症（男性不妊症，女性不妊症）	①p.200
		生殖補助医療	①p.204
		性暴力被害	①p.101
		人工妊娠中絶	①p.113
	C．更年期・老年期女性の健康と看護	ホルモンの変化	①p.218

目標Ⅲ．妊娠・分娩・産褥期および早期新生児期における看護について基本的な理解を問う．

大項目	中項目（出題基準）	小項目（キーワード）	本書該当ページ
4．妊娠期の看護	A．正常な妊娠経過と妊娠期の異常	ヒトの発生・性分化のメカニズム	①p.144
		妊娠期の定義	①p.160　②p.33
		妊娠の成立	①p.159　②p.34
		受精，着床	①p.159　②p.34
		妊娠週数	②p.33
		妊娠の経過と胎児の発育	②p.36　③p.46
		母体の生理的変化	②p.41
		妊婦と家族の心理・社会的変化	②p.76
		不育症，流産，早産	①p.180，239，240 ②p.97
		感染症	①p.179　②p.116
		常位胎盤早期剝離	①p.240　②p.186
		前置胎盤	①p.240　②p.184
		妊娠高血圧症候群	②p.102
		妊娠糖尿病	②p.104
		妊娠貧血	②p.106
		妊娠悪阻	②p.101
		高年妊娠，若年妊娠	①p.236，240　②p.79，81
		胎児機能不全	②p.124　③p.51
	D．妊娠期の健康問題に対する看護	切迫流産，切迫早産	②p.98　③p.74
		出生前診断	①p.120　②p.354

看護の統合と実践

目標Ⅳ．複合的な事象において看護の知識を統合し活用できる判断能力を問う．

大項目	中項目（出題基準）	本書該当ページ
4．臨床実践場面における統合的な判断や対応	A．対象や家族に切れ目のない支援を提供するための継続した看護	①p.162，240 ②p.116，362
	B．複合的な状況にある対象や、複合的に提供されている看護の状況を判断し、危険を回避する取組み	①p.37，98，100，102，236，244 ②p.94，174，284，324
	D．発災からの経過に応じて被災者に提供される診療や支援を促進するための看護	②p.366
	E．A～Dを促進するための多職種連携	①p.161，215，234 ②p.116，365

INDEX

概論・リプロダクティブヘルスと看護

A〜Z

あ

い

う

え

お

か

き

く

け

こ

さ

し

す

せ

そ

た

ち

て

と

な

に

ね

の

は

ひ

ふ

へ

ほ

ま

み

む

め

も

よ

ら

り

る

れ

ろ

わ

表紙デザイン：株式会社金木犀舎

本文デザイン：クニメディア株式会社

図版・イラスト：有限会社デザインスタジオEX
八代映子

ナーシング・グラフィカの内容に関する「更新情報・正誤表」「看護師国家試験出題基準対照表」は下記のウェブページでご覧いただくことができます.

更新情報・正誤表
https://store.medica.co.jp/n-graphicus.html
教科書のタイトルをクリックするとご覧いただけます.

看護師国家試験出題基準対照表
https://ml.medica.co.jp/rapport/#tests

ナーシング・グラフィカ 母性看護学①
概論・リプロダクティブヘルスと看護

2019年1月15日発行　第1版第1刷
2022年1月20日発行　第2版第1刷
2024年1月20日発行　第3版第1刷©

編　者　中込 さと子　小林 康江　荒木 奈緒

発行者　長谷川 翔
発行所　株式会社メディカ出版
〒532-8588
大阪市淀川区宮原 3－4－30
ニッセイ新大阪ビル16F
電話　06-6398-5045（編集）
0120-276-115（お客様センター）
https://store.medica.co.jp/n-graphicus.html
印刷･製本　株式会社広済堂ネクスト

落丁・乱丁はお取り替えいたします.　Printed and bound in Japan
ISBN978-4-8404-8160-1